D1933423

Mosaik bei
GOLDMANN

Buch

Nirgends werden so viele Märchen verbreitet wie rund um das Thema Diät. Gemeinsam mit Weight Watchers, den Experten für gesundes und dauerhaftes Abnehmen, werden die zehn gängigsten Mythen und Halbwahrheiten entlarvt, die Übergewichtige verunsichern und auf einen falschen Weg führen können. Aussagen wie „Ein paar Pfunde zu viel sind doch kein Problem" oder „Es gibt eine Wunderdiät, die bei jedem funktioniert" werden auf der Grundlage des neuesten Forschungsstands auf Herz und Nieren geprüft. Porträts von Menschen, die erfolgreich abgenommen haben, ergänzen die wissenschaftliche Quintessenz, und praktische Tipps helfen dabei, die ganz persönliche Erfolgsstrategie zusammenzustellen. So entgeht man dem Jojo-Effekt und den Diätfallen.

Herausgeber

Das Unternehmen Weight Watchers wurde 1963 in den USA gegründet. Mittlerweile ist es der größte Anbieter von Gewichtsmanagementprogrammen und in über 30 Ländern vertreten. Wichtigster Bestandteil des Weight Watchers Konzepts sind die wöchentlichen Treffen und ein Online-Service. Hier tauschen sich weltweit mehr als 1,5 Millionen Menschen aus und erfahren alles Wichtige zur gesunden Ernährung und zum Abnehmen.

Weight Watchers

10 Diät-Mythen und die ganze Wahrheit

So finden Sie Ihre persönliche Erfolgsstrategie

Mosaik bei
GOLDMANN

Weight Watchers und der Verlag sind keine medizinischen Organisationen und können Ihnen keine medizinischen Ratschläge geben. Das Weight Watchers Konzept ist nicht dazu geeignet, Krankheiten zu erkennen, zu verhüten, zu lindern oder zu beseitigen. Insbesondere bewirkt es auch keine Heilung von krankhaftem Übergewicht. Es trägt lediglich zur Gesunderhaltung im Rahmen einer ausgewogenen Ernährungs- und Lebensweise bei. Die in diesem Buch veröffentlichten Informationen wurden mit größter Sorgfalt geprüft. Eine Garantie kann jedoch nicht übernommen werden. Ebenso wird eine Haftung für Personen-, Sach- oder Vermögensschäden ausgeschlossen. (Weitere Informationen auf Seite 256)

Lassen Sie sich durch die wissenschaftlich fundierten Informationen in diesem Buch inspirieren, und starten Sie Ihre persönliche Erfolgsgeschichte!

Karen Miller-Kovach, wissenschaftlicher Vorstand Weight Watchers International

FSC
Mix
Produktgruppe aus vorbildlich bewirtschafteten Wäldern und anderen kontrollierten Herkünften
Zert.-Nr. SGS-COC-1940
www.fsc.org
© 1996 Forest Stewardship Council

Verlagsgruppe Random House FSC-DEU-0100
Das für dieses Buch verwendete FSC-zertifizierte Papier *Munken Print* liefert Arctic Paper Munkedals AB, Schweden.

2. Auflage
Vollständige Taschenbuchausgabe Februar 2009
Wilhelm Goldmann Verlag, München,
in der Verlagsgruppe Random House GmbH

Umschlaggestaltung: Design Team München
Autorin: Karen Miller-Kovach
Programmleitung: Ute Gerwig
Projektleitung und Text: Kathrin Dost
Übersetzung: Ragna Kneesch-Häntzsch
Wissenschaftliches Lektorat: Dr. Simone Mickelat
Bildnachweis Erfolgsgeschichten: Weight Watchers
Satz: Uhl + Massopust, Aalen
Druck und Bindung: GGP Media GmbH, Pößneck
MV · Herstellung: IH
Printed in Germany
ISBN 978-3-442-17032-6

www.mosaik-goldmann.de

Inhalt

Vorwort

In den letzten 50 Jahren haben wir sehr viel über richtige Ernährung und Gewichtskontrolle gelernt, ich selbst bin auf diesem Gebiet seit mehr als 20 Jahren tätig. Als Ernährungsmediziner habe ich dabei immer wieder festgestellt, dass es keine allein selig machende Diät gibt, aber doch einige wichtige Prinzipien, die sich individuell kombinieren lassen. Dabei ist klar geworden, dass jede wirksame Therapie von Übergewicht eine Änderung des bisherigen Ernährungs- und Bewegungsverhaltens erfordert. Wer seinen Lebensstil nicht ändert, kann nicht dauerhaft abnehmen.

Um abzunehmen ist eine negative Energiebilanz erforderlich: Nur wer mit der Nahrung weniger Energie aufnimmt und durch regelmäßige Bewegung mehr verbraucht, kann sein Gewicht senken. Wer sein neues, reduziertes Gewicht halten möchte, darf nicht zu seinen alten Essgewohnheiten zurückkehren. Umso wichtiger ist es dann aber, eine neue Ernährung zu finden, die den persönlichen Vorlieben gerecht wird und sich im Alltag umsetzen lässt.

Das Programm von Weight Watchers erfüllt diese modernen Anforderungen voll und ganz. Auf der Grundlage des aktuellen wissenschaftlichen Erkenntnisstandes erhalten Sie vernünftige und praktikable Informationen zum Thema Abnehmen. Erklärtes Ziel des Weight Watchers Konzepts ist es, Ihnen ein attraktives, maßgeschneidertes Programm anzubieten, mit dem Sie gesund und effektiv Gewicht verlieren und Ihr Wunschgewicht überdies dauerhaft halten können.

Das Weight Watchers Konzept ist auch nach dem Urteil vieler Experten zur Änderung des Lebensstils bei Übergewicht bestens geeignet und bei vielen Menschen auch langfristig erfolgreich. Es erfüllt alle Anforderungen von Fachgremien an ein sinnvolles Gewichtsreduktionsprogramm. Die praktische Umsetzung gelingt besser als bei vielen anderen Programmen.

In diesem Buch werden die neuesten wissenschaftlichen Erkenntnisse in verständlicher Weise dargestellt. Besonders gelungen finde ich, dass dabei die zehn geläufigsten Diät-Mythen anschaulich dargestellt und entmystifiziert werden. Sie lernen neben vielen wissenschaftlichen Hintergründen auch erfolgreiche Weight Watchers Teilnehmer kennen. Lassen Sie sich inspirieren, und treffen Sie eine sinnvolle Entscheidung – gegen das Übergewicht und für eine »schlankere« Lebensweise.

Prof. Dr. med. Hans Hauner
Ernährungsmediziner
Technische Universität München

Wichtiger Hinweis

Weight Watchers und der Verlag sind keine medizinischen Organisationen und können Ihnen keine medizinischen Ratschläge geben. Das Weight Watchers Konzept ist nicht dazu geeignet, Krankheiten zu erkennen, zu verhüten, zu lindern oder zu beseitigen. Insbesondere bewirkt es auch keine Heilung von krankhaftem Übergewicht. Es trägt lediglich zur Gesunderhaltung im Rahmen einer ausgewogenen Ernährungs- und Lebensweise bei. Die in diesem Buch veröffentlichten Informationen wurden mit größter Sorgfalt geprüft. Eine Garantie kann jedoch nicht übernommen werden. Ebenso wird eine Haftung für Personen-, Sach- oder Vermögensschäden ausgeschlossen. (Weitere Informationen auf Seite 256.)

10 Kilo weniger in 10 Tagen?

Zeitungen, Frauenmagazine, Internet und Fernsehen konfrontieren uns täglich mit vermeintlichen Neuigkeiten rund ums Abnehmen. Kein Wunder, denn diese Nachrichten betreffen und interessieren immer mehr Menschen. In Deutschland wiegt bereits jeder zweite Erwachsene zu viel, 14 Prozent der Bevölkerung sind sogar stark übergewichtig. Und natürlich träumt jeder, der Übergewicht hat, von einer schlanken Figur. Doch meistens machen die viel versprechenden News nur viel Lärm um nichts. Viele Menschen mit ein paar überflüssigen Pfunden sind desillusioniert und können die falschen Versprechungen und Diät-Lügen nicht mehr hören.
Wir möchten Ihnen in diesem Buch die wissenschaftlichen Erklärungen für die zehn geläufigsten Diät-Mythen präsentieren. Entdecken Sie, wie wissenschaftliche Erkenntnisse und unser Alltag zusammenhängen. Lernen Sie, wie man Diät-Lügen und falsche Versprechen entlarvt. »10 Kilo weniger in 10 Tagen« ist so ein »Klassiker«. Orientieren Sie sich stattdessen lieber an gesunden und zugleich erreichbaren Zielen. Die Erfolgsgeschichten von »echten« Menschen, die ihr Wunschgewicht tatsächlich erreicht haben, sind richtige und wahrhaftige Mutmacher. Wir machen keine falschen Versprechungen und wecken keine unrealistischen Hoffnungen. Wie wäre es, wenn Sie in den nächsten sechs Monaten 10 Prozent Ihres momentanen Gewichts abnehmen? Das ist doch zu schaffen, oder?

Die Versuchung

Auch wenn es schon unzählige Varianten gibt, vermeintlich neue Diäten sind immer gefragt und verlocken, indem sie schnelle Erfolge versprechen. Kaum jemand kann dem »revolutionären und optimalen Diätwunder« widerstehen. Oft stecken hinter den viel versprechenden Werbebotschaften aber nur unbewiesene Spekulationen. Sie klingen verführerisch und verheißen einen fantastisch schnellen Gewichtsverlust ohne großen Aufwand.
Oftmals basiert eine neue Diät auf einem Mythos, der einfach nicht totzukriegen ist. Haben Sie nicht auch schon mal an den einen oder anderen Mythos geglaubt? »Ein bisschen mehr Bewegung macht garantiert schlank«

oder »Allein der Verzicht auf Kohlenhydrate lässt überflüssige Pfunde purzeln«. Gern würden wir Ihnen sagen, dass es tatsächlich so einfach ist. Aber obwohl in jedem Mythos ein Fünkchen Wahrheit steckt, wird meistens weitaus mehr verschwiegen, aufgebauscht oder schlicht verfälscht.

Der Mythos

Mythen gehören zu jeder Gesellschaft. Mit ihnen erklären wir uns mysteriöse, gefährliche oder schwer verständliche Zusammenhänge und Ereignisse. Bereits in der Antike entstanden Mythen für Phänomene und Begebenheiten, die sich die Menschen nicht erklären konnten: So kam es zu Schöpfungsgeschichten über die Entstehung der Welt und die Entwicklung der Menschheit oder zu Sagen über Götter und Helden.
Laut Joseph Campbell, Autor des Buches »Die Kraft der Mythen«, brauchen wir Mythen, um unsere Existenz zu verstehen. Mythen erklären Naturereignisse und Katastrophen, nehmen uns einerseits Ängste und inspirieren uns andererseits zu Höchstleistungen. Mythen sind ein menschliches Phänomen, das uns aneinander bindet und das Gemeinschaftsgefühl fördert. Sie können sogar positive Veränderungen anstoßen.

Manchmal können Mythen aber auch lähmend wirken. Wer einen Mythos nicht hinterfragt, sondern für bare Münze nimmt, läuft Gefahr, seine Handlungsfreiheit unnötig einzuschränken.

Diät-Mythen

Essen hat etwas Mystisches – ein Teller Spaghetti oder ein Salat verwandeln sich in unserem Körper in Energie, die wir zum Leben brauchen. Seit Jahrhunderten glauben Menschen an die Kraft der Nahrung, auch beim Abnehmen. Mittlerweile geistern Hunderte von Mythen durch das Diät-Universum. Wenn Sie diesen Mythen bedingungslos glauben, werden Sie den Jo-Jo-Effekt vermutlich am eigenen Leib erleben oder schon erlebt haben. Vielleicht hält Sie ein einziger Misserfolg aber auch ganz von weiteren Abnehmversuchen ab. Das wäre mehr als schade. Wir bringen für Sie das interessante Körnchen Wahrheit, das tatsächlich in jedem Mythos steckt, ans

Licht. Damit Sie es nutzen können. Den Rest entlarven wir als Missverständnis oder Lüge, die Sie getrost vergessen können.

In diesem Buch erfahren Sie die Wahrheit übers Abnehmen. Sie lernen wissenschaftliche Erkenntnisse als Grundlage einer besseren Ernährung kennen und lesen Erfahrungsberichte von Menschen, die bereits ihr Wunschgewicht erreicht haben. In den letzten Jahrzehnten haben wir unzählige dieser Erfolgsgeschichten gesammelt und ausgewertet. Wir wissen, wie Abnehmen funktioniert und wie Sie dauerhaft schlank bleiben können.

Lernen Sie unsere »Verlierer« kennen

Zum Thema »Abnehmen« haben wir vermutlich schon alles gehört. Uns verwundert keine noch so abenteuerliche Geschichte mehr. Viele Teilnehmer haben uns von ihren Vorlieben für Extremdiäten berichtet, bei denen man ganze Lebensmittelgruppen weglässt. Andere halten es für möglich, dass Blutgruppe, Knochenbau oder Familiensituation den Ausschlag dafür geben, ob sie effektiv abnehmen oder eben nicht. Und nicht wenige glauben, ihr Gewicht mit ein bisschen Bewegung in den Griff zu bekommen.

Weight Watchers hat weltweit schon Millionen von Menschen auf ihrem Weg zum Wunschgewicht begleitet. Die erfolgreichen Teilnehmer sind Gewinner, weil sie verloren haben – und zwar an Gewicht. Profitieren Sie von ihren Tipps, Informationen und Erfahrungen.

Da wäre zum Beispiel Nicole: Sie hatte eine ebenso umfangreiche wie erfolglose Diät-Karriere hinter sich, bis es ihr mit Weight Watchers schließlich gelang, abzunehmen und ihr Gewicht bis heute zu halten. Oder Claudia: Sie hat 12 Kilo abgenommen und verrät ihre nützlichsten Tricks für einen schlanken Alltag. Lilly beweist mit ihren 68 Jahren, dass man auch im Alter abnehmen und immens davon profitieren kann. Während der ehemalige Schokoholic Marco – um 23 Kilogramm leichter – gelernt hat, Schokolade und Bonbons in Maßen zu genießen, statt sie zu verteufeln.

Wir wünschen Ihnen viel Freude beim Entwickeln Ihrer persönlichen Erfolgsstrategie!

Ihr Weight Watchers Team

1

Kann ich mein Wunschgewicht dauerhaft halten?

Überflüssige Pfunde verlieren ist erst der Anfang. Das ersehnte Wunschgewicht tatsächlich zu halten, ist mindestens ebenso wichtig und stellt meistens eine größere Herausforderung dar als das Abnehmen selbst. Jeder, der schon mal eine Diät gemacht hat, kennt den springenden Punkt bei der Gewichtskontrolle: Mit dem Jo-Jo-Effekt geht es verlässlich durch dick und dünn.
Sie glauben, da könne man nichts machen? Wer abnimmt, nimmt irgendwann unweigerlich wieder zu? Im schlimmsten Fall mehr, als er ursprünglich verloren hat? Da haben wir gute Nachrichten für Sie:

- *Wissenschaftliche Studien bestätigen, dass man abnehmen und auf Dauer schlank bleiben kann.*
- *Mit den Prinzipien eines sinnvollen Abnehmkonzepts kann man sein Gewicht dauerhaft halten.*
- *Die erfolgversprechenden Faktoren, die ein schlankes Leben ermöglichen, sind bekannt.*
- *Wer abnehmen will, sollte ein realistisches Ziel vor Augen haben.*
- *Die wissenschaftliche Theorie des »Setpoints« ist überholt. Es gibt kein »biologisches Gewicht«, das unser Körper mit allen Mitteln verteidigt.*

DIÄT-MYTHOS 1

»Abnehmen und ein Leben lang schlank bleiben ist unmöglich.«

Sie möchten die traurige Wahrheit hören? Die Chance, sein mühsam erreichtes Wunschgewicht dauerhaft zu halten, ist genauso groß, wie im Lotto zu gewinnen! Jeder Zeitungsartikel und jede Fernsehshow präsentiert uns die immer gleichen, entmutigenden Fakten: 95 Prozent aller Diäten scheitern! Manche Menschen mit Übergewicht nehmen zwar ein paar Kilo ab, allerdings haben sie das verlorene Gewicht kurze Zeit später wieder auf den Rippen. Selbst Experten, die sich tagtäglich mit dem Abnehmen beschäftigen, bestätigen immer wieder, dass man mit Diäten nicht dauerhaft schlank werden kann.

Wir sind umgeben von Menschen, die misslungene Diäten hinter sich haben. Jeder kennt Kollegen, Nachbarn, Freunde und Verwandte, die erfolgreich abgenommen haben – nur um die verlorenen Pfunde innerhalb kürzester Zeit wieder zuzunehmen. Oft bleibt es nicht einmal dabei, dass sie das Ausgangsgewicht wieder erreichen, meistens wiegen sie nach der Diät sogar mehr als davor. Millionen Menschen werden vom Jo-Jo-Effekt verfolgt – egal welche Diät sie probieren.

Es gibt viele Gründe, warum wir nach einer Abnahme immer wieder zunehmen. Bei manchen Menschen hat es medizinische Ursachen, beispielsweise eine Unterfunktion der Schilddrüse. Meistens liegt es aber daran, dass unser Stoffwechsel bei einer Diät nur auf Sparflamme läuft. Unser Körper lernt rasch, mit weniger Energie auszukommen. Das heißt selbst wenn Sie nach einem Gewichtsverlust objektiv weniger essen, nehmen Sie relativ schnell wieder zu. Außerdem hat jeder von uns ein biologisch festgelegtes Gewicht – den Setpoint –, das der Körper quasi mit allen Mitteln verteidigt. Abnehmen und das erzielte Gewicht dauerhaft halten? Unmöglich!

✦ Das Fünkchen Wahrheit

Es gibt wissenschaftliche Studien, die den Erfolg von Diäten ziemlich ernüchternd bewerten. Bereits in den fünfziger Jahren untersuchte Dr. Albert J. Stunkard die zu jener Zeit gängigen Diäten und fasste seine Forschungsergebnisse zusammen. Sein niederschmetterndes Urteil: 95 Prozent aller bekannten Diäten scheitern.

1992 veröffentlichte ein Expertengremium des renommierten amerikanischen National Institute of Health ähnliche Ergebnisse: Personen, die erfolgreich an einer Diät teilnahmen, hatten bereits ein Jahr später zwei Drittel des verlorenen Gewichts wieder zugenommen. Nach fünf Jahren wogen sie fast aufs Gramm genau so viel wie vor der Diät. Diese beiden Ergebnisse sind hauptverantwortlich für den Mythos vom Jo-Jo-Effekt. Die Studien wurden in der halben Welt verbreitet, in den letzten Jahrzehnten immer wieder von allen Medien zitiert und von Forschern diskutiert.

Und noch ein Fünkchen Wahrheit findet sich in diesem Mythos. Es gibt keine Standardmethode, mit der jede übergewichtige Person erfolgreich abnehmen kann und danach das erreichte Wunschgewicht ein Leben lang hält. Denn: Ein Allheilmittel gegen Übergewicht existiert nun einmal nicht.

Es stimmt auch, dass der natürliche Kalorienbedarf des Körpers sich beim Abnehmen verringert. Das liegt an der so einfachen wie logischen Tatsache, dass ein leichter Körper weniger Energie benötigt als ein schwerer. Wer weniger wiegt, hat meistens auch weniger Muskeln, was wiederum zu einem geringeren Energiebedarf führt.

✖ FAKTEN & INFOS

Energie, die in der Nahrung steckt

Fast alles, was wir essen und trinken, liefert Energie, die wir zum Leben brauchen. Als Einheit für diese Energie hat sich die Kalorie durchgesetzt, abgekürzt kcal. Je nachdem, wie alt Sie sind, wie groß und wie schwer, und ob Sie sich viel oder wenig bewegen, brauchen Sie als Frau pro Tag ungefähr zwischen 1600 und 2600 Kalorien, als Mann zwischen 2000 und 3300 Kalorien.

Eine stark eingeschränkte Kalorienzufuhr kann den Stoffwechsel geringfügig verringern, besonders wenn man extrem wenig isst, zum Beispiel wenn man sich einer Diät mit täglich weniger als 800 Kalorien unterzieht. Dieser Effekt kann dafür sorgen, dass man langsamer abnimmt, das Abnehmen wird dadurch aber nicht völlig gestoppt.

Bestimmte medizinische Voraussetzungen können eine Diät erschweren. Wer zum Beispiel an einer Schilddrüsenunterfunktion (in der Fachsprache Hypothyreoidismus) leidet, verbraucht möglicherweise weniger Kalorien und setzt leichter Gewicht an. Darüber hinaus können bestimmte Medikamente wie Anabolika, entzündungshemmende Präparate, einige Psychopharmaka und Arzneimittel zur Behandlung von Diabetes die unliebsame Nebenwirkung haben, dass sie den Appetit anregen.

Nicht zuletzt wird es uns im Alltag nicht gerade leicht gemacht, auf unser Gewicht zu achten. Wir sind umgeben von kalorienreichen Nahrungsmitteln, die oft genug köstlich schmecken und noch dazu aggressiv beworben werden. Auf der anderen Seite ist körperliche Aktivität in vielen Lebensbereichen fast überflüssig. Nicht einmal um den Fernsehsender zu wechseln, müssen wir noch vom Sofa aufstehen! Zu viel leckeres Essen und zu wenig Bewegung machen ein effektives und dauerhaftes Gewichtsmanagement zu einer echten Herausforderung.

SCHON MAL GEHÖRT

»Jetzt, da ich weiß, dass ich mein Wunschgewicht sowieso nicht halten kann, fällt es mir leichter, mein Übergewicht zu akzeptieren.«

Bei Übergewicht geht es um mehr als nur um Schönheit. Es kann das Risiko für verschiedene Erkrankungen erhöhen. Daher sollten Sie Ihrem Wohlbefinden zuliebe dauerhaft abnehmen und große Gewichtsschwankungen möglichst vermeiden. Wir stellen Ihnen in diesem Buch Forschungsergebnisse vor, die beweisen, dass man nach einer Diät durchaus schlank bleiben kann, und wir zeigen Ihnen natürlich auch, wie das funktioniert.

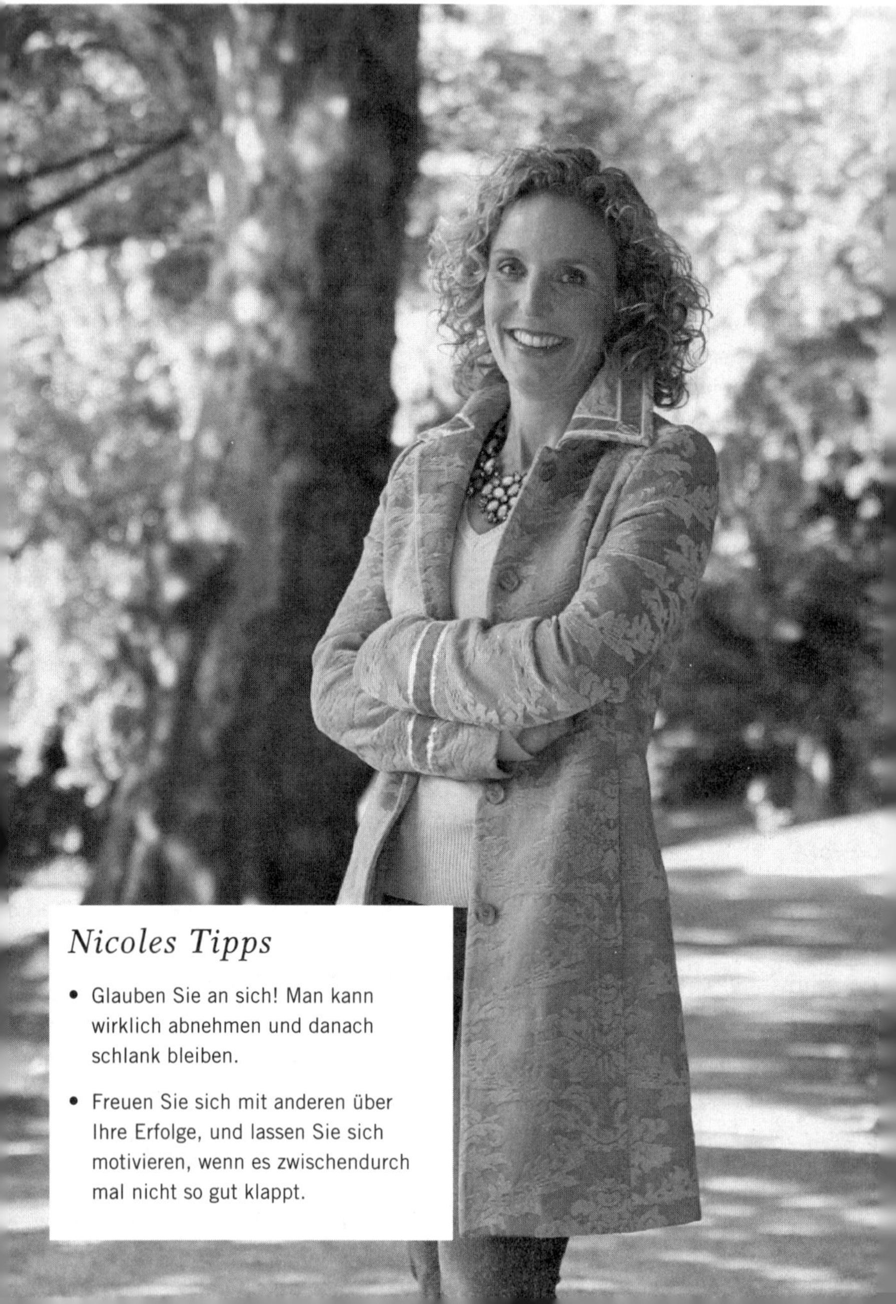

Nicoles Tipps

- Glauben Sie an sich! Man kann wirklich abnehmen und danach schlank bleiben.
- Freuen Sie sich mit anderen über Ihre Erfolge, und lassen Sie sich motivieren, wenn es zwischendurch mal nicht so gut klappt.

»Ich kann das schaffen!«

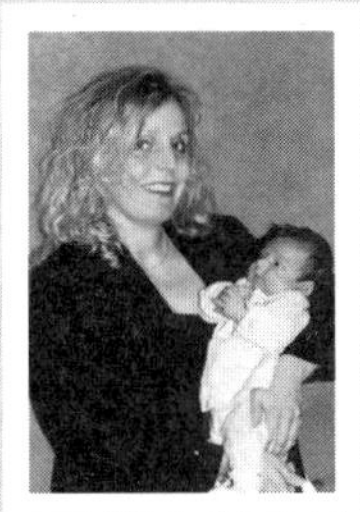

Nicole

34 Jahre

17 kg leichter

Seit ihrer Pubertät war Nicole leicht übergewichtig, alle Diäten endeten immer wieder mit dem Jo-Jo-Effekt. Nicole glaubte nicht daran, dass eine Diät funktionieren und sie jemals schlank sein könnte. Mit ihrem leichten Übergewicht hatte sie sich schon fast abgefunden. Als dann 2002 ihre Tochter geboren wurde, kamen noch ein paar Pfunde dazu und das noch nicht einmal wegen der Schwangerschaft selbst: »Meine Tochter war in ihrem ersten Lebensjahr ein ›Schreibaby‹ und immer, wenn ich es endlich geschafft hatte, sie zu beruhigen, musste ich mich mit Süßigkeiten belohnen.« Da hatte sich nach einem Jahr einiges um die Hüften angesammelt. Im Urlaub mit Freunden fühlte sich Nicole dann »wie ein Wal zwischen Heringen«. Nach einem Besuch in ihrer Lieblingsboutique fasste sie schließlich den Entschluss, ihrem Übergewicht endlich den Kampf anzusagen. »Es gab die tollsten Sachen, aber das Einzige, was mir passte, war ein Schal«, erinnert sie sich heute.

Im Internet holte sich Nicole erste Informationen über Weight Watchers. Zusammen mit einer Freundin besuchte sie ein Treffen und merkte bald: »Die Unterstützung der anderen ist durch nichts zu ersetzen!« Heute – 17 Kilo leichter – will Nicole auf die Motivation ihrer Mitstreiter nicht mehr verzichten. Auch nachdem sie ihr Wunschgewicht erreicht hat, geht sie zweimal im Monat zu einem Treffen. Mittlerweile ist Nicole Weight Watchers Gold-Mitglied* und kann die Treffen kostenlos besuchen. Sie ist überzeugt davon, schlank zu bleiben. Sie glaubt an sich, das macht sie stark: »Ich schaffe das, ich werde mein Gewicht ein Leben lang halten.«

* Mehr über die Weight Watchers Gold-Mitgliedschaft erfahren Sie auf Seite 255.

! Die ganze Wahrheit

Zahlen von gestern

Untersuchungen über erfolglose Diäten müssen im richtigen Kontext betrachtet werden. Die entmutigende Zahl, wonach 95 Prozent aller Diäten scheitern, ist schon ziemlich alt, entstanden in den fünfziger Jahren. Selbst Dr. Stunkard hält seine Untersuchung inzwischen für nicht mehr aktuell. Die Methoden zum Abnehmen wurden in mehr als 50 Jahren beständig weiterentwickelt und konsequent verbessert. Viele Studien verzichteten darauf, klar zwischen den verschiedenen Diäten zu unterscheiden, so wurde zum Beispiel kein Unterschied zwischen einer Kohlsuppen-Diät und einem medizinisch überwachten Ernährungsprogramm gemacht. Außerdem darf man nicht vergessen, dass ein Proband für klinische Untersuchungen in einem Forschungszentrum nicht mit jemandem verglichen werden kann, der einfach nur für sich selbst und in Eigenregie abnehmen möchte. Zusammenfassend lässt sich sagen: Ein Großteil der Forschungsergebnisse war nicht aussagekräftig und repräsentativ.

Eine Gruppe von Wissenschaftlern wollte es etwas genauer wissen und das Geheimnis erfolgreicher Diäten lüften. Sie wählte nach dem Zufallsprinzip über 500 Personen aus (dünne, dicke, große, kleine, junge und alte) und befragte sie nach ihren Erfahrungen mit ihrem Gewicht. Mehr als die Hälfte der Befragten hatte in ihrem Leben mindestens 10 Prozent ihres Höchstgewichts verloren (das sind zum Beispiel für eine 80 Kilo schwere Person 8 Kilo). 50 Prozent der Studienteilnehmer hielten das erreichte Gewicht mindestens ein Jahr lang, 25 Prozent sogar länger als fünf Jahre. Was die Wissenschaftler daraus folgerten? Dass es offenbar doch nicht so unwahrscheinlich ist, dauerhaft und erfolgreich abzunehmen, wie man bisher angenommen hatte.

Ein Forschungsteam an der renommierten Drexel University in Philadelphia führte eine ähnliche Studie durch. Untersucht wurden mehr als 1000 Weight Watchers Teilnehmer, die ihr Wunschgewicht erreicht und sechs Wochen lang stabilisiert hatten. Nach einem Jahr wogen 80 Prozent der Teilnehmer noch 5 Prozent weniger als vor der Diät. Zwei Jahre später betrug der Anteil ungefähr 70 und nach fünf Jahren immerhin noch rund 50 Prozent. Diese Ergebnisse sorgten 2004 auf einer internationalen Konferenz zum Thema Übergewicht für Aufsehen. Die Experten führten die beeindruckenden Ergebnisse auf die Kombination mehrerer Faktoren zurück: gesunde Ernährung, regelmäßige Bewegung, positive Verhaltensänderung und Unterstützung durch Gleichgesinnte.

Die Methode macht den Unterschied

Es gibt noch andere Faktoren, um die Erfolgsaussichten einer Diät zu beurteilen. Alle Kriterien, die sich positiv auswirken können, sind in dem amerikanischen Expertenbericht »Weighing the Options« zusammengefasst. Dazu haben die Forscher den gesamten Fundus internationaler Gewichtsmanagementstudien unter die Lupe genommen. Je mehr dieser Faktoren man in ein Abnehmprogramm einbezieht, desto größer sind die Chancen, das Wunschgewicht zu erreichen und dauerhaft zu halten.

FAKTEN & INFOS

Faktoren für einen erfolgreichen Gewichtsverlust	Faktoren für ein schlankes Leben
• An einem strukturierten Abnehmprogramm teilnehmen • Schnell erste Erfolge nach Beginn des Programms erleben • Durchhaltevermögen zeigen, wenn das Gewicht stagniert oder wieder steigt • Unterstützung durch andere erfahren • Regelmäßig bewegen • Techniken zur positiven Verhaltensänderung anwenden • Sich selbst beobachten • Realistische Ziele setzen	• Das Ernährungsverhalten kontrollieren und das Gewicht beobachten • Von sich und seinem Erfolg überzeugt sein • Kontakt zu Menschen halten, die während des Abnehmens hilfreich waren • Normal essen • Die verbesserte Gesundheit schätzen lernen

Quelle: Institute of Medicine. Weighing the Options. Criteria for Evaluating Weight-Management Programs

SCHON MAL GEHÖRT

»Warum soll ich mich für mein Wunschgewicht abrackern, wenn ich sowieso wieder zunehme?«

Wenn Sie auch nur ein einziges Mal eine Diät gemacht haben, wissen Sie, dass Abnehmen möglich ist – genauso wie Zunehmen. Suchen Sie sich ein sinnvolles Programm, und passen Sie das Konzept Ihren Bedürfnissen und Ihrem Alltag an. Mit der richtigen Methode und einer positiven Einstellung können Sie dauerhaft schlank bleiben!

Schlank bleiben ist möglich

Wer nicht glaubt, dass man sein Wunschgewicht auf Dauer halten kann, kann einen Blick in das amerikanische National Weight Control Registry (NWCR) und die Datenbank der Weight Watchers Gold-Mitglieder werfen. Diese beiden Verzeichnisse sind gefüllt mit »dauerhaft schlanken« Beweisen: Hier finden sich Informationen von Tausenden Menschen, die abgenommen haben und bei ihrem Wunschgewicht geblieben sind.

Die NWCR-Datenbank wurde vor über zehn Jahren von Dr. Rena Wing und Dr. James Hill in den USA gegründet. Hier kann sich jeder eintragen lassen, der mindestens 13 Kilo abgenommen und dieses Gewicht für mindestens ein Jahr gehalten hat. Bis zum Jahr 2003 haben die NWCR-Teilnehmer durchschnittlich 30 Kilo Gewicht verloren und anschließend mindestens fünf Jahre lang nicht wieder zugenommen.

Die Datenbank der Weight Watchers Gold-Mitglieder ist die größte und umfangreichste Datenbank von Personen, die erfolgreich abgenommen haben. Hier wird jeder Teilnehmer gespeichert, der sein Wunschgewicht Schritt für Schritt erreicht und über sechs Wochen stabilisiert hat. Um Gold-Mitglied zu werden, muss das Gewicht innerhalb der gesunden Gewichtsspanne (das entspricht einem BMI zwischen 20 und 25) liegen. Zum Teil überschneiden sich die Informationen der beiden Datenbanken. Denn es gibt Menschen, die ihre Daten dem NWCR zur Verfügung gestellt haben und die gleichzeitig auch Weight Watchers Gold-Mitglied sind.

FAKTEN & INFOS

Prinzipien eines sinnvollen Abnehmkonzeptes

Experten haben in langen Versuchsreihen erarbeitet, welche Elemente ein Diät-Konzept enthalten sollte, damit es erfolgreich ist – und das nicht nur kurzfristig, sondern auch auf lange Sicht. Wenn Sie die folgenden vier Punkte in Ihren Alltag integrieren, werden die erfreulichen Effekte nicht lange auf sich warten lassen – und von Dauer sein:

- Wählen Sie Nahrung sinnvoll aus.
- Bewegen Sie sich regelmäßig.
- Verändern Sie Ihr Verhalten positiv.
- Finden Sie Unterstützung in Ihrem Umfeld.

Nahrung sinnvoll auswählen

Gibt es etwas Verführerischeres als Essen? – Und zwar nicht nur in der Feinkostabteilung oder im Gourmetlokal. Ob in den Medien, natürlich in der Werbung oder direkt vor unserer Nase beim Shoppen. Überall werden wir permanent mit verlockenden Speisen und Getränken konfrontiert. Da sollten Sie schon sehr genau wissen, welche Lebensmittel wirklich gut für Sie sind – und diese dann auch auswählen. Wenn Sie sich daran halten, sind Sie auf dem besten Weg zum Wunschgewicht.

Planung ist das A und O. Dabei müssen Sie sich keine detaillierten und umständlichen Tagespläne und Einkaufslisten zusammenstellen, sondern nur ein paar Grundsatzentscheidungen treffen. Gesunde Lebensmittel, die Sie gerne essen, sollten immer griffbereit sein. Legen Sie sich also einen Vorrat an Früchten und Gemüsesorten an, die Ihnen so richtig gut schmecken. Starten Sie bereits mit einem gesunden Frühstück in den Morgen, und planen Sie leichte Snacks in Ihren Tagesablauf ein – so vermeiden Sie den impulsiven Besuch im Fastfood-Restaurant oder an der Dönerbude.

Und selbst bei Heißhunger kann man einen kühlen Kopf bewahren. Auch Imbisse haben eine große Auswahl – und meistens findet sich auch eine sinnvolle Alternative, die in Ihren Ernährungsplan passt. Sinnvoll planen heißt nicht hungern – es bedeutet: »ohne Reue« genießen.

TIPPS & STRATEGIEN

Sie lieben Süßes und Knabbereien?

Verbote sind verboten – zumindest wenn's ums Essen geht. Verzichten Sie also nicht völlig auf Süßigkeiten und Backwaren, wenn Ihr Herz daran hängt. Und suchen Sie nach cleveren Alternativen. Ein Stück Obst ersetzt mit Sicherheit nicht das ersehnte Stück Torte. Aber vielleicht kann ein Rosinenbrötchen ein Croissant aufwiegen und ein Stück Obstkuchen die Schokoladentorte. Außerdem ist die Menge entscheidend. Nicht einmal Chips, Flips & Co. sind völlig tabu, wenn es nicht eine ganze Tüte auf einmal sein muss. Sollten Sie es nicht schaffen, eine halbvolle Chipstüte beiseitezulegen, denken Sie über Knabberalternativen nach, die Ihnen schmecken. Probieren Sie mal Salzstangen oder Gemüsesticks aus Karotte, Gurke und Kohlrabi.

Regelmäßig bewegen

Für Menschen mit stabil niedrigem Körpergewicht ist Bewegung welcher Art auch immer meist ein fixer Bestandteil des Alltags. Wer einmal gemerkt hat, dass er auf diese Weise das Gewicht halten kann, wird sich ein Leben ohne Fitness gar nicht mehr vorstellen können.

Die körperliche Aktivität muss in Ihr Leben passen. Planen Sie Bewegung fest in Ihren Tagesablauf ein. Vieles kann man quasi nebenbei umsetzen: Nehmen Sie immer die Treppe, nie den Fahrstuhl, parken Sie etwas weiter von Ihren Zielen entfernt, machen Sie in der Mittagspause einen Spaziergang, oder gehen Sie abends mit Ihrem Hund eine Extrarunde. Diese kleinen Zusatzaktivitäten können schon viel bewirken: So lassen sich innerhalb eines Jahres durch einen täglichen Spaziergang von zehn Minuten 1 bis 2 Kilogramm abnehmen. Viele kleine positive Effekte sind der Schlüssel zu einem dauerhaft schlanken Leben.

Berücksichtigen Sie Ihre Vorlieben. Es bringt nichts, wenn Sie sich an Geräten in einem Fitnessstudio quälen, obwohl Sie lieber an der frischen Luft wären. Finden Sie eine Aktivität, die Ihnen gefällt. Je mehr Freude Sie an einer Bewegungsart haben, desto wahrscheinlicher ist, dass Sie dauerhaft dabei bleiben. Vielleicht geht es Ihnen wie den meisten Leuten, die am liebsten spazieren gehen, schwimmen oder Rad fahren. Oder Sie mögen es dynamischer und finden Spaß an Aerobic oder Jazzdance. Für was auch immer Sie sich entscheiden, machen Sie Sport zum festen Bestandteil Ihres Alltags. Ohne dass Sie dafür Ihr Leben komplett auf den Kopf stellen müssen.

Bewegen Sie sich regelmäßig. Wählen Sie Aktivitäten, die Sie mehrmals wöchentlich oder sogar täglich praktizieren können. Regelmäßige Bewegung wirkt sich am besten auf Gewicht und Wohlbefinden aus. Der Fitnessfaktor sollte so in Fleisch und Blut übergehen, dass Sie gar nicht groß überlegen, ob Sie heute mal wieder mit dem Fahrrad zur Arbeit fahren sollten.

Das Verhalten positiv verändern

Wer eine positive Lebenseinstellung hat, kann sein Gewicht besser kontrollieren. Dieser Zusammenhang wird oft unterschätzt. Sie müssen an Ihr persönliches Ziel glauben und überzeugt sein, dass Sie Ihr Wunschgewicht dauerhaft halten werden. Egal, ob Sie erst seit kurzem abnehmen möchten oder diesen Wunsch schon seit vielen Jahren hegen – eine positive Einstellung ist Voraussetzung für Ihren Erfolg.

Für viele, die in diesem Buch ihre Geschichte erzählen, war das Ringen mit den Pfunden ein langer und zäher Kampf. Auch für fast die Hälfte der NWCR-Teilnehmer begann das Thema Übergewicht bereits in der Kindheit. Doch es kann selbst bei einer langen Diät-Historie gelingen, nach vorne zu schauen und sich auf neue schlanke Ziele zu konzentrieren.

Um dem Jo-Jo-Effekt ein Schnippchen zu schlagen, muss man sich kurzfristige und langfristige Ziele stecken. Wenn Sie für einen speziellen Anlass, zum Beispiel eine Hochzeit, ein bestimmtes Gewicht erreichen wollen, ist dies ein kurzfristiges Ziel, das Sie enorm motivieren kann. Für ein dauerhaft schlankes Leben reicht das in der Regel allerdings nicht aus. Dann müssen Sie die Kraft der kurzfristigen und langfristigen Ziele bündeln. Sie brauchen eine Vision, die auch Ihr Leben nach der Abnehmphase berücksichtigt. Das bedeutet nicht, dass Sie sich in Ihrer Ernährung fortan rigide einschränken oder plötzlich jeden Tag zwei Stunden Extremsport betreiben müssen. Vielmehr sollten Sie Fähigkeiten, Verhaltensweisen und Gewohnheiten entwickeln, mit denen Sie Ihr Gewicht langfristig halten können. Übernehmen Sie die Verantwortung für Ihren Körper und Ihr Gewicht. So haben Sie auch allen Grund, stolz auf sich zu sein, wenn Sie Ihr Ziel erreicht haben.

TIPPS & STRATEGIEN

Wie ändert man sein Verhalten?

Wer langfristig mit seinem Gewicht zufrieden sein und sich in seinem Körper wohl fühlen will, kommt nicht drum herum, sein Verhalten zu überdenken. Schon ein paar kleine Veränderungen im Alltag können enorm viel bewirken. Versuchen Sie zum Beispiel, langsam und bewusst zu essen. Nur so haben Sie eine Chance, zu merken, wann Sie satt sind, und nicht mehr als nötig zu essen. »Bewusst« essen heißt natürlich auch, nicht gedankenlos und nebenher beim Einkaufen, Zeitunglesen oder Fernsehen irgendwas in sich reinzufuttern. Ist Essen für Sie eine Art Übersprungshandlung bei Frust, Langeweile und Stress? Suchen Sie sich lieber figurfreundliche Alternativen, machen Sie zum Beispiel einen kurzen Spaziergang um den Block, um auf andere Gedanken zu kommen. Oder telefonieren Sie mit Ihrer besten Freundin. Zu guter Letzt sollten Sie lernen, auch mal »Nein danke« zu sagen. Zum zweiten Stück Torte beim Verwandtenbesuch etwa. Oder wenn ein wohlmeinender Kollege mal wieder Schokomuffins an alle verteilt.

Unterstützung im Umfeld finden

Kämpfen Sie nicht mutterseelenallein auf dem Weg zum Wunschgewicht. Wer Unterstützung von Freunden und der Familie bekommt, nimmt leichter ab und hält sein Gewicht auch besser. Essen ist ein wichtiger Bestandteil des sozialen Lebens. Wir essen mit der Familie, unter Freunden, bei traurigen wie bei glücklichen Anlässen. Aus welchem Grund auch immer: Essen ist eine der großen Freuden des Lebens.

Um die nötige Unterstützung zu bekommen, lassen Sie Ihr persönliches Umfeld wissen, dass Sie abnehmen möchten. Wenn Familienangehörige und

Freunde eingeweiht sind, können sie eine große Hilfe und Motivation für Sie sein. Vielleicht steigt ja sogar jemand aus der Familie oder Ihrem Freundeskreis mit ein und möchte gemeinsam mit Ihnen ein paar überflüssige Pfunde verlieren (mehr dazu lesen Sie in Kapitel 10).

Erwiesenermaßen funktioniert es besser, wenn Sie nicht einfach von »Unbeteiligten« unterstützt werden, sondern Gleichgesinnte finden, mit denen Sie quasi im Team abnehmen. So können Sie sich gegenseitig immer wieder motivieren und von den Erfahrungen der anderen profitieren – schließlich ist der Weg zum Wunschgewicht nicht immer rosig.

Eine Studie, die 2003 im American Medical Association Magazine veröffentlicht wurde, bestätigt einen deutlich erkennbaren positiven Effekt auf das Abnehmen, wenn man sich mit Gleichgesinnten zusammentut: Wer sich regelmäßig mit anderen austauschte, verlor doppelt so viel Gewicht und hatte auch nach zwei Jahren immer noch ein um durchschnittlich 5 Kilo reduziertes Körpergewicht. Diejenigen, die nicht ganz so regelmäßig ein Treffen besuchten, aber zumindest hin und wieder teilnahmen, konnten immerhin einen Verlust von durchschnittlich 3 Kilogramm beibehalten.

SCHON MAL GEHÖRT

»Mein Gewicht geht niemanden etwas an.«

Nur Sie können beurteilen, ob Sie mit Ihrem Körper zufrieden sind und sich in Ihrer Haut wohl fühlen. Der Entschluss, eine Diät zu machen, ist eine ganz private Entscheidung, die Ihnen auch niemand abnehmen kann. Bei der Veränderung Ihrer Ernährungsgewohnheiten, Ihrer Verhaltensweisen und Ihres Bewegungspensums ist Unterstützung durch andere aber ein sinnvolles Element. Da der Erfolg beim Abnehmen durch den Austausch mit Gleichgesinnten wissenschaftlich belegt ist, weist auch die Deutsche Adipositas-Gesellschaft in ihren Leitlinien darauf hin, dass die Unterstützung durch das persönliche Umfeld ein wichtiger Baustein eines sinnvollen Abnehmkonzeptes ist. Nutzen Sie den positiven Effekt, und lassen Sie sich motivieren und stärken. Genauso wichtig: Gehen Sie Leuten aus dem Weg, die Ihre Diät sabotieren wollen.

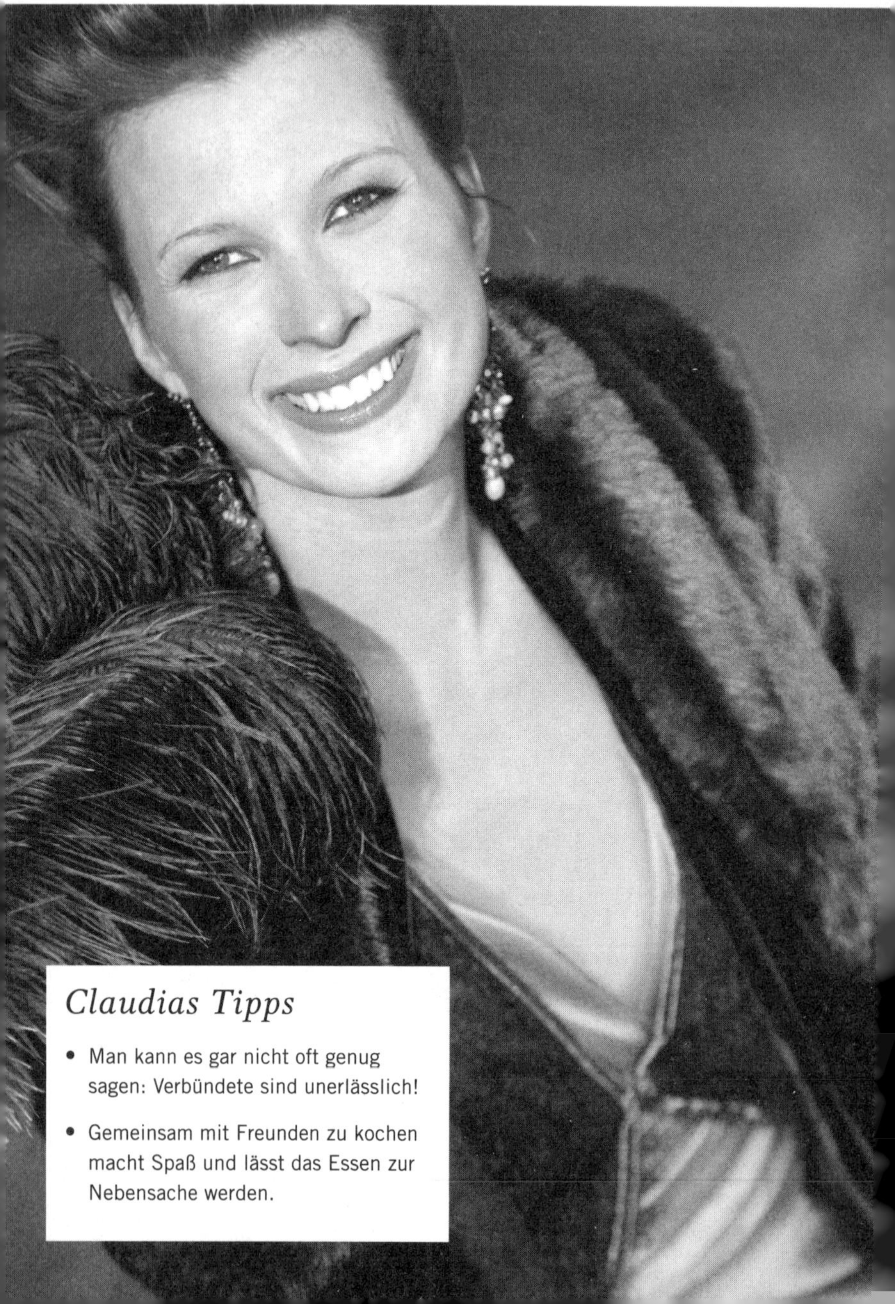

Claudias Tipps

- Man kann es gar nicht oft genug sagen: Verbündete sind unerlässlich!
- Gemeinsam mit Freunden zu kochen macht Spaß und lässt das Essen zur Nebensache werden.

»Verbündete finden!«

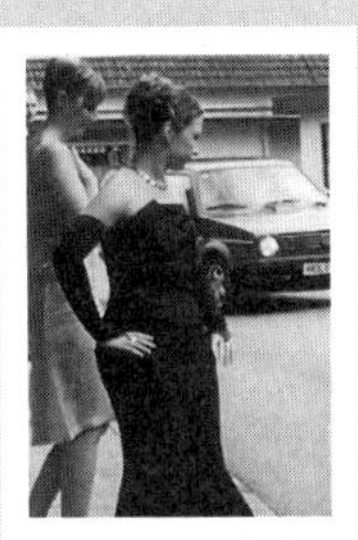

Claudia

25 Jahre

12 kg leichter

Claudia war nie wirklich glücklich mit ihrer Figur. Sie versuchte immer wieder im Alleingang, ihre Ernährung umzustellen. Auch die ganze Palette der Mode-Diäten probierte sie aus. Doch sie hielt nie lange durch und gab immer wieder auf. Erst als Claudia gemeinsam mit einer Kollegin ihr erstes Weight Watchers Treffen besuchte, machte sie eine neue Erfahrung: »Der Austausch mit den anderen war einfach klasse, das hat mich wirklich motiviert.« Claudia und ihre Kollegin bringen sich mittlerweile gegenseitig Mittagessen mit ins Büro. »Das ist nicht nur super für die Figur, sondern auch unglaublich lecker. Und es schmeckt viel besser als in der Kantine«, so Claudia.

Die junge Hannoveranerin war allerdings nicht immer so optimistisch. Auf dem Weg zum Wunschgewicht wollte sie mehr als einmal aufgeben. Inzwischen ist sie froh, dass die anderen in der Gruppe sie zum Durchhalten bewegt haben. »Heute weiß ich, wie wichtig es ist, Verbündete zu haben!«

Claudia findet Verbündete nicht nur bei den Weight Watchers Treffen, auch Freunde und Bekannte sind eine große Hilfe, um das erreichte Gewicht dauerhaft zu halten. Sie lädt oft und gerne zu Kochabenden ein, bei denen alle zusammen neue Rezepte ausprobieren, die garantiert figurfreundlich sind. »Ich hätte nie gedacht, dass ich 12 Kilo abnehme und das Gewicht dann auch halte. Es ist einfach passiert, ohne Verzicht und mit viel Genuss habe ich mein Wohlfühlgewicht erreicht.«

Ziele müssen erreichbar sein

Zu Beginn einer Studie, die an der Universität von Pennsylvania durchgeführt wurde, sagte man den Teilnehmern, wie viel Gewicht sie jeweils mit einer Diät verlieren würden. Diese Zahlen hatten die Wissenschaftler aufgrund eingehender Untersuchungen als individuell realistische Ziele ermittelt. Die Teilnehmer der Studie waren mit dieser Aussicht aber keineswegs zufrieden. Sie erwarteten sich von einer erfolgreichen Diät allesamt einen wesentlich höheren Gewichtsverlust.

Machen Sie nicht den gleichen Fehler! Setzen Sie sich nicht selbst unter Druck. Wenn Sie am Beginn einer Diät Ihr Ziel zu hoch stecken oder permanent absolute Perfektion von sich erwarten, werden Sie leicht enttäuscht. Es ist kontraproduktiv, mit einem realistischen Ziel unzufrieden zu sein. Allzu oft gibt man eine an sich erfolgreiche Diät dann trotzdem auf, weil das ultimative und unrealistische Wunschgewicht noch in allzu weiter Ferne liegt.

Als Faustregel gilt: Minus 10 Prozent des Ausgangsgewichts innerhalb von sechs Monaten sind realistisch. Wer das schafft, darf absolut zufrieden mit sich sein. Sie können es zwar prinzipiell schaffen, schneller und mehr abzunehmen, aber das ist eher die Ausnahme. Für ein dauerhaft stabiles Gewicht sollten Sie Veränderungen schrittweise vornehmen. Und Ziele vor Augen haben, die auch erreichbar sind.

Es gibt keinen »Setpoint«

Die Setpoint-Theorie besagt, dass unser Körpergewicht weitgehend genetisch festgelegt ist. Ob wir viel oder wenig essen, unser Körper versucht mit allen Mitteln, dieses vorgegebene »biologische Gewicht« zu verteidigen. Liegt der Setpoint einer Frau beispielsweise bei 80 Kilo, wird ihr Körper immer wieder auf dieses Gewicht zurückfallen, egal ob sie kurzfristig 60 oder 100 Kilogramm wiegt. Die Theorie besagt auch, dass der Setpoint nicht unbedingt im Bereich des Normalgewichts liegt, er kann genauso gut darunter oder darüber angesiedelt sein, im Bereich von Unter- oder Übergewicht.

Wer den Schlankheitsidealen der Frauenmagazine nacheifert, aber eigentlich einen Setpoint über dem angestrebten Gewicht hat, versucht also beharrlich, weniger zu wiegen, als biologisch für ihn vorgesehen ist. Die Set-

point-Theorie betont, dass das auf Dauer nicht funktionieren kann, da der Stoffwechsel nach einer Diät immer wieder gegensteuert.
Aber wir können Entwarnung geben! Eine Reihe von Untersuchungen beweist, dass die Setpoint-Theorie nicht stimmt und die physiologischen Tatsachen vernachlässigt. Wissenschaftler stellten fest, dass der Stoffwechsel und die Menge der verbrauchten Kalorien einzig und allein davon abhängen, wie schwer wir sind und wie viele Muskeln wir haben. Es ist dem Körper also ganz egal, ob wir in der Vergangenheit Diäten durchgeführt haben oder nicht. Eines steht allerdings fest: Wer sich während und nach einer Diät regelmäßig bewegt, baut Muskulatur auf und verbraucht automatisch mehr Kalorien. Auf diese Weise können Sie Ihr Gewicht problemlos halten, ohne auf den vermeintlichen Setpoint zurückzufallen.

Die Quintessenz

Es ist möglich, erfolgreich abzunehmen und sein Gewicht langfristig zu halten. Wer auf Dauer schlank bleibt, hat die vier Prinzipien eines sinnvollen Abnehmkonzeptes in seinen Alltag integriert: Er wählt Nahrungsmittel sinnvoll aus, ist körperlich aktiv, hat sein Verhalten positiv verändert und kann auf die Unterstützung seines Umfelds zählen.
Und das Beste: Je länger man sein Wunschgewicht hält, desto einfacher wird es! Setzen Sie sich realistische Ziele, und gelangen Sie Schritt für Schritt zum Erfolg. Die Methode, mit der Sie abnehmen, entscheidet über den Gewichtsverlust während der Diät und über seine Dauer. Natürlich sollten Sie das Fünkchen Wahrheit in diesem Mythos nicht vergessen: Es ist nicht selbstverständlich, dass man sein Wunschgewicht dauerhaft hält. Sie müssen sich auf Ihr Ziel konzentrieren und sich im Kampf gegen die Kilo mit den richtigen Waffen wappnen. Lassen Sie sich aber nicht von vornherein vom Mythos des langfristigen Misserfolges entmutigen. Schöpfen Sie vielmehr eine große Portion Motivation aus den Studien und wissenschaftlichen Untersuchungen, die wir in diesem Kapitel zitiert haben – sie sind der Beleg dafür, dass langfristiger Erfolg durchaus möglich ist.

↗ Ihre Erfolgsstrategien

Starten Sie in ein dauerhaft schlankes Leben! Nutzen Sie Ihr neu erworbenes Wissen, und beginnen Sie mit einem sinnvollen Abnehmprogramm. Überlegen Sie vorab, wie viel Gewicht Sie realistisch abnehmen möchten und können. Lassen Sie vergangene Diät-Erfahrungen Revue passieren, und blicken Sie zuversichtlich in eine schlanke Zukunft.

Bevor Sie mit Ihrem persönlichen Abnehmprogramm starten, sprechen Sie am besten mit Ihrem Arzt. Er sollte checken, ob es eventuelle gesundheitliche Einschränkungen gibt, die Sie bei einer Ernährungsumstellung und dem dazugehörigen Bewegungsprogramm beachten sollten. Fragen Sie auch nach, ob die von Ihnen eventuell eingenommenen Medikamente eine Diät beeinflussen. Beispielsweise indem sie den Appetit stark anregen oder den Stoffwechsel signifikant verlangsamen.

Aus eigenen Erfahrungen lernen

Denken Sie an alle Diäten, die Sie in Ihrem Leben schon ausprobiert haben. Wie viele Faktoren für ein schlankes Leben haben Sie dabei berücksichtigt? Der folgende Fragenkatalog soll Ihnen ein paar Denkanstöße geben. Je mehr Fragen Sie mit Nein beantworten, desto mehr Änderungsbedarf besteht bei Ihrem nächsten Anlauf.

- Haben Sie an einem strukturierten Abnehmprogramm teilgenommen?
- Haben Sie schnell erste Erfolge erzielt?
- Haben Sie durchgehalten, wenn das Gewicht stillstand oder Sie wieder zugenommen haben?
- Wurden Sie von Ihrem Umfeld unterstützt?
- Haben Sie sich regelmäßig bewegt?
- Haben Sie Techniken erlernt, um Ihr Verhalten zu ändern?
- Haben Sie Ihre Ernährung und Ihr Gewicht kontrolliert?
- Haben Sie sich realistische Ziele gesteckt?
- Waren Sie von sich und Ihrem Erfolg überzeugt?
- Haben Sie normal gegessen?
- Haben Sie gesund gelebt?

Haben Sie sich klare Ziele gesetzt?

Bevor es losgeht, sollten Sie noch Ihr ganz persönliches Wunschgewicht festlegen. (Mehr Informationen dazu in Kapitel 2.) Planen Sie auch, wann Sie es erreicht haben wollen. Achtung: Nehmen Sie sich nicht mehr als 10 Prozent Ihres aktuellen Gewichts in weniger als sechs Monaten vor! Mehr in kürzerer Zeit ist zwar möglich, aber nicht sehr wahrscheinlich. Starten Sie lieber mit einem erreichbaren Ziel. Vielleicht überraschen Sie sich am Schluss ja selbst.

Finden Sie mindestens drei Personen, die erfolgreich abgenommen haben und ihr Gewicht dauerhaft halten. Welche Erfahrungen haben sie gemacht? Welche Methode haben sie benutzt? Welche Strategien und Ansatzpunkte waren für sie sinnvoll? Was tun diese Leute, um ihr Gewicht erfolgreich zu halten? Diese Erfahrungen helfen Ihnen durchzuhalten.

Machen Sie sich bewusst, dass Sie Ihr angestrebtes Wunschgewicht tatsächlich und erwiesenermaßen ein Leben lang halten können. Ihr Körper wird Ihre Anstrengungen honorieren!

2

Ein bisschen Übergewicht schadet nicht, oder?

Bei vielen Menschen zeigt die Waage von Jahr zu Jahr ein paar Hundert Gramm mehr an. Wir akzeptieren das meistens als Teil des natürlichen Alterungsprozesses. Rank und schlank ist man vielleicht mit 20. Aber mit 50 erwartet das niemand mehr von uns. Oder doch? Wie auch immer Ihr persönliches Schönheitsideal aussehen mag, schon ein paar Pfunde können Ihre Körperfunktionen beeinträchtigen. Erfahren Sie in diesem Kapitel, wie sich die schleichende Gewichtszunahme stoppen lässt.

- *Der Body Mass Index (BMI) ist ein auch international anerkannter Standardwert, um das Körpergewicht zu beurteilen.*
- *Der BMI sagt einiges über unsere Gesundheit aus: Steigt der BMI, steigt auch das Risiko für bestimmte, mit Übergewicht einhergehende Erkrankungen.*
- *Es ist nicht egal, wo wir unsere Pölsterchen haben. Zu viele Fettdepots in der Bauchregion können sich besonders ungünstig auf das Wohlbefinden auswirken.*
- *Wer etwas für seine Gesundheit tun möchte, sollte versuchen, sein optimales Gewicht zu halten.*
- *Schon für einen relativ geringen Gewichtsverlust wird man mit einem verbesserten Wohlbefinden belohnt.*

DIÄT-MYTHOS 2

»Ein paar Pfunde zu viel sind doch kein Problem.«

Es ist ganz natürlich, dass man im Laufe der Jahre zunimmt. Ein paar Extrapfunde gehören einfach dazu. Leichtes Übergewicht ist ja auch höchstens ein kosmetisches oder ästhetisches Problem, aber kein gesundheitliches. Wenn wir älter werden, funktioniert unser Körper einfach nicht mehr so reibungslos wie in jungen Jahren: Der Blutdruck und der Cholesterinspiegel steigen, viele bekommen auch Diabetes – das Alter hat eben seine Tücken. Außerdem wird unser Stoffwechsel im Laufe der Zeit langsamer, da nimmt man fast zwangsläufig zu. Sie können machen, was Sie wollen – an den altersbedingten Rettungsringen kommt niemand vorbei. Die Lösung des Problems? »Akzeptieren Sie Ihr Übergewicht!«

Für die meisten Menschen lohnt sich der anstrengende und zeitaufwändige Kampf gegen die zusätzlichen Pfunde ohnehin nicht: Medizinisch gesehen ist es gesünder, mit konstantem Übergewicht zu leben, als dem Jo-Jo-Effekt zum Opfer zu fallen. Denn dann nimmt man zwar kurzfristig ab, erreicht aber wenig später wieder sein ursprüngliches Gewicht oder wiegt schlimmstenfalls sogar mehr als vorher. Da lässt man doch besser gleich alles beim Alten.

✦ Das Fünkchen Wahrheit

Ein paar Pfunde zu viel sind an sich wirklich noch kein Grund zur Sorge. Liegt Ihr Körpergewicht innerhalb des gesunden Bereichs, gibt es in der Regel noch keine negativen gesundheitlichen Folgen. Haben Sie jedoch einmal den sicheren Hafen dieser Gewichtsspanne verlassen, können die Risiken für Ihre Gesundheit rapide steigen.

Wahr ist auch, dass man im Alter immer fülliger wird. Eine Untersuchung des Statistischen Bundesamtes belegt, dass wir mit zunehmendem Alter eher zu Übergewicht neigen. Eine andere Studie besagt, dass ein erwachsener Deutscher jedes Jahr durchschnittlich 300 Gramm zunimmt – pro Jahr nicht viel, aber in 20 Jahren kommen da immerhin 6 Kilo zusammen.

✖ FAKTEN & INFOS

Tendenz zu Übergewicht

Altersgruppe	Männer	Frauen
20–29	34,2 %	17,4 %
30–39	46,5 %	23,7 %
40–49	52,0 %	29,7 %
50–59	54,3 %	38,1 %
60–69	54,2 %	42,0 %
70–79	59,2 %	44,7 %

Quelle: Robert-Koch-Institut. Gesundheitsberichterstattung des Bundes

Mehr Jahre – mehr Gewicht

Einen gewissen Einfluss auf unser Gewicht im Alter hat ein veränderter Hormonspiegel. Bei Männern verringert sich die Muskelmasse, da sie mit den Jahren immer weniger Testosteron produzieren. Zusätzlich lagert sich vermehrt Fettgewebe ein – vorzugsweise am Bauch. Bei Frauen geht in den Wechseljahren die Östrogenproduktion zurück. Das hat zur Folge, dass größere Fettdepots in der Bauchregion angelegt werden.

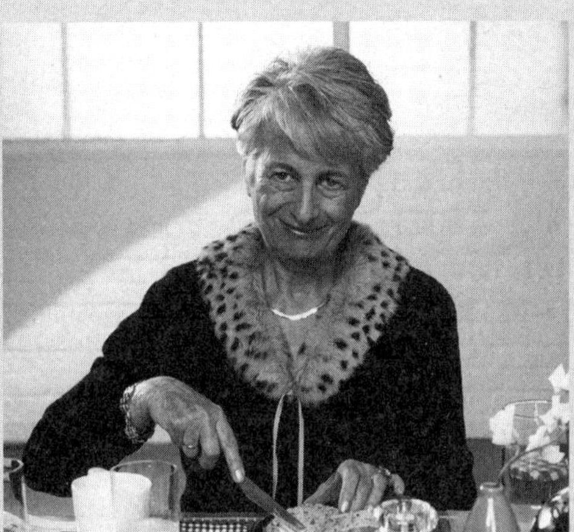

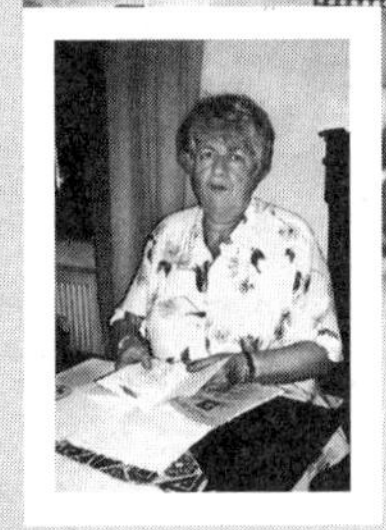

Lilly

68 Jahre

17,5 kg leichter

Lillys Tipps

- Immer in Bewegung bleiben! Man kann auch im Alter noch sportlich sein.
- Ein Hometrainer vor dem Fernseher war meine Fitnessformel.

»Abnehmen im Alter – kein Problem«

Lillys Gewichtsprobleme begannen mit der Menopause. Während der Wechseljahre veränderte sich ihr Körper, Kilo um Kilo kam hinzu. Lilly akzeptierte das als altersbedingtes Übel, bis sich Knieprobleme bemerkbar machten.

»Die Diät war bestimmt nicht immer einfach«, so Lilly, aber sie ist davon überzeugt, dass das Abnehmen im Alter genauso gut funktioniert wie in jüngeren Jahren. Bei ihr hat es prima geklappt, denn heute wiegt sie über 17 Kilo weniger. Die Kniebeschwerden verschwanden fast völlig. Lilly gehört jetzt wirklich nicht mehr zum »alten Eisen«.

! Die ganze Wahrheit

Der Body Mass Index

Mit dem Body Mass Index (BMI) können Sie beurteilen, wie es um Ihr Gewicht steht. Ist alles im grünen Bereich, oder liegen Sie bereits über der kritischen Marke? Der BMI wird berechnet, indem man sein Gewicht durch die Körpergröße zum Quadrat teilt. Die Formel verdeutlicht die etwas kompliziert klingende Berechnung:

Körpergewicht in Kilogramm : (Körpergröße in Meter)^2 = BMI

Beispiel für einen 82 Kilo schweren und 1,75 Meter großen Erwachsenen:

82 : (1,75)^2 = 26,8

Ersetzen Sie die Zahlen in der Formel durch Ihre persönlichen Werte – und schon kennen Sie Ihren Body Mass Index. Der BMI ist übrigens für Männer und Frauen gleichermaßen gültig, und auch das Alter spielt nur eine untergeordnete Rolle.

Was der BMI aussagt

Der BMI gilt international als anerkannter Richtwert, um das Körpergewicht zu beurteilen. Wer einen BMI zwischen 20 und 24,9 hat, kann eigentlich mit seinem Gewicht zufrieden sein. Diese Spanne ist ideal für die Gesundheit, was auch Institutionen wie die Weltgesundheitsorganisation (WHO) betonen. Liegt der Wert darüber, wird es kritisch. Insbesondere, wenn er 30 übersteigt. Dann spricht man nicht mehr nur von Übergewicht, sondern bereits von Adipositas, also Fettleibigkeit. In verschiedenen Studien hat man herausgefunden, dass das Risiko für bestimmte Erkrankungen ab einem BMI von 25 deutlich steigt. Aber auch ein BMI unter 18,5 ist nicht günstig. Untergewicht kann sich ebenfalls negativ auf die Gesundheit auswirken.

Was wir wiegen

Eine typische deutsche Frau ist durchschnittlich 1,65 Meter groß und kann mit einem Gewicht zwischen 54 und 67 Kilo zufrieden sein. Als übergewichtig gilt sie, wenn sie zwischen 68 und 80 Kilo wiegt. Ab einem Gewicht von 81 Kilo wird sie medizinisch als adipös eingestuft.
Für einen deutschen Mann, der im Durchschnitt 1,77 Meter groß ist, liegt das gesunde Gewicht zwischen 64 und 78 Kilo. Wiegt er zwischen 79 und 93 Kilo, fällt er in die Kategorie übergewichtig. Als adipös gilt er schließlich ab einem Körpergewicht von mehr als 94 Kilogramm.

SCHON MAL GEHÖRT

»Ich habe kein Übergewicht, ich habe schwere Knochen.«

Diese Aussage hat ihre Wurzeln in Gewichtstabellen, die vor mehr als 20 Jahren entwickelt wurden. Bevor der BMI wissenschaftlicher Standard wurde, verglich man sein persönliches Gewicht mit dem »Idealgewicht« in Tabellen, die von einer großen amerikanischen Lebensversicherung entwickelt worden waren. Die Metropolitan Life Insurance Company teilte die Menschen, die eine Lebensversicherung bei ihnen abgeschlossen hatten, einfach nach Gewicht in drei Gruppen ein: Den leichtesten einer Körpergröße attestierte man einen »kleinen Körperbau«, den schwersten »großen Körperbau«, und alles dazwischen fiel unter »mittlerer Körperbau«. Diese Einteilung entbehrte allerdings jeglicher wissenschaftlichen Grundlage. Auch die Auswahl der Menschen war nicht repräsentativ, hauptsächlich wurden die Größe und das Gewicht weißer, amerikanischer Männer berücksichtigt. Der BMI hingegen ist eine wissenschaftlich anerkannte Größe, um das Gewicht unabhängig von Geschlecht und Körperbau zu bewerten.

Unser Kalorienverbrauch ist steuerbar

Muskeln verbrauchen am meisten Energie. Daher bestimmt der Anteil an Muskeln, wie viele Kalorien wir verbrauchen. Je älter wir werden, umso

weniger bewegen wir uns normalerweise. Dadurch wird die Muskelmasse geringer, und wir verbrennen weniger Kalorien. Die oft zitierten altersbedingten Hormonschwankungen haben dabei wesentlich geringere Auswirkungen als der Muskelverlust durch einen trägen Lebensstil.
Selbst wenn Ihr Gewicht im Alter stabil bleibt, kann sich die Struktur Ihres Körpers verändern. Das Expertenmagazin Nutrition veröffentlichte im März 2004 eine Studie zu diesem Thema: Unabhängig von der Altersgruppe verfügen Menschen mit einem aktiven Lebensstil über mehr Muskelmasse als Menschen, die sich nicht so viel bewegen. Die Studie bestätigte, dass das Gewicht und der Körperfettanteil im Laufe des Lebens ansteigen. Dies wird auch in einer Studie belegt, die in der aktuellen Adipositas-Leitlinie aufgeführt ist: Das mittlere Körpergewicht eines Erwachsenen steigt bis zu einem Alter von 65 Jahren kontinuierlich an.
Traurig, aber wahr: Jedes Kilo, das ein Erwachsener zunimmt, ist normalerweise 1 Kilo Körperfett. Die meisten von uns bewegen sich einfach nicht genug, um zusätzlich Muskeln aufzubauen. Im Alter immer schwerer zu werden ist jedoch kein unausweichliches Schicksal. Das American College of Sports Medicine hat bestätigt, dass regelmäßiges Kraft- und Ausdauertraining den Verlust von Muskelmasse verringert, den Stoffwechsel ankurbelt und damit einer Gewichtszunahme entgegenwirkt.

Konstantes Gewicht – konstant wohl fühlen

Das Körpergewicht kann große Auswirkungen auf Ihr Wohlbefinden haben. So kann das Risiko für bestimmte Erkrankungen mit zunehmendem Gewicht ansteigen – insbesondere wenn Sie den kritischen BMI-Wert überschreiten. Die Liste der Krankheiten, die die Medizin mit Übergewicht in Verbindung bringt, wird ständig länger. Beispielsweise können mit steigendem Gewicht die Blutfettwerte ansteigen. Zudem kann Übergewicht dazu führen, dass wir Glukose schlechter verwerten. In der Folge kann es zu einer Insulinresistenz kommen, einer Vorstufe des Diabetes. Neben diesen beiden relativ bekannten »Begleiterscheinungen« gibt es rund 30 weitere gesundheitliche Auswirkungen, zum Beispiel Osteoarthritis der Knie, Magen-Darm-Beschwerden, Schlafstörungen oder eine eingeschränkte Fruchtbarkeit.

Nehmen Sie es nicht ganz so leicht, wenn Ihre Waage kontinuierlich ein wenig mehr anzeigt. Eine Steigerung des Körperfettanteils kann das Krankheitsrisiko erhöhen. Und dieses Risiko steigt schneller als das zusätzliche Gewicht! Nicht nur starkes Übergewicht wirkt sich negativ auf das Wohlbefinden aus. Auch ein geringes, aber stetiges Zunehmen summiert sich schnell zu einem Gewicht mit Konsequenzen: selbst 5 oder 10 Kilo Übergewicht können das Krankheitsrisiko eines Erwachsenen steigern, wie eine 1999 im New England Journal of Medicine veröffentlichte Studie bestätigt. Und eine kürzlich publizierte Untersuchung belegt, dass eine BMI-Steigerung von nur 5 Prozent bereits negative Auswirkungen auf einfache Körperfunktionen, etwa das Laufen, haben kann.

TIPPS & STRATEGIEN

Nehmen Sie Maß!

Ihr Bauchumfang gibt Aufschluss über das Risiko für bestimmte Erkrankungen, zum Beispiel Diabetes. Messen Sie deshalb mit einem Maßband den Umfang Ihres Bauches an der breitesten Stelle zwischen Bauchnabel und Hüftansatz.

- Männer mit einem Ergebnis von mehr als 102 Zentimetern Umfang sollten ihren Bauchumfang reduzieren.
- Frauen sollten ab 88 Zentimetern ihren Bauchumfang verringern.

Birne oder Apfel?

Setzen Sie Fettpölsterchen vor allem an Po, Hüfte und Oberschenkeln an, oder neigen Sie eher zum »dicken Bauch«?

Was die Gesundheit angeht, hat man mit der Apfelform, die bei Männern genetisch bedingt häufiger auftritt, schlechtere Karten. Ein großer Taillenumfang kann das Risiko für bestimmte Erkrankungen erhöhen, zum Beispiel das Risiko für Arterienverkalkung und Diabetes. Die Bewertung der Fettverteilung ist besonders dann wichtig, wenn Sie einen hohen BMI haben. Beide Bewertungsmethoden ergänzen sich.

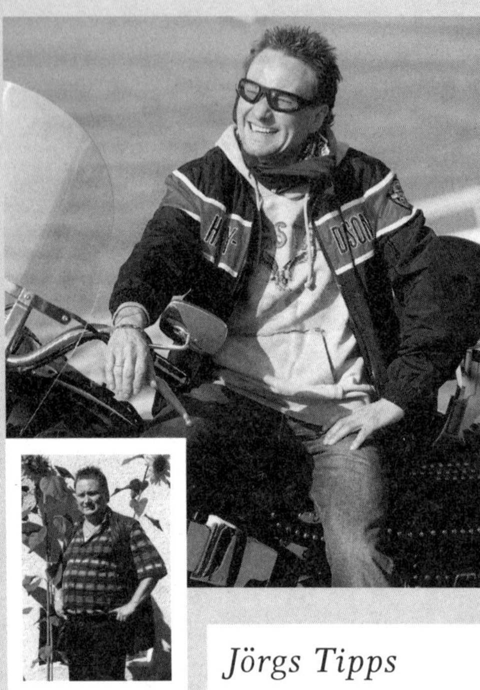

Jörg

45 Jahre

27 kg leichter

Jörgs Tipps

- Nie aus Langeweile essen. Es gibt sinnvollere Dinge, mit denen man sich beschäftigen kann!
- Ein geringeres Gewicht wirkt Wunder auf das körperliche Wohlbefinden. Dieses Gefühl sollte man genießen.

»Der Bauch muss weg!«

»Wartet auf mich!« Diese Bitte war Jörgs Standardsatz im Slowenienurlaub. Damals wurde ihm schlagartig klar, dass es so nicht weitergehen konnte. Zunächst hatte er die Auswirkungen des Übergewichts gar nicht wahrhaben wollen. »Bei 2 Kilo zu viel habe ich mir noch keine Gedanken gemacht und dann irgendwie völlig die Kontrolle über mein Gewicht verloren.« Mit der Abnahme verbesserte sich Jörgs Wohlbefinden stetig. Seine Knieprobleme sind Vergangenheit, genauso wie die schlechte Kondition. »Heute genieße ich mein Leben viel mehr. Ohne Bauch geht es auch – und oft sogar besser!«

Übergewicht und Cholesterin

Wenn Ihr Gewicht außerhalb der gesunden Spanne liegt, sollten Sie Ihren Cholesterinspiegel regelmäßig beim Arzt checken lassen. Meist ist er bei zunehmendem Körpergewicht erhöht, womit wiederum verschiedene Gesundheitsrisiken verbunden sein können.

Cholesterin ist aber nicht prinzipiell schädlich. Die fettähnliche Substanz ist am Aufbau von Zellen und an der Produktion bestimmter Hormone beteiligt. Dabei unterscheidet man vor allem LDL und HDL. Das Gesamtcholesterin sagt nicht viel darüber aus, wie es um Ihren Cholesterinspiegel bestellt ist.

- LDL steht für »low density lipoprotein«. LDL-Cholesterin wird auch als ungünstiges Cholesterin bezeichnet, da es Cholesterin von der Leber zu den Körperzellen transportiert.
- HDL steht für »high density lipoprotein«. HDL-Cholesterin ist der »gute« Gegenpart zum LDL-Cholesterin, da es Cholesterin von den Körperzellen zurück zur Leber bringt, wo dieses recycelt oder abgebaut wird.

LDL ist mitverantwortlich für bestimmte Herzerkrankungen, HDL hingegen schützt das Herz. Daher sollten Sie den LDL-Wert im Auge behalten und möglichst senken, den HDL-Wert dagegen steigern.

FAKTEN & INFOS

Zielvorgaben für Blutfette

Damit Sie Ihre eigenen Laborergebnisse besser einordnen können, finden Sie hier die optimalen Werte.

Abkürzung	Bedeutung	Zielwert (mg/dl)
TG	Triglyzeride	Unter 200
LDL	Lipoproteine niedriger Dichte	Unter 100 ist optimal; mehr als 160 ist hoch
HDL	Lipoproteine hoher Dichte	Über 40

Quelle: Deutsche Gesellschaft zur Bekämpfung von Fettstoffwechselstörungen und ihren Folgeerkrankungen e.V. Diagnostik und Therapie von Fettstoffwechselstörungen in der hausärztlichen Praxis

Wenn Sie zunehmen oder mit Ihrem Gewicht über dem gesunden Bereich liegen, wirkt sich das ungünstig auf Ihren Cholesterinspiegel aus. Erstens lässt sich dann der LDL-Wert schwerer reduzieren, zweitens bleibt der HDL-Wert eher niedrig. Übergewicht kann zusätzlich den Anstieg von Triglyzeriden, einem anderen Fettbestandteil im Blut, begünstigen.

Übergewicht und Diabetesrisiko

Ein erhöhter Cholesterinspiegel ist nicht die einzige Begleiterscheinung, mit der Sie bei Übergewicht eventuell zu kämpfen haben. Auch der Kohlenhydratstoffwechsel kann dadurch negativ beeinflusst werden – bis hin zur Entstehung eines Diabetes Typ 2.

Diese Form des Diabetes wurde früher als »Altersdiabetes« bezeichnet, da er in der Regel nur bei älteren Personen auftrat. Doch nicht nur durch zunehmendes Alter, auch durch zunehmendes Gewicht kann der Stoffwechsel aus den Fugen geraten. Da immer mehr Kinder und Jugendliche durch starkes Übergewicht an Diabetes erkranken, ist der Name Altersdiabetes eigentlich nicht mehr zutreffend.

Im Unterschied zum Diabetes Typ 2 betrifft Typ 1 meist Menschen, deren Bauchspeicheldrüse aus genetischen Gründen kein Insulin produziert. Diese Form des Diabetes tritt aber vergleichsweise selten auf – ungefähr 90 Prozent aller Diabetiker leiden an Typ 2. Doch was hat Übergewicht mit Diabetes Typ 2 zu tun? Warum kommt es zu dieser chronischen Störung des Kohlenhydratstoffwechsels? Dahinter steckt das Hormon Insulin. Es wird vom Körper ausgeschüttet, wenn wir Kohlenhydrate gegessen haben.

Kohlenhydrate sind aus einzelnen Bausteinen, den Glukosemolekülen, zusammengesetzt, die ein wichtiger Energielieferant für uns sind. Damit unser Körper diese Energie nutzen kann, wird die Glukose zunächst ins Blut aufgenommen und zu dem Ort transportiert, wo der Körper sie benötigt. Insulin ist an diesem Prozess wesentlich beteiligt. Es sorgt dafür, dass die Körperzellen die Glukose aus der Blutbahn aufnehmen können, wodurch der Blutzuckerspiegel wieder auf das normale Maß gesenkt wird. Das Insulin ist also dafür verantwortlich, dass der Blutzuckerspiegel im Gleichgewicht bleibt.

Diabetes Typ 2 entwickelt sich, wenn unsere Zellen unempfindlich gegen-

über Insulin werden. Diese Vorstufe des Diabetes nennt man Insulinresistenz. Die Aufnahme von Glukose aus dem Blut wird dadurch behindert. Um das auszugleichen, produziert die Bauchspeicheldrüse mehr Insulin. Doch irgendwann ist sie überfordert. Die Insulinproduktion versiegt, der Blutzuckerspiegel entgleist, und Diabetes entsteht.
80 Prozent der Menschen, die an Diabetes Typ 2 leiden, sind übergewichtig. Der wichtigste Therapiebaustein bei der Behandlung von Diabetes Typ 2 ist, das Gewicht zu reduzieren. Damit kann auch der Kohlenhydratstoffwechsel meist wieder in Ordnung gebracht werden.

SCHON MAL GEHÖRT

»Diabetes mellitus Typ 2 wird vererbt, da kann man wirklich nichts machen!«

Der Ausbruch eines Typ-2-Diabetes kann durch gesunde Ernährung, Gewichtsreduktion und verstärkte körperliche Aktivität verhindert oder in der Frühphase gut behandelt werden. Lassen Sie sich zum Thema Diabetesvorsorge von Ihrem Hausarzt beraten.

Schlank macht fit

Bereits etwas Zuviel auf der Waage kann Ihr Wohlbefinden negativ beeinträchtigen. Glücklicherweise gilt dieses Prinzip auch umgekehrt. Das heißt: Schon eine geringe Gewichtsreduktion kann enorme positive Effekte für Ihren Körper bedeuten.
Wem es gelingt, langfristig 10 Prozent seines Ausgangsgewichts zu verlieren, der begünstigt die Reaktion seines Körpers auf Insulin. Im Klartext: Der Blutzuckerspiegel wird ausgeglichen. Zudem können sich durch ein geringeres Gewicht die HDL- und LDL-Cholesterinwerte verbessern. Besonders vorteilhaft für Ihre Gesundheit sind die Effekte, wenn Sie Fettpolster in der Bauchregion abbauen und Ihren Taillenumfang reduzieren.

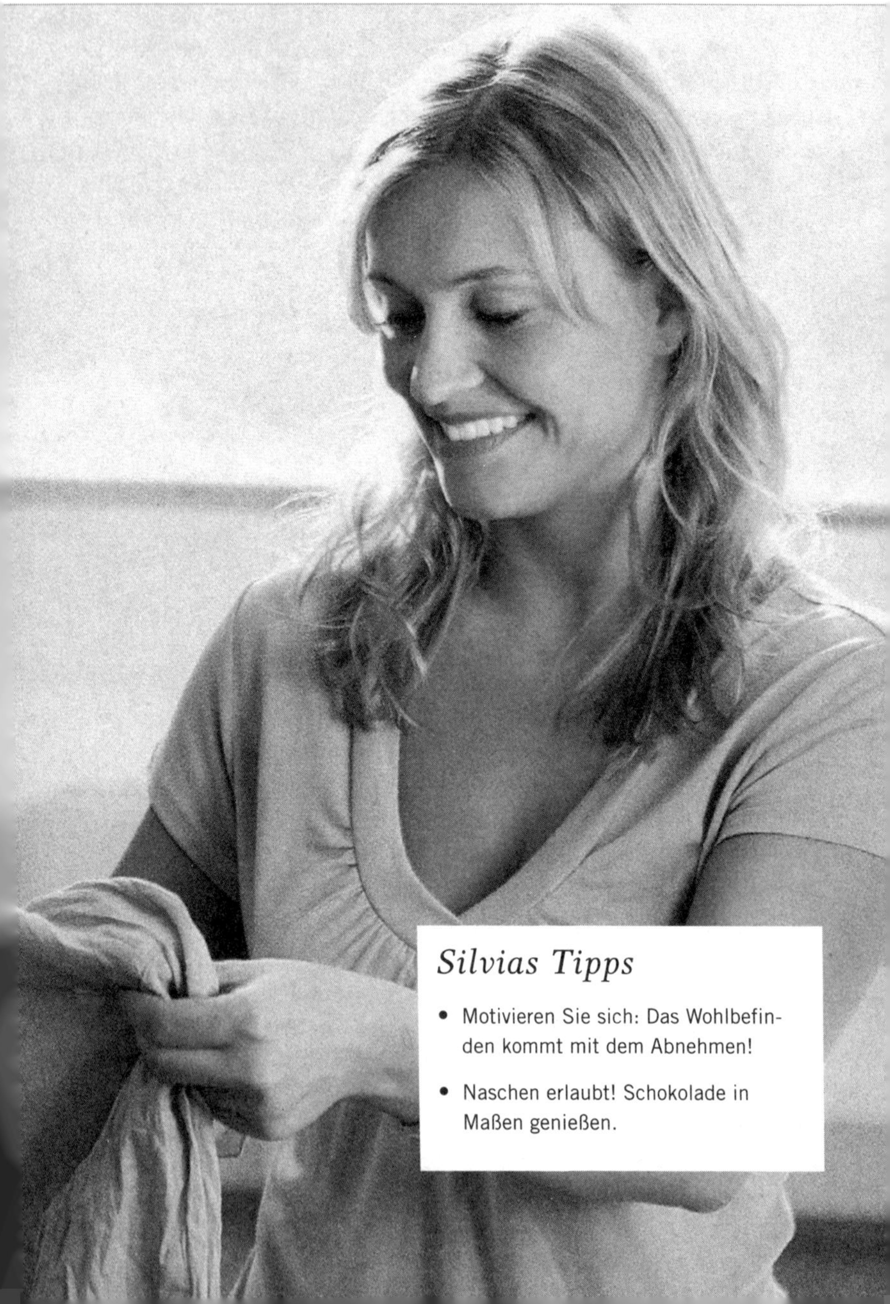

Silvias Tipps

- Motivieren Sie sich: Das Wohlbefinden kommt mit dem Abnehmen!
- Naschen erlaubt! Schokolade in Maßen genießen.

»Die entscheidenden Kilo«

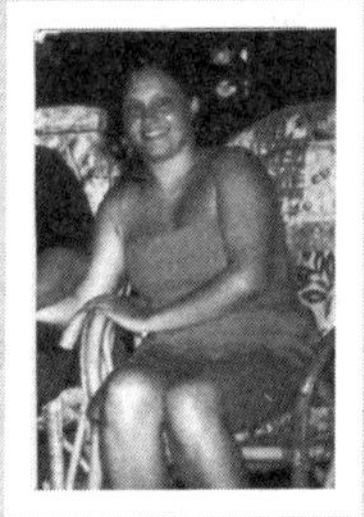

Silvia

25 Jahre

6 kg leichter

»So ein paar Kilo Übergewicht sind ja eigentlich kein Problem.« Silvia war sich zwar bewusst, dass sie einige Pfunde zu viel auf die Waage brachte, aber eine Diät kam für sie lange Zeit nicht in Frage. »Ich hatte mich mit meinem Gewicht arrangiert.« Als Ausgleich zu ihrer Ausbildung und dem Stress im Beruf genehmigte sich Silvia abends üppige Mahlzeiten, bei denen sie nicht auf Nährwert oder Kaloriengehalt achtete. Gramm für Gramm nahm sie zu, immer ein bisschen mehr. »Plötzlich waren meine Hosen zu eng, und ich bin bei der kleinsten körperlichen Anstrengung total aus der Puste gekommen.« Als sie dann auch noch die eine oder andere Bemerkung von Freunden aufschnappte, war für sie klar, dass sie abnehmen sollte.

»Ich hatte ja kein wahnsinniges Übergewicht, deshalb wusste ich gar nicht, ob ich bei Weight Watchers richtig sein würde. Die Erfolge einer Freundin überzeugten mich aber schnell.« Silvia hat mittlerweile 6 Kilo abgenommen und schaut wieder gerne in den Spiegel. Sie hat vier Monate benötigt, um ihr Wunschgewicht Schritt für Schritt zu erreichen. Silvia hat aber nicht nur ihre Ernährung umgestellt. Sie hält sich auch mit Tanzen fit – eine Leidenschaft, die sie schlank noch mehr genießen kann. »Ich fühle mich jetzt viel wohler und habe mehr Power. Was so ein paar Kilo doch ausmachen können!«

Die Quintessenz

Lassen Sie keine Ausreden für »ein bisschen« Übergewicht gelten. Vor allem wenn Sie ein Gewicht erreicht haben, das Sie aus dem gesunden BMI-Bereich befördert, kann das Risiko für bestimmte, mit Übergewicht einhergehende Erkrankungen steigen. Sie tun Ihrem Körper und Ihrer Fitness einen großen Gefallen, wenn Sie ein Wohlfühlgewicht anstreben, mit dem Ihr BMI unter der Marke von 25 liegt. Versuchen Sie, dieses Gewicht in einem realistischen Zeitraum zu erreichen und dann zu halten. Wenn Sie erst einmal die gesunde Gewichtsspanne nach oben verlassen haben, können sich schon die paar berühmten »Extrapfunde« unter Umständen negativ auf Ihre Gesundheit auswirken.

SCHON MAL GEHÖRT

»Wenn schlank gleich gesund ist, dann ist sehr schlank bestimmt noch besser.«

Siedeln Sie Ihr Wunschgewicht innerhalb des gesunden Bereichs an. Dieser ist relativ flexibel und beinhaltet Unterschiede von 10 bis 20 Kilogramm. Für Ihre Fitness und Ihre Gesundheit macht es fast keinen Unterschied, ob Ihr Gewicht eher am unteren oder am oberen Ende der Spanne liegt.

Ziehen Sie sofort die Notbremse, wenn Ihre Waage konstant 2 Kilo mehr als in der Vergangenheit anzeigt. Kleine Gewichtsschwankungen können Sie noch leicht ausgleichen. Wenn Sie Ihr Wunschgewicht schon deutlich überschritten haben, ist der Weg zurück zwar nicht versperrt, aber eben um vieles härter. Bereits durch einen relativ geringen Gewichtsverlust können Sie Ihre Gesundheit in hohem Maße fördern. Es genügt schon, 5 bis 10 Prozent Ihres Ausgangsgewichts abzunehmen, um das Risiko für bestimmte Erkrankungen merklich zu reduzieren.

Außerdem werden Sie sich viel besser fühlen. Und zufrieden lässt sich das Wunschgewicht viel leichter erreichen und ein Leben lang halten.

↗ Ihre Erfolgsstrategien

Seit Jahren steigt in Deutschland die Zahl der übergewichtigen Erwachsenen. Die Extrapfunde sollten aber nicht als Teil des Alterungsprozesses akzeptiert werden, jedes »übergewichtige« Jahr kann das Risiko für bestimmte Erkrankungen erhöhen. Machen Sie Ihren ganz persönlichen Gewichts-Check, und finden Sie heraus, in welche Richtung Ihr Gewicht sich entwickelt hat und in Zukunft entwickeln soll:

- Erinnern Sie sich an Ihren 18. Geburtstag. Wiegen Sie heute genauso viel wie damals? Oder haben Sie zugenommen? Wenn ja, wie viel?
- Liegt Ihr aktuelles Gewicht in der gesunden Gewichtsspanne oder eher im Bereich Übergewicht?
- Messen Sie Ihren Taillenumfang. Liegt er im Bereich der empfohlenen Spanne oder schon darüber (siehe Seite 47)?

Überprüfen Sie nicht nur Ihr Gewicht und Ihren Taillenumfang, auch die »inneren Werte« zählen. Vereinbaren Sie am besten einen Termin für einen Gesundheits-Check bei Ihrem Arzt, damit er Ihre Blutwerte überprüft. Er kann Ihnen sagen, ob Ihre Cholesterinwerte, Ihr Blutdruck und Ihr Blutzuckerspiegel in Ordnung sind oder inwiefern Sie durch Ihre Ernährung positiv einwirken können.

- Setzen Sie sich ein realistisches Ziel. Versuchen Sie, Ihr Gewicht zu halten und zu stabilisieren, wenn es innerhalb der gesunden Spanne liegt und Sie als Erwachsener nicht zugenommen haben.
- Wenn Sie derzeit zunehmen, versuchen Sie zunächst, Ihr Gewicht zu stabilisieren und einen weiteren Anstieg zu bremsen.
- Wenn Sie zu einer Diät bereit sind, setzen Sie sich ein erstes erreichbares Ziel. Versuchen Sie, Ihr Ausgangsgewicht um 5 bis 10 Prozent zu reduzieren. Wenn Sie diesen wichtigen Fixpunkt erreicht haben, können Sie sich weitere Ziele auf Ihrem Weg zum Wunschgewicht setzen.
- Wählen Sie für Ihren Gewichtsverlust eine sinnvolle Methode, die dauerhaften Erfolg verspricht.

3

Fehlt mir fürs Abnehmen einfach nur der Wille?

Ich will abnehmen. Wenn der Gewichtsverlust doch durch bloße Willenskraft möglich wäre! Leider ist es etwas komplizierter. Und der Wille ist nur eine von vielen Komponenten. Trotzdem können Sie Ihre Reise zum Wunschgewicht beschleunigen, wenn Sie sie mit der nötigen Entschlusskraft beginnen – und fortsetzen. In diesem Kapitel geht es um Wissen und Willenskraft:

- *Das Wissen über Ernährungs- und Bewegungszusammenhänge ist wichtig, aber für sich allein noch kein Wundermittel gegen Übergewicht.*
- *Die »flexible Kontrolle« sollte Teil des Essverhaltens werden und ist für einen dauerhaften Gewichtsverlust absolut unerlässlich.*
- *Die Motivation verändert sich im Verlauf einer Diät.*
- *Um wirklich erfolgreich abzunehmen, braucht man eine kluge Strategie.*

DIÄT-MYTHOS 3

»Ohne eisernen Willen kann man nicht abnehmen.«

Wer erfolgreich abnehmen möchte, muss vor allen Dingen eines besitzen: einen starken Willen! Eine Diät ist nämlich gar nicht so kompliziert – man muss nur weniger essen und sich mehr bewegen. Viele Leute wissen einfach zu wenig über Ernährung und körperliche Aktivität, deshalb klappt es bei ihnen mit dem Abnehmen auch nicht. Diese Dinge kann man aber lernen. Es gibt ja schließlich jede Menge guter Bücher, Zeitschriften und Fernsehsendungen, die umfassend über Diäten und den Zusammenhang zwischen Ernährung, Bewegung und Gewicht informieren. Wer sich genau an die Anweisungen hält, nimmt zügig und ganz pro-

blemlos ab. Oder man holt sich eine Abnehmstrategie aus dem Internet, schließlich gibt es Tausende von guten Internetseiten mit wertvollen Informationen.

Natürlich kann man nur abnehmen, wenn man sich an die Regeln hält. Wer es nicht schafft, eine Diät zu befolgen, dem fehlt es eindeutig an Willenskraft. Die ist übrigens eine angeborene Charaktereigenschaft – entweder man hat sie, oder man hat sie nicht. Diesen Wesenszug kann man nicht lernen oder kaufen. Willenskraft bedeutet, etwas wirklich zu wollen. Ohne Rücksicht auf Verluste sein Ziel verfolgen und erreichen. Viele Menschen mit Übergewicht haben einfach einen zu schwachen Willen, und daher werden sie ihr Wunschgewicht auch nie erreichen. So einfach ist das.

✦ Das Fünkchen Wahrheit

Beim Abnehmen spielt die Psyche eine große Rolle. Sie müssen sich ja erst mal für den Gewichtsverlust und gegen das Übergewicht entscheiden, dazu gehört auf jeden Fall eine große Portion Willenskraft. Sie müssen außerdem entscheiden, wie Sie Ihr Wunschgewicht erreichen möchten, und Ziele festlegen. Ohne bestimmte Verhaltensstrategien ist eine Gewichtsreduktion kaum möglich. Man muss in vielen Bereichen auf erprobte Praktiken zurückgreifen können: um Lebensmittel auszuwählen, Stress zu bewältigen oder sportliche Aktivitäten in den Alltag zu integrieren.

Um Ihr Wunschgewicht zu erreichen und auch langfristig zu halten, müssen Sie Verantwortung für Ihr Gewicht übernehmen. Sie sind dafür verantwortlich, dass Sie sinnvolle Entscheidungen treffen, um abzunehmen. Manche Menschen nennen diese Verantwortung »Willenskraft«.

! Die ganze Wahrheit

Abnehmen ist ein komplexer Prozess

Wer glaubt, ein Gewichtsverlust wäre reine Kopfsache und allein durch Entschlusskraft und Standhaftigkeit möglich, unterschätzt die Komplexität des Abnehmens. Mentale Strategien sind nur ein Bestandteil erfolgreicher Abnehmkonzepte. Das Schlagwort »Willenskraft« greift zu kurz für die vielschichtigen Ansätze, wie man sein Verhalten während des Abnehmens im positiven Sinne verändern sollte. Sie tun sich keinen Gefallen, wenn Sie es allein vom Faktor Willenskraft abhängig machen, ob Sie Ihr Wunschgewicht tatsächlich erreichen. Auch wenn diese Ansicht weit verbreitet ist. Das Gefühl, wegen eines schwachen Willens eventuell bei einer Diät zu scheitern, ist einfach nur kontraproduktiv. Sie brauchen stattdessen ein positives Selbstbild und Vertrauen in Ihre Fähigkeiten. Dann werden Sie es auch schaffen, Ihr Gewicht erfolgreich in den Griff zu bekommen.

Wissen allein genügt nicht

Auch beim Abnehmen gilt: Wissen ist Macht. Je mehr Sie über Ernährung, Bewegung und dauerhaften Erfolg wissen, desto einfacher können Sie sinnvolle und kluge Entscheidungen treffen. Das Abnehmen wird Ihnen zum Beispiel leichter fallen, wenn Sie wissen, welche Ihrer Lieblingsspeisen besonders kalorienarm sind. Sie sollten auch wissen, mit welchen Sportarten Sie die meisten Kalorien verbrennen und zugleich Muskeln aufbauen. Fakten und Zusammenhänge zu kennen, ist nicht nur befriedigend. Es macht auch Ihren Erfolg wahrscheinlicher.

Doch Wissen ist ja bekanntlich viel mehr als auswendig gelernte Zahlen. Wenn Sie die Kalorienanzahl eines Kekses kennen, wissen Sie noch nicht, ob das nun viel oder wenig ist. Und Sie wissen auch nicht, wie Sie diesen Keks sinnvoll in einen Ernährungsplan einbauen können. Sich nur auszurechnen, wie viele Kalorien Sie bei einer Stunde Aerobic verbrennen, bringt ebenfalls nicht viel. Sie müssen außerdem wissen, ob diese sportliche Aktivität ausreicht, um Ihre Diät zu unterstützen.

Für eine erfolgreiche Gewichtskontrolle müssen Sie sich mit den komplexen Zusammenhängen der Gewichtsreduktion vertraut machen. Es reicht nicht aus, Bruchstücke an Informationen zu sammeln. Von vornherein auf jegliche Information zu verzichten, ist leider auch der falsche Weg. Sinnvoll eingesetztes Wissen hilft Ihnen beim Abnehmen. Und im Hinblick auf Verhaltensänderungen, Nahrungsmittelauswahl und Bewegungsmöglichkeiten ist es sogar unersetzlich.

Mit eisernem Willen in die Diät-Falle

Es gibt Menschen, die sich sehr kontrolliert und diszipliniert ernähren. Für sie ist die Fähigkeit, aufs Essen zu verzichten, ein Zeichen von Willenskraft. Wissenschaftler nennen das ein »gezügeltes Essverhalten«. Tagespläne sind strikt durchkalkuliert, zum Beispiel 200 Kalorien zum Frühstück, 300 Kalorien zum Mittagessen und 700 Kalorien zum Abendessen, und keine Snacks oder Zwischenmahlzeiten. Wahrscheinlich kennen Sie Menschen, die jedes Etikett studieren, jede gegessene Kalorie aufschreiben und jeden Bissen genau einplanen – diese Leute leben extrem enthaltsam. Sie bewundern sie für ihren eisernen Willen? Würden Sie manchmal auch gern ein wenig kontrollierter essen? Dann dürfte es Sie überraschen, dass eine so strikte Selbstkontrolle nicht unbedingt dazu führt, abzunehmen und das Gewicht zu halten. Vielmehr haben Menschen mit gezügeltem Essverhalten oft mit Übergewicht und Diät-Fehlschlägen zu kämpfen.

Mit flexibler Kontrolle zum Erfolg

Eine sehr gezügelte Nahrungsaufnahme kann man selten über einen langen Zeitraum durchhalten. Die schwierige Zeit des Verzichts endet oft genug in Heißhungerattacken. Für extrem enthaltsame Menschen gibt es demnach nur zwei Möglichkeiten: Entweder folgen sie einer sehr strikten Diät, oder sie essen, was sie wollen. Konkret heißt das zum Beispiel, dass jemand »auf Diät« sich ganz genau an die strengen Regeln hält, also beispielsweise nur eine bestimmte »Wundersuppe« und drei Scheiben Brot am Tag isst – sonst nichts. Nach Beendigung der Diät wird dann wieder munter drauflos gegessen und auch nicht mehr auf Mengen geachtet – schließlich ist man ja jetzt nicht mehr »auf Diät«.

Das Gegenteil von gezügeltem Essverhalten ist die ungezügelte Ernährung oder schlicht Maßlosigkeit. Bestimmt haben Sie auch schon mal eine Packung Kekse mit dem Vorsatz geöffnet, nur einen oder höchstens zwei davon zu essen. Und dann war plötzlich die ganze Packung verputzt und nur noch Ihr schlechtes Gewissen übrig. So ein Verhalten ist zügellos und wirkt sich logischerweise kontraproduktiv auf das Gewicht aus.

Was für ein Dilemma! Gezügeltes Essverhalten kann also zu Übergewicht und Diät-Misserfolgen führen. Für ungezügeltes Ernährungsverhalten gilt das Gleiche. Die erfolgversprechende Strategie liegt – wie Sie bestimmt schon vermutet haben – in der goldenen Mitte zwischen diesen beiden Extremen und wird als flexible Kontrolle bezeichnet. Sie sollen sich weder durch zu strenge Regeln eingeschränkt fühlen, noch darf ungezügeltes Verhalten Ihren Gewichtsverlust gefährden. Die richtige Balance zwischen Kontrolle und Flexibilität verspricht beim Abnehmen die besten Erfolge. Ein Ernährungsplan kann dabei helfen, indem er die Struktur vorgibt. Beim Essen selbst sollen Sie aber flexibel und frei entscheiden. Es gibt schließlich immer wieder Gelegenheiten, bei denen man nicht Nein sagen kann oder möchte.

Vielleicht waren Sie kürzlich bei einer Familienfeier, haben im Restaurant gegessen oder waren bei Freunden zum Kochen eingeladen – dann wissen Sie, was wir meinen.

Für solche Situationen bietet die flexible Kontrolle die beste Strategie. Haben Sie an einem Tag zu viel gegessen, können Sie das am nächsten Tag durch geringere Mengen ausgleichen. Oder Sie machen die überschüssigen Kalorien durch mehr Bewegung wett. Mit flexibler Kontrolle können Sie alle Situationen des täglichen Lebens in Ihren Ernährungsplan integrieren – statt sich eine Ausnahme nach der anderen zu erlauben. Vergessen Sie die »Ich bin auf Diät«-Mentalität! Ein flexibler Ernährungsstil setzt Sie nicht unter Druck und verlangt auch keine übermenschliche Willenskraft. Eine vernünftige Ernährungsstruktur verhindert allerdings auch maßloses Verhalten. – Das hört sich zu gut an, um wahr zu sein? Flexible Kontrolle funktioniert tatsächlich. Und zwar nicht nur während des Abnehmens, sondern auch wenn es darum geht, Ihr Wunschgewicht auf Dauer zu halten.

TIPPS & STRATEGIEN

Welcher Ernährungstyp sind Sie?

Lernen Sie sich und Ihr Essverhalten besser kennen. So können Sie gezielt an sich arbeiten. Die folgenden Fragen helfen Ihnen dabei – welche können Sie eher mit Ja beantworten?

Essen Sie eher ungezügelt?	**Neigen Sie zu gezügeltem Essverhalten?**
• Fällt es Ihnen schwer, mit dem Essen aufzuhören? • Essen Sie eher eine ganze Tafel Schokolade oder nur ein, zwei Stücke? • Verleitet Sie ein üppiges Mahl, erneut über die Stränge zu schlagen?	• Zählen Sie jede Kalorie? • Versuchen Sie Ihre Ernährung in Ihrem Alltag hundertprozentig zu kontrollieren? • Fühlen Sie sich durch eine große Lebensmittelauswahl überfordert?

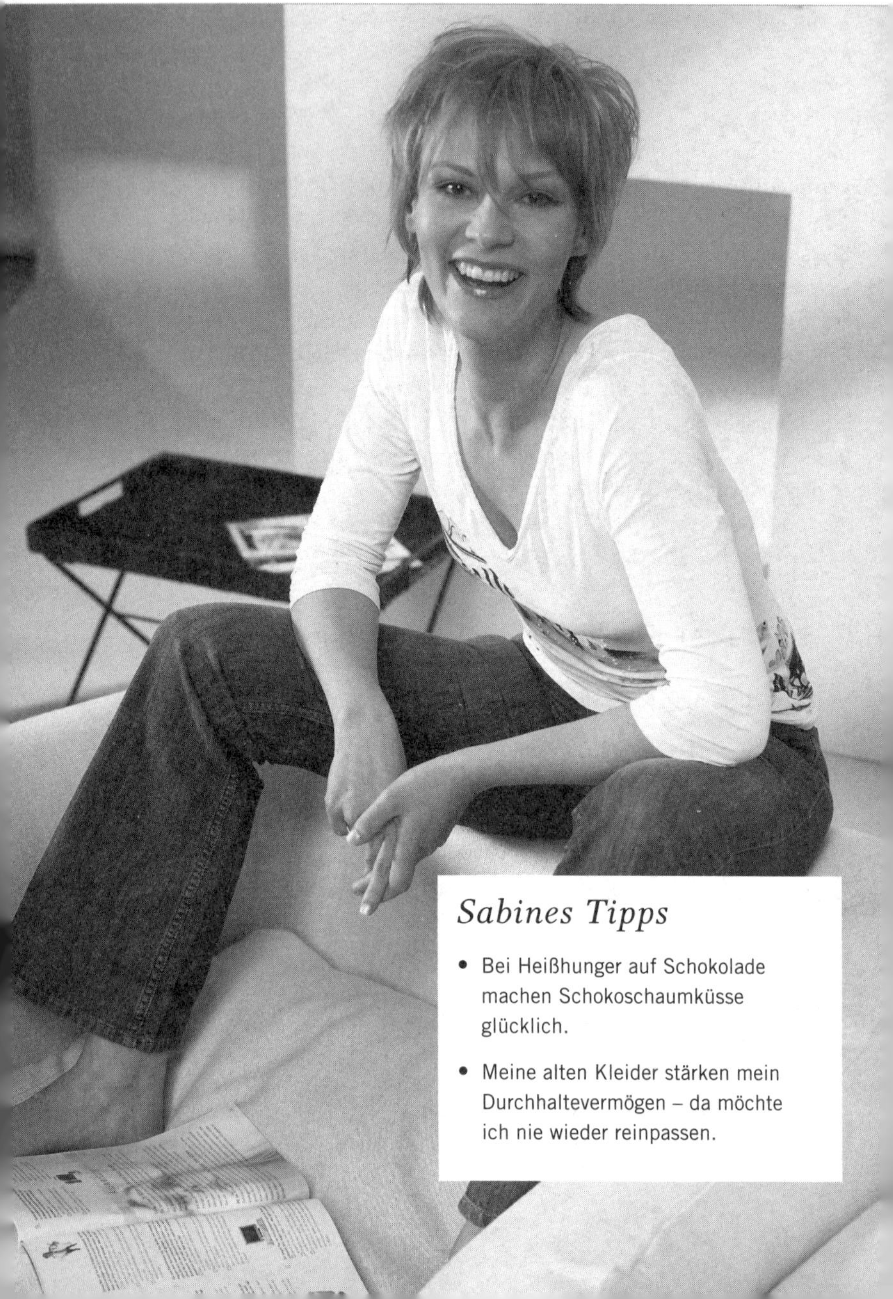

Sabines Tipps

- Bei Heißhunger auf Schokolade machen Schokoschaumküsse glücklich.
- Meine alten Kleider stärken mein Durchhaltevermögen – da möchte ich nie wieder reinpassen.

»Ganz flexibel abnehmen«

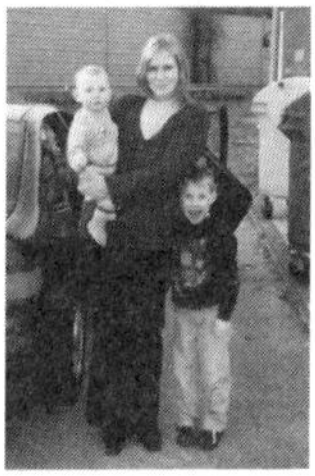

Sabine

28 Jahre

16 kg leichter

»An den Strand hätte ich meine Familie früher allerhöchstens im Taucheranzug begleitet«, scherzt Sabine. Heute trägt sie stolz einen Bikini. Bis zum Alter von 21 Jahren war die sportliche Frau mit einer Grundausbildung zur Balletttänzerin stets rank und schlank gewesen. Mit ihrer ersten Schwangerschaft begannen dann die Gewichtsprobleme – bis dahin ein Fremdwort für sie.

Um wieder auf ihr ursprüngliches Gewicht zu kommen, schlug die junge Frau einen Weg ein, an den sie heute ungern zurückdenkt: »Ich habe einfach nichts gegessen und mir die Pfunde regelrecht runtergehungert. Ich dachte, durch meinen Willen könnte ich meinen Körper kontrollieren. Disziplin, Disziplin und noch einmal Disziplin war mein Motto. Natürlich konnte das nicht gut gehen. Im Anschluss an solche Phasen habe ich wieder viel gegessen, das Gewicht ging rauf, ich habe wieder nichts gegessen, das Gewicht ging runter ... Dabei habe ich schließlich das Gefühl für das richtige Maß beim Essen völlig verloren.«

Nach der zweiten Schwangerschaft war Sabine bei 85 Kilo angelangt. Als sie sich für die Taufe eine Hose von einer übergewichtigen Freundin leihen musste und von der Familie und von Freunden Bemerkungen aufschnappte wie »Na ja, du hast ja doch recht ordentlich zugelegt ...« war der Frust komplett. »Ich war das ganze Auf und Ab so leid, ich suchte ein Ernährungskonzept, mit dem ich wirklich leben kann. Das habe ich mit Weight Watchers gefunden«, freut sich Sabine.

Der eiserne Wille spielt beim Essen jetzt keine Rolle mehr, Naschen ist erlaubt. Sabines persönlicher Favorit sind Schokoschaumküsse, die ganz hinten im Kühlschrank lagern – falls der Hunger auf Süßes kommt.

Wille und Motivation

Ihr Wille kann Ihnen helfen, Grenzen zu setzen. Gestärkt wird Ihre Willenskraft dabei von der Motivation. Hinter der Kraft der Motivation verbergen sich Ihre Wünsche und all das Ersehnte, das Sie erreichen wollen. Motivation brauchen Sie, um Ihre Ernährung umzustellen, für die Zeit, bis Sie Ihr Wunschgewicht erreicht haben – und auch, um es langfristig zu halten.
Im Laufe der Zeit wird sich Ihre Motivation verändern. Vielleicht hat ein besonderes Ereignis den Ausschlag gegeben, um die Gewichtsreduktion in Angriff zu nehmen. Ein Heiratsantrag, der verletzende Kommentar einer Kollegin oder eine dringende Empfehlung Ihres Arztes. Die meisten Menschen kennen den entscheidenden Auslöser für den Beginn einer Diät. Und egal, ob es ein positives oder negatives Erlebnis war, es hat die Kraft, einen Prozess in Gang zu setzen. Auch der Weg zum Wunschgewicht ist mit den unterschiedlichsten positiven und negativen Gefühlen gepflastert. Manchmal werden Sie voll und ganz von Ihrem Erfolg überzeugt sein, zwischendurch wird auch mal die Unsicherheit überwiegen. Machen Sie sich deshalb vorher deutlich bewusst, was Sie erreichen möchten. Und entscheiden Sie sich für ein Abnehmkonzept, das Ihren Bedürfnissen gerecht wird – ohne übermenschliche Willenskraft von Ihnen zu fordern.

Motivation muss sich mitentwickeln

Auch wenn Sie hoch motiviert mit einer Diät beginnen, ist das leider noch keine Garantie dafür, dass Sie mit langfristigem Erfolg belohnt werden. Sie müssen Ihre Ziele und Ihre Motivation immer wieder überdenken und anpassen. Sonst geht es Ihnen wie so vielen, die eine Diät voller Enthusiasmus beginnen, aber ihr Gewicht nur kurzfristig reduzieren. Vermutlich gab es dann außer der ersten Motivation keinen weiteren Anreiz zum Durchhalten. Der Schlüssel, um Ihr Wunschgewicht zu halten, ist die richtige Mischung aus kurzfristiger und langfristiger Motivation.

Ein enthusiastischer Start ist zwar wichtig, gehört aber nicht zu den entscheidenden Faktoren für einen dauerhaften Erfolg. Um langfristig abzunehmen, müssen Sie Ihr ganzes Leben gesünder gestalten und »normal« essen.

Motivieren Sie sich dauerhaft mit dem Ziel, sich gesund und fit zu fühlen und sinnvoll mit Nahrungsmitteln umgehen zu können.
Solche langfristigen Ziele sind enorm wichtig, aber anfangs vielleicht zu abstrakt und manchmal schwer in das tägliche Leben zu integrieren. Kombinieren Sie daher das Fernziel, Ihr reduziertes Gewicht zu halten, mit kleineren, schneller erreichbaren Etappen.

TIPPS & STRATEGIEN

Kurzfristige Motivationsstrategien

In jeder Phase des Abnehmens brauchen Sie Impulse, um weiter an sich zu glauben und an Ihrem Ziel festzuhalten. Diese Strategien helfen auf dem Weg zum Wunschgewicht. Motivieren Sie sich vom ersten Tag an bis zu einem schlanken Leben!

Zeitpunkt	Motivation	Strategie
Die ersten Wochen	Schnell und spürbar abnehmen	Den Fokus auf die Ernährung legen, einen Ernährungsplan entwickeln
Erster »Stillstand«	Besser aussehen und sich besser fühlen	mit Leuten sprechen, die den Stillstand überwunden haben, und neue Anregungen bekommen
Wunschgewicht erreicht	Komplimente bekommen	Gewicht genau beobachten; weiterhin regelmäßig bewegen
Wunschgewicht kurzfristig halten	Vom Erfolg überzeugt sein	Feiern und sich belohnen; alle Vorteile des geringeren Gewichts aufschreiben
Wunschgewicht dauerhaft halten	Bessere Gesundheit, größeres Wohlbefinden, mehr Energie haben	Verhaltensstrategien verbessern; das schlanke Leben genießen

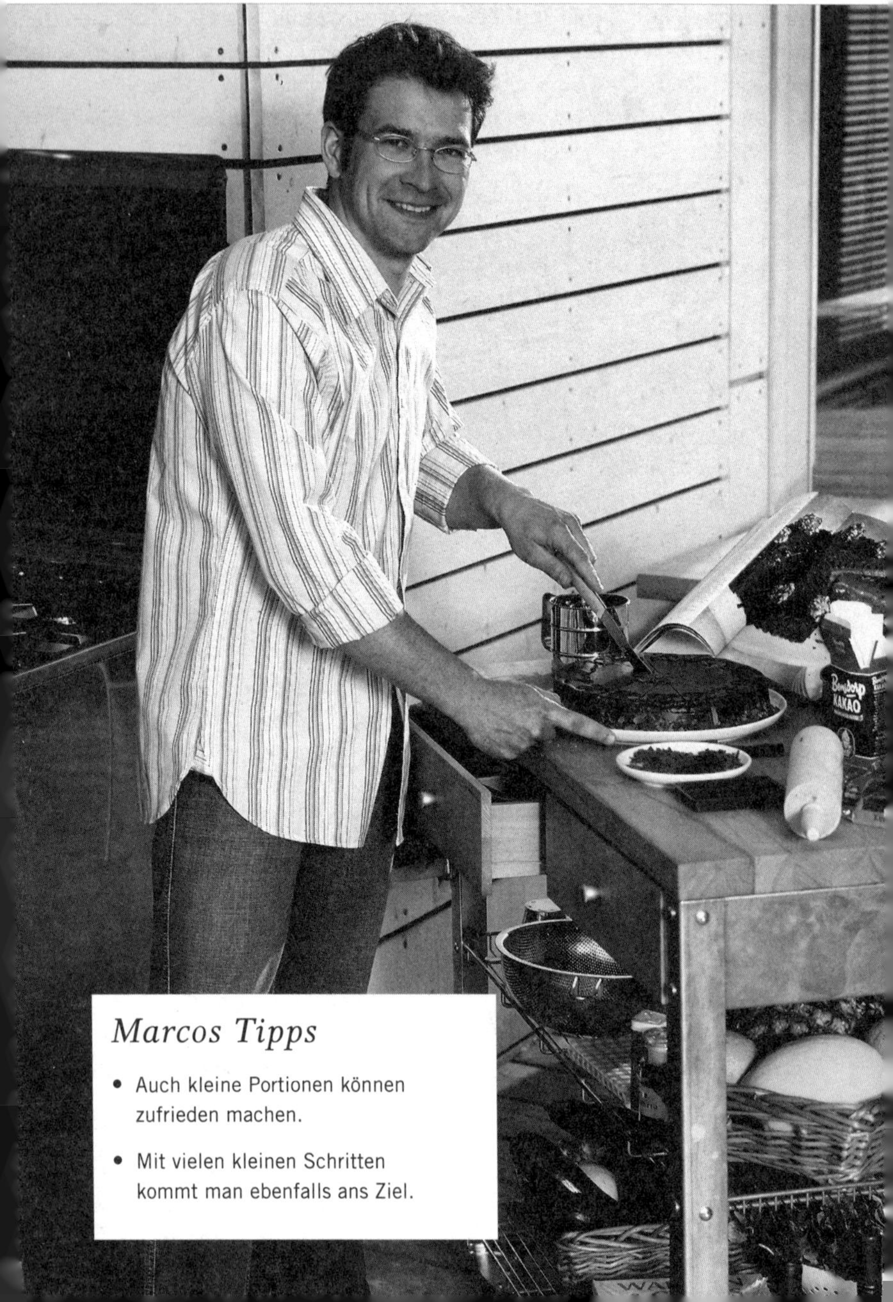

Marcos Tipps

- Auch kleine Portionen können zufrieden machen.
- Mit vielen kleinen Schritten kommt man ebenfalls ans Ziel.

»Ohne Süßes geht's nicht«

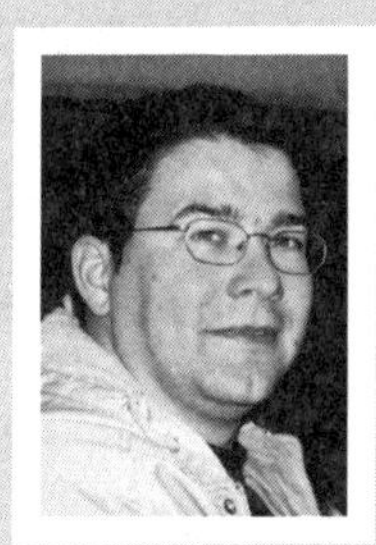

Marco

29 Jahre

23 kg leichter

Marcos Motto ist »la dolce vita«! Süßigkeiten sind sein Leben. Das war so und ist auch heute noch so, nachdem er erfolgreich abgenommen hat. Schon oft hat der Potsdamer Diäten ausprobiert. Immer musste er dabei auf seine süßen Schleckereien verzichten. Diese Kasteiung ging nie lange gut, nach ersten Erfolgen waren die Pfunde ganz schnell wieder drauf. Der Entschluss, das Abnehmen endgültig anzupacken, fiel bei einer Klausur. Während der Prüfung kämpfte er nicht nur mit den Fragen, sondern auch mit sich selbst: zu enge Hosen sorgten für Atemnot.

Ohne große Erwartungen startete er kurz darauf mit dem Weight Watchers Programm. Zwar hatte er schon Positives von Bekannten gehört, steckte seine Ziele aber aufgrund seiner vorherigen Misserfolge sehr niedrig. Marcos große Hoffnung: »Abnehmen, ohne auf Süßes zu verzichten!«

Die Süßigkeiten durften bleiben. »Mein übermäßiger Verzehr von Kuchen und Süßigkeiten ist natürlich zurückgegangen. Früher reichte mir auf dem Weg zur Arbeit eben nicht ein Stück Kuchen, da waren es auch mal zwei!« Heute isst er mit Genuss und baut Schokolade und Co. einfach in seine strukturierte Ernährung ein. »Ich hätte vorher nie gedacht, dass ich weiterhin Süßes, Kuchen und andere leckere Sachen essen kann!«

Marco motivierte sich immer mit kleinen Zielen. Sein großes Ziel, erst dann neue Hosen zu kaufen, wenn er sein Wunschgewicht erreicht hat, ging in Erfüllung. Marcos Leben wird süß bleiben, er weiß jetzt schließlich, wie er seine Vorliebe mit einem gesunden Gewicht vereinbaren kann – auch wenn das nicht immer ganz einfach ist.

Einfach zu verführerisch

Bei welchen Lebensmitteln können Sie nicht Nein sagen? Lächeln Sie die Pommes frites an der Imbissbude immer so verführerisch an? Rufen die Schokoriegel an der Kasse laut und deutlich Ihren Namen? Die Verführungskraft bestimmter Lebensmittel ist nicht für jeden Menschen gleich stark – jeder hat andere Vorlieben. Neuere Untersuchungen zeigen, dass Menschen völlig unterschiedlich auf Geruch, Aussehen und Geschmack einzelner Lebensmittel reagieren.

Je verführerischer einem ein Produkt erscheint, desto schwerer fällt es, ihm zu widerstehen. Wenn der Duft von Pizza Ihre Freundin überhaupt nicht interessiert, Ihnen aber das Wasser im Mund zusammenlaufen lässt, dann werden Sie viel eher spontan ein Stück Pizza kaufen als Ihre Freundin. Da Sie bereits durch den Pizzageruch Appetit bekommen, wird es für Sie dementsprechend schwierig sein, Pizza komplett aus Ihrem Ernährungsplan zu streichen. Vielleicht ist es dann an manchen Tagen einfach besser, einen weiten Bogen um Imbissbuden und Pizzerien zu machen.

Wenn Sie Ihre heiß geliebten Favoriten genau kennen, gelingt Ihnen das Abnehmen leichter. Dann können Sie nämlich gezielt Strategien entwickeln, um Ihre Lieblingsgerichte sinnvoll in Ihren Ernährungsplan einzubauen. Verbote bringen Sie nicht weiter! Was für kleine Kinder gilt, trifft auch beim Essen zu: Verbotenes ist besonders reizvoll. Gerade Lieblingsspeisen werden durch ein restriktives Verbot noch verführerischer. Es wäre unfair und wenig sinnvoll, einen schwachen Willen oder fehlende Selbstdisziplin für dieses Verlangen verantwortlich zu machen.

Körper und Seele in Einklang bringen

Für eine erfolgreiche Diät müssen Körper und Seele als Team zusammenarbeiten. Die Psyche kann ein starker Verbündeter im Kampf gegen die Kilo sein. Leider hat jedoch der Körper – und speziell der Magen – manchmal sein ganz eigenes Temperament.

Der Verstand darf den Körper nicht vollständig dominieren. Sie müssen ein realistisches Ernährungskonzept finden, das Körper *und* Seele glücklich macht. Eine halbherzige Strategie geht schnell schief. Ein Klassiker ist zum

Beispiel das Weglassen des Frühstücks: Der Kopf hält das für eine gute Idee, da Sie vielleicht ohnehin kein Morgenmensch sind und damit nicht nur Kalorien, sondern auch Zeit sparen. Doch Ihr Körper findet das »nicht witzig«. Sie enthalten ihm wichtige Energie für den Tag vor, die er dringend benötigt, und werden im Laufe des Tages immer hungriger. Zu Mittag und im Laufe des Nachmittags verlangt der Körper dann vehement nach den vorenthaltenen Frühstückskalorien. Die Folge: Sie bekommen Heißhunger und essen vermutlich mehr, als Sie beim Frühstück eingespart haben.

Ändern Sie Ihr Verhalten

Damit die Balance von Körper und Geist gelingt, müssen Sie für sich selbst Wege finden, die zu Ihnen und Ihrer Persönlichkeit passen – eine Methode, die sich für alle eignet, gibt es nämlich leider nicht. Suchen Sie nach mentalen Strategien, die Ihnen dabei helfen, Ihr Verhalten zu ändern. Sie werden vielleicht feststellen, dass es zeitaufwändig und mühsam ist, neue Fähigkeiten und Verhaltensweisen zu entwickeln. Doch im Laufe der Zeit wird es immer einfacher, und der Lohn ist die Anstrengung auf alle Fälle wert.

Stärken Sie Ihre Willenskraft

In Kapitel 1 haben Sie die Prinzipien eines sinnvollen Abnehmkonzeptes kennen gelernt: regelmäßige Bewegung, ein positiv verändertes Verhalten, Unterstützung aus dem Umfeld und eine sinnvolle Auswahl der Nahrungsmittel. Mit der nötigen Portion Willenskraft gelingt Ihnen die Umsetzung dieser Prinzipien besonders gut. Für jeden der vier Bausteine stellen wir Ihnen Strategien vor, mit denen Sie sofort starten können.

Wählen Sie Nahrungsmittel sinnvoll aus. Das Nahrungsmittelangebot ist groß, eine überlegte Auswahl damit unverzichtbar. Wir sind umgeben von leckeren, kalorienreichen Lebensmitteln. Um in diesem Schlaraffenland die richtigen Entscheidungen zu treffen, hilft nur solides Wissen. Sinnvoll ist ein flexibler und cleverer Ernährungsplan, dem Sie täglich folgen können.

Mit diesen Tipps gelingt der richtige Umgang mit Lebensmitteln:

- Meiden Sie bei akutem Heißhunger möglichst alle Situationen und Orte, die zum Essen verführen.
- Stellen Sie sicher, dass Sie immer eine Auswahl Ihrer Lieblingslebensmittel (die in Ihren Ernährungsplan passen) zur Hand haben.
- Halten Sie sich von Lebensmitteln fern, die nicht in Ihren Plan passen, denen Sie aber nur schwer widerstehen können.
- Trainieren Sie Verhaltensstrategien für das Essen außer Haus. Üben Sie beispielsweise, Nein zu sagen und ausgewogene Gerichte zu bestellen.

Bewegen Sie sich regelmäßig. Körperliche Aktivität ist ein wichtiger Erfolgsfaktor auf dem Weg zum Wunschgewicht. Für ein langfristiges Gewichtsmanagement, ein gesundes Herz und das allgemeine Wohlbefinden ist Sport unverzichtbar. Eine wissenschaftliche Studie nach der anderen bestätigt: Bewegung ist eine Schlüsselkomponente für ein schlankes Leben. Wer sich bewegt, verbraucht Kalorien und baut Muskelgewebe auf. Sie werden feststellen: Wenn Sie regelmäßig Sport treiben, fühlen Sie sich einfach besser. Und mit dem Wohlbefinden steigt auch die Willenskraft. Mit Bewegung bauen Sie außerdem Stress ab, sodass Sie clevere Entscheidungen leichter treffen können.

So klappt's mit mehr Bewegung im Alltag:

- Planen Sie Bewegungssequenzen an verschiedenen Stellen in Ihren Tagesablauf ein.
- Halten Sie Sportkleidung – vor allem die richtigen Schuhe – immer parat.
- Nehmen Sie an einem interessanten Fitnesskurs teil, der Spaß macht.
- Wählen Sie Aktivitäten, die sich gut mit Ihrer Zeitplanung und Ihrem Lebensstil vereinbaren lassen.

Verändern Sie Ihr Verhalten. Wenn Sie positiv gestimmt sind, stärken Sie Ihr Selbstwertgefühl und können so erfolgreicher abnehmen.

Mit diesen Strategien kommen die positiven Gedanken ganz von allein:

- Stellen Sie sich beim Blick in den Spiegel immer mal wieder vor, Sie hätten bereits Ihre Traumfigur.
- Trainieren Sie neue Ernährungs- und Bewegungsstrategien.
- Loben Sie sich – auch und gerade wenn es sonst niemand tut.

- Machen Sie sich die positiven Effekte Ihrer Verhaltensänderung so oft es geht bewusst.

Finden Sie Unterstützung in Ihrem persönlichen Umfeld. Menschen sind soziale Wesen. Besonders bei den Mahlzeiten ist man ungern allein. Essen ist ein geselliger Teil unseres Lebens. Eine Diät machen viele Menschen aber lieber heimlich, sie möchten ungestört und unbeobachtet abnehmen. Andere bauen auf die Unterstützung von Familie und Freunden. Und das ist viel besser. Denn dadurch kann man die eigene Willenskraft enorm steigern. Wer sich mit Gleichgesinnten austauscht, bekommt immer wieder neue Impulse. Wie handeln und fühlen Menschen, die ihr Gewicht dauerhaft halten? Diese Erfahrungen sind von unschätzbarem Wert.

Konkret helfen Ihnen folgende Anregungen sicher weiter:

- Erzählen Sie Familie und Freunden, dass Sie abnehmen möchten, und bitten Sie um Unterstützung.
- Teilen Sie Ihre Fortschritte und Rückschläge mit anderen.
- Umgeben Sie sich mit Menschen, die für gute Laune sorgen, und vermeiden Sie den Kontakt zu Menschen, die Ihre Diät sabotieren.
- Nehmen Sie an einem strukturierten Abnehmprogramm teil.

SCHON MAL GEHÖRT

»Ich kann nicht abnehmen, denn meine Familie sabotiert meine Anstrengungen!«

Erwarten Sie von Ihrer Familie keine Begeisterungsstürme. Veränderungen werden meist erst einmal skeptisch beäugt. Überzeugen Sie Ihre Lieben ganz allmählich. Täte es dem einen oder anderen vielleicht auch gut, ein paar Pfunde zu verlieren? Zaubern Sie – vielleicht sogar gemeinsam – leckere, figurfreundliche Desserts. Und vergessen Sie eines nicht: Sie sind nicht für die Essensreste Ihrer Familie verantwortlich!

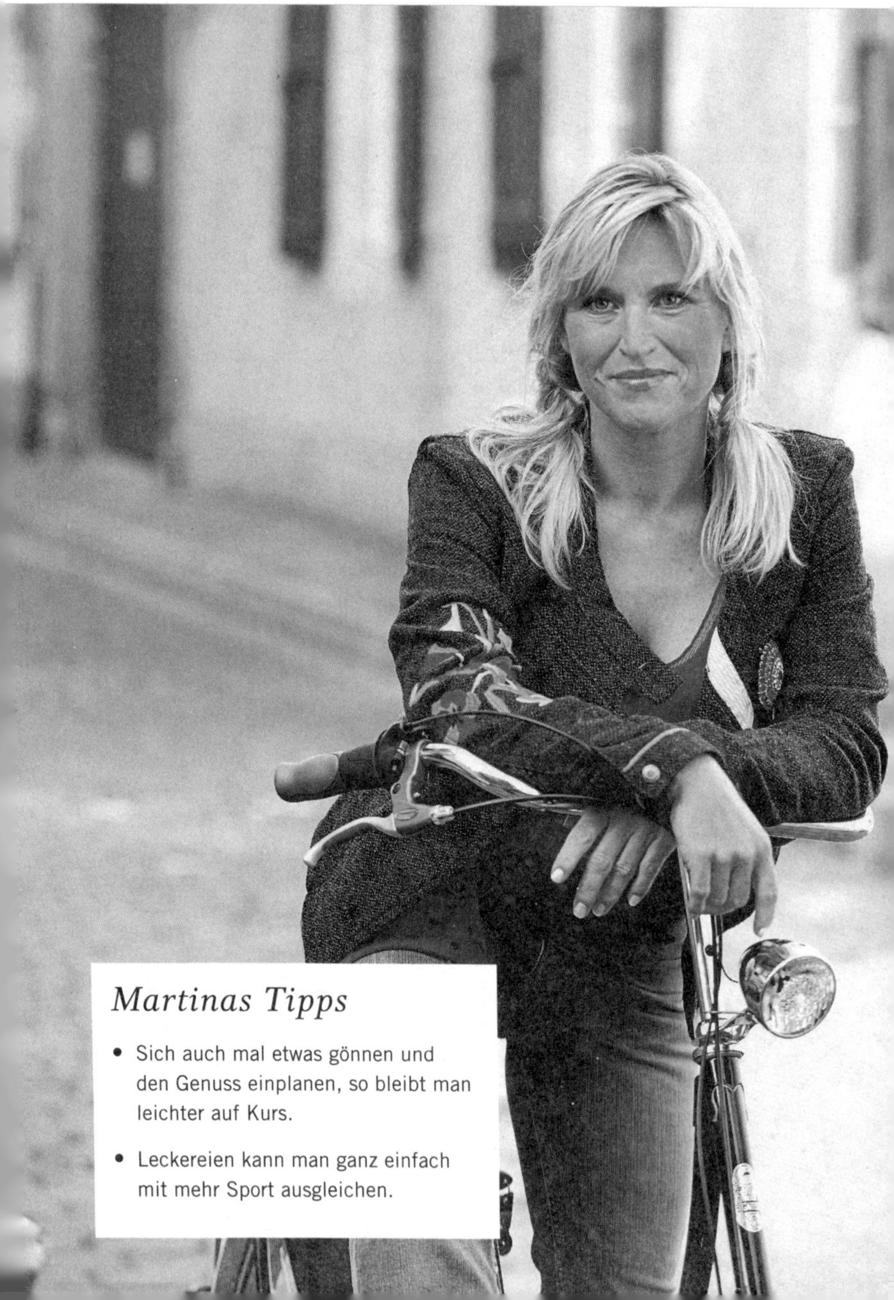

Martinas Tipps

- Sich auch mal etwas gönnen und den Genuss einplanen, so bleibt man leichter auf Kurs.
- Leckereien kann man ganz einfach mit mehr Sport ausgleichen.

»Ich will Genuss!«

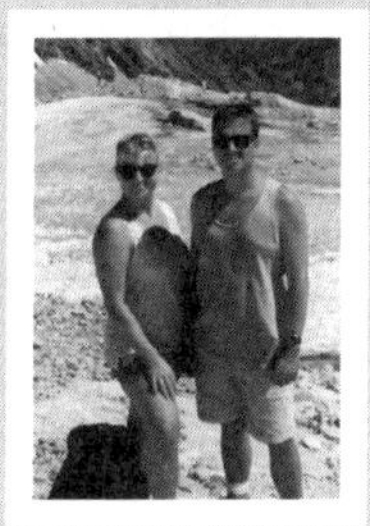

Martina

41 Jahre

12 kg leichter

Martina beschreibt sich als Genussmenschen. »Auf mein Glas Rotwein und Salzstangen am Abend könnte ich nie verzichten!«

Richtig schlank war die 41-Jährige nie. Aus diesem Grund hat sie viele Diäten ausprobiert. »Meistens habe ich ganz diszipliniert abgenommen, ich hatte kein Problem damit, mich an strenge Regeln zu halten. Allerdings ging das Gewicht nach einer Diät wieder ganz schnell rauf, ich habe einfach keinen Mittelweg gefunden.«

Martina durchlebte im Laufe der Jahre viele Konfektionsgrößen: »Am Ende konnte ich mit meinen Klamotten drei Frauen einkleiden: eine dicke, eine dünne und eine mittlere.« Vorbeugend hat sie jetzt alle Sachen weggegeben, die größer als 38 waren. So ist sie rechtzeitig gewarnt, sollte sich irgendwann doch das eine oder andere Kilo wieder einschleichen.

Ihr neues Gewicht hält sie, indem sie sich regelmäßig mit Gleichgesinnten austauscht. Und Sport ist mittlerweile ein fester Bestandteil ihres Alltags. Im Sommer trifft man sie bereits um 7 Uhr beim Nordic Walking.

Der Spaß am Essen ist in ihrem gesamten Umfeld in den Mittelpunkt gerückt. Leidenschaftlich gerne und oft kocht Martina mit Freunden und Familie. »Ich habe gelernt, Genuss zu planen und auszugleichen. Beispielsweise genieße ich bei Heißhunger eine große Portion Schokoladenmousse. Entweder gleiche ich die dann durch meine Ernährung am nächsten Tag wieder aus, oder ich gehe eine große Runde joggen.«

Keine Strategie ohne Plan

Würden Sie ein unbekanntes Ziel ohne Straßenkarte, Wegbeschreibung oder Navigationssystem ansteuern? Wohl kaum. Auch ein langfristiger Diät-Erfolg verlangt nach einem speziellen Plan. Manche Menschen benutzen einen Terminkalender oder einen elektronischen Planer, es funktioniert aber auch mit Karteikarten oder einem einfachen Stück Papier.

Berücksichtigen Sie regelmäßige Termine und Arztbesuche genauso wie Aktivitäten, die in Verbindung mit Ihrer Gewichtsreduktion stehen, etwa Treffen mit anderen, um sich über das Abnehmen auszutauschen. Ein möglichst konkreter Plan hilft Ihnen, Ihre Ziele tatsächlich und im angestrebten Zeitrahmen zu erreichen – vorausgesetzt, Sie halten sich auch daran.

TIPPS & STRATEGIEN

Wochenplan

So könnte Ihr Wochenplan aussehen.

Montag	8.00–14.00 Arbeit 15.00–16.30 Nordic Walking
Dienstag	8.00–14.00 Arbeit 18.00–19.00 Weight Watchers Treffen
Mittwoch	8.00–14.00 Arbeit 15.00–17.00 Essensplan für die Woche machen und Einkaufen
Donnerstag	8.00–14.00 Arbeit 15.00–16.00 Schwimmen 18.00–20.00 Mahlzeiten vorkochen und einfrieren
Freitag	8.00–14.00 Arbeit 14.30–15.00 Obst und Gemüse einkaufen
Samstag	10.00–12.00 Schwimmen und Sauna
Sonntag	Spaziergang mit der Familie

SCHON MAL GEHÖRT

»Menschen mit Übergewicht fehlt es eben einfach am nötigen Willen.«

Willenskraft gehört zum Abnehmen dazu, aber den Erfolg einer Diät einzig und allein davon abhängig zu machen, wäre falsch. Sein Wunschgewicht zu erreichen und zu halten, erfordert mehr als einen starken Willen. Man benötigt ein cleveres Abnehmkonzept, das eine sinnvolle Nahrungsmittelauswahl, regelmäßige Bewegung, positive Verhaltensänderungen und ein unterstützendes Umfeld umfasst.

Was die Ernährung angeht, benötigen Sie eine Struktur, die Sie im Alltag umsetzen können. Vorsätze, die sich nur theoretisch wunderbar lesen, sind für Ihren Erfolg wertlos. Zu den Plänen für den Alltag gehören auch übergeordnete Strategien für das Einkaufen oder die Essenszubereitung. Vielleicht können Sie zweimal wöchentlich einen Einkauf beim Obst- und Gemüsehändler einplanen. Oder Sie nutzen einen Nachmittag, um Mahlzeiten für lange Arbeitstage vorzubereiten und einzufrieren. Kleine Schritte stärken in jedem Fall Ihre Willenskraft und machen das Abnehmen leichter.

Die Quintessenz

Machen Sie Ihr tägliches Verhalten zu Ihrem hilfreichen Verbündeten auf dem Weg zum Wunschgewicht. Entwickeln Sie mentale Strategien, die Ihnen beim Abnehmen helfen. Verpflichten Sie sich zu einem schlanken Leben, denken Sie voraus, und leben Sie nach einem sinnvollen Ernährungsplan. Dieser darf Sie aber nicht einengen, sondern muss sich flexibel Ihrer aktuellen Situation und Ihrem Lebensstil anpassen.
Um bei einer Diät die richtigen Entscheidungen treffen zu können, ist Wissen unverzichtbar. Dabei geht es um mehr als Zahlen und Fakten zum Thema Ernährung und Bewegung. Eine Diät ist ein komplexes Zusammenspiel von

psychischen und physischen Faktoren: Um erfolgreich Gewicht zu verlieren, müssen Sie beide Komponenten beurteilen und verstehen können. Selbst wenn es Ihnen nicht gelingt, Ihre Willenskraft zu steigern, können Sie sich Techniken aneignen, um eine Diät als weniger mühsam zu empfinden. Trainieren Sie auch, wie Sie Ihre Motivation besser nutzen. Und holen Sie sich Unterstützung bei Ihren Mitmenschen. Versuchen Sie nicht, als Einzelkämpfer verbissen Ihr Ziel zu erreichen, sondern erhöhen Sie Ihre Erfolgschancen. Mit Hilfe von außen gewinnen Sie an Stärke und Willenskraft.

↗ Ihre Erfolgsstrategien

Bevor Sie Ihr Abnehmprogramm starten, beurteilen Sie in Ruhe Ihre momentanen Essgewohnheiten. Essen Sie eher gezügelt oder ungezügelt? Wo liegen Ihre Stärken und Schwächen? Wenn Sie sich selbst gut kennen, können Sie Ihre Ziele besser formulieren und individuell zugeschnittene Strategien entwickeln, die auch wirklich zu Ihnen passen.

PLANEN LEICHT GEMACHT

Entwickeln Sie für jedes Prinzip eines sinnvollen Abnehmkonzeptes mindestens vier persönliche Ansätze. Die Beispiele in der Tabelle sollen Ihnen dabei nur als Anregung dienen.

Prinzip zum sinnvollen Abnehmen	Strategie
Wählen Sie Nahrungsmittel sinnvoll aus.	Ich kaufe einmal wöchentlich frisches Obst und Gemüse auf dem Markt.
Bewegen Sie sich regelmäßig.	Ich gehe zweimal wöchentlich 30 Minuten schwimmen.
Verändern Sie Ihr Verhalten positiv.	Ich lerne, Nein zu sagen.
Finden Sie Unterstützung in Ihrem Umfeld.	Ich bitte meinen Partner, mich zu unterstützen.

Extremdiäten hält niemand lange durch. Sie können großen Appetit auslösen und enden oft in unkontrollierten Heißhungerattacken. Wählen Sie lieber ein Abnehmprogramm, das auf flexible Kontrolle setzt.
Schauen Sie sich verschiedene Abnehmmethoden an, und überlegen Sie, welche Ihre Wünsche und Ziele optimal berücksichtigt. Eine Diät sollte sich immer Ihrem Leben anpassen und nicht umgekehrt.
Definieren Sie Ihre Ziele bezogen auf ein langfristiges Gewichtsmanagement. Was kann Sie zwischen den einzelnen Etappen motivieren? Entwickeln Sie Zwischenziele, die Sie zusätzlich anspornen, und erreichen Sie diese Schritt für Schritt. Schreiben Sie Ihre Ziele am besten auf, damit Sie sich in einem schwachen Moment wieder neu anspornen können.
Körper und Geist sind nur gemeinsam ein »Dreamteam«. Kaum jemand erreicht sein Wunschgewicht, indem der Kopf den Körper beherrscht.
Ein kritischer Punkt beim Abnehmen ist die Versuchung durch Lebensmittel, die zwar lecker schmecken, aber nicht gerade förderlich für Ihre Figur sind. Identifizieren Sie Ihre fünf persönlichen »Verführer«. Entwickeln Sie Strategien für den Umgang mit ihnen, und nutzen Sie das Konzept der flexiblen Kontrolle. Hier ein paar Beispiele:

- Schokolade: Ich esse täglich nur ein Stück und genieße es dafür umso mehr. Am intensivsten schmeckt Schokolade, wenn ich sie mir auf der Zunge zergehen lasse.
- Bratwurst: Ich esse beim Grillen Bratwurst, Kartoffelsalat und alles, was mir schmeckt. Dafür achte ich den Rest der Woche auf meine Ernährung und gehe eine Extrarunde Walken.
- Eis: Ich versuche auch mal ein Sorbet. Das erfrischt genauso, ist aber deutlich besser für meine Figur.
- Chips: Entweder schaffe ich es, nach einer Hand voll aufzuhören, oder ich ersetze die Chips gleich durch Gemüsesticks.
- Sahnetorte: Nach einem Stück ist definitiv Schluss; das kann ich morgen durch viel Obst und Gemüse wieder ausgleichen.

Wer weiß, dass er prinzipiell alles essen darf und nichts verboten ist, hält eine Diät viel besser durch. Seien Sie stolz auf sich, wenn dank dieser Strategien Ihre Waage kontinuierlich weniger anzeigt!

4

Kann ich allein durch mehr Bewegung abnehmen?

Bewegung gehört zu jedem sinnvollen Abnehmkonzept, da sie den Gewichtsverlust optimal unterstützt. Aber Bewegung kann noch mehr: Sie fördert ganz allgemein Ihre Gesundheit, lässt Sie besser schlafen, hilft Stress zu reduzieren, sorgt für ein besseres Aussehen und hellt Ihre Stimmung auf. Erfahren Sie in diesem Kapitel, was Bewegung für Ihr Wunschgewicht bewirken kann und was nicht.

- *Körperliche Aktivität verbraucht Kalorien und erhöht den Stoffwechsel.*
- *Wer sich bewegt, hat sein Gewicht besser im Griff.*
- *Bewegung allein reicht nicht aus, um effektiv Gewicht zu verlieren.*
- *Um den Gewichtsverlust anzukurbeln, braucht man ein anderes Bewegungsprogramm, als um »nur« fit zu bleiben.*

DIÄT-MYTHOS 4

»Bewegung ist eine eigenständige Abnehmmethode, mit der man effektiv Gewicht verlieren kann.«

Viele Menschen scheitern beim Abnehmen, weil sie sich auf die falschen Dinge konzentrieren. Schwindende Pfunde basieren nämlich nicht auf einer Ernährungsumstellung, sondern auf Bewegung. Wer körperlich aktiv ist, nimmt schneller ab. Sport ist quasi der Generalschlüssel für die Traumfigur. Ein Großteil der Bevölkerung ist übergewichtig, weil die meisten Menschen zu bequem sind und sich kaum noch bewegen.
Die meisten schlanken Menschen in unserer Gesellschaft sind um die zwanzig Jahre alt und körperlich sehr aktiv.

Irgendwann lässt dann der Bewegungsdrang nach, und wir werden stetig dicker. Dieser Prozess verstärkt sich zwischen dreißig und vierzig, wenn Familie und Arbeit immer mehr Zeit in Anspruch nehmen. Wir nehmen zu, weil wir keine Zeit mehr für körperliche Aktivitäten haben. Besinnen Sie sich zurück auf Fitness und Bewegung! Die Pfunde werden dann ganz schnell schmelzen.

Um abzunehmen, muss das Bewegungspensum nicht besonders anspruchsvoll und zeitintensiv sein. Wenige Stunden Sport pro Woche bewirken enorm viel. Aber je mehr Zeit Sie investieren, desto schneller werden Sie Ihr Übergewicht los. Ein paar Stunden pro Woche im Fitnessstudio – und die überflüssigen Kilo der letzten Jahrzehnte gehören ganz schnell der Vergangenheit an. Bewegung hat zudem positive Nebeneffekte: Körperliche Aktivität strafft den Körper, formt den Bauch und modelliert die Oberschenkel. Sie nehmen nicht nur ab, Sie verbessern gleichzeitig Ihre Figur. Auch wenn zunächst ein paar Extrapfunde erhalten bleiben, ist das kein Grund zur Sorge, durch Bewegung wird sich der Speck schnell in Muskeln verwandeln.

✦ Das Fünkchen Wahrheit

Es ist kein Geheimnis, dass der Durchschnittsbürger sich nicht ausreichend bewegt. Unser Leben ist von technischen Raffinessen geprägt, die Bewegung überflüssig machen: Der elektrische Garagenöffner, die Fernbedienung oder der Aufzug sind nur einige wenige Beispiele aus unserem bequemen Alltag. Eine australische Studie hat sich intensiv mit dem Zusammenhang zwischen Übergewicht und dem alltäglichen Bewegungspensum beschäftigt. Die Wissenschaftler stellten fest, dass wir jeden Tag 16 Kilometer laufen müssten, um körperlich so aktiv zu sein wie Menschen im 18. Jahrhundert.
Auch in unserer Freizeit sind wir eher Bewegungsmuffel. Beliebte Freizeitbeschäftigungen wie Fernsehen oder Computerspiele erfordern kaum körperliche Aktivität. 1997 erfüllte nur ein Drittel der Bevölkerung das empfohlene Maß an körperlicher Aktivität, 45 Prozent der Erwachsenen bewegten sich sogar so gut wie gar nicht. Und selbst unter Jugendlichen nimmt die Lust und Freude an Bewegung ständig ab.
Und dieser Bewegungsmangel hat Folgen – er fördert Übergewicht. Auf der Waage schlägt sich die Differenz zwischen aufgenommenen und verbrauchten Kalorien nieder: Nehmen wir mehr Kalorien zu uns, als unser Körper verbraucht, geht die Rechnung logischerweise nicht auf. Wir nehmen zu.

✖ FAKTEN & INFOS

Dafür braucht unser Körper Kalorien

Unser Körper funktioniert wie ein Kraftwerk, Nahrung wird in Energie umgewandelt, und dann in der Regel genau dorthin weitergeleitet, wo sie gerade gebraucht wird.

- Den größten Teil der Energie benötigt unser Körper, um grundlegende Funktionen aufrechtzuerhalten. Damit wir atmen, sehen und denken können, und damit unser Herz schlägt und uns am Leben hält.
- Wenn wir körperlich aktiv sind, verbraucht unser Körper zusätzliche Energie – beim Treppensteigen, beim Wohnungsputz oder beim Walking im Stadtpark.
- Eine minimale Kalorienmenge verbrennen wir auch, wenn wir Nahrung verdauen und unser Körper die Nährstoffe daraus verwertet.

Körperliche Aktivität ist nicht nur wichtig, um die Kalorienbilanz zu verbessern, sie fördert auch das allgemeine Wohlbefinden. Das amerikanische Gesundheitsministerium hat in einer Untersuchung bestätigt, dass Bewegung das Risiko für folgende Erkrankungen verringern kann:

- Herzerkrankungen
- Bluthochdruck
- erhöhte Cholesterinwerte
- Diabetes Typ 2

Bewegung macht fit

Wenn Sie sich bewegen, tun Sie sich also grundsätzlich etwas Gutes, denn körperliche Aktivität verbessert die Gesundheit der Muskeln, Knochen und Gelenke. Selbst Ihre Psyche profitiert: Wer sich regelmäßig bewegt, ist erfolgreicher – ob in der Freizeit oder im Job. Stress kann sportlich aktiven Menschen nicht so leicht etwas anhaben, und sie fühlen sich einfach wohler in ihrer Haut. Wer Sport treibt, erkrankt daher deutlich seltener an Depressionen und Angstzuständen.

Nicht zuletzt macht sich sehr viel Bewegung auch äußerlich bemerkbar: Fettdepots werden ab- und Muskeln aufgebaut. Das kann sich positiv auf Ihre Konfektionsgröße auswirken.

SCHON MAL GEHÖRT

»Ich habe kein Übergewicht, ich bin nur muskulös.«

Viele Menschen beklagen, dass bei der BMI-Berechnung kein Unterschied zwischen Fett- und Muskelmasse gemacht wird. Tatsächlich stuft der BMI einige Menschen als übergewichtig ein, die in Wirklichkeit muskulös sind. Das trifft aber nur für Leistungssportler oder Bodybuilder zu, die sehr ausgeprägte Muskeln haben. Nur ein verschwindend geringer Anteil der Sportler kann sich also auf diese Ausrede berufen. Bei allen anderen resultiert ein hoher BMI schlichtweg aus einem zu großen Körperfettanteil.

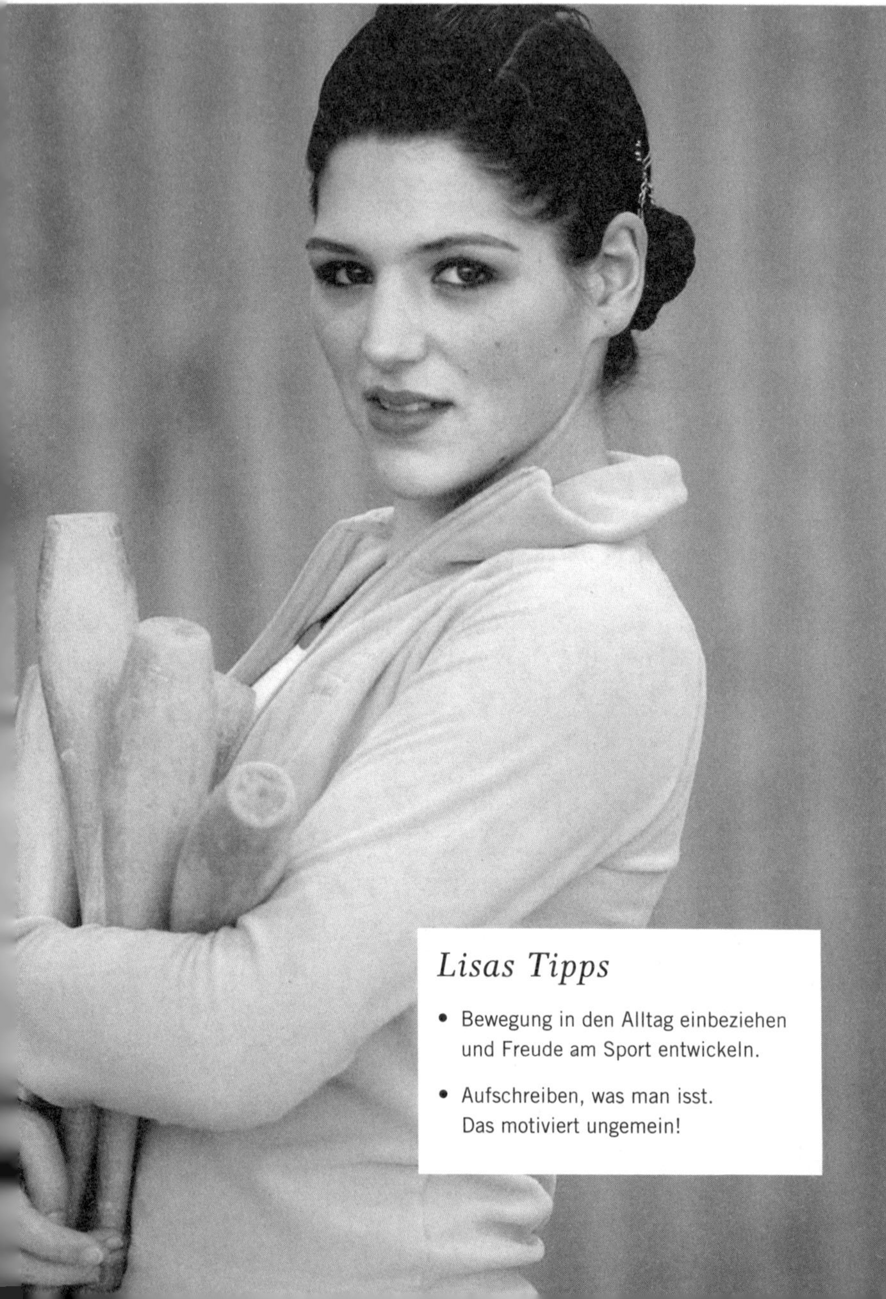

Lisas Tipps

- Bewegung in den Alltag einbeziehen und Freude am Sport entwickeln.
- Aufschreiben, was man isst. Das motiviert ungemein!

»Lust auf Bewegung«

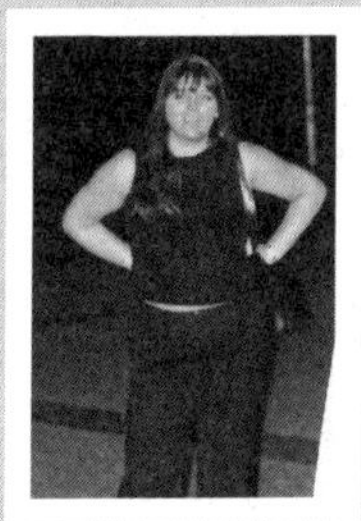

Lisa

23 Jahre

21 kg leichter

Lisas Leidenschaft ist Gymnastik – heute zumindest. So viel Sportbegeisterung legte sie nicht immer an den Tag. »Ich war so faul, ich habe mich so gut wie gar nicht bewegt«, gesteht die Industriekauffrau heute ganz offen. »Nie hat mir irgendetwas, das mit Bewegung zu tun hatte, wirklich Spaß gemacht. Das lag mit Sicherheit auch an meinem starken Übergewicht.«

An schlanke Zeiten kann sich die 23-Jährige nicht erinnern. Sie hatte zwar schon oft versucht, abzunehmen, wurde aber immer wieder vom Jo-Jo-Effekt eingeholt. Sie durchlebte eine klassische Diätkarriere und war am Ende geschockt über die Zahlen auf der Waage. Der Schreck motivierte sie, das Übergewicht nun endgültig zu bekämpfen.

Mit Weight Watchers reduzierte und stabilisierte Lisa ihr Gewicht. Mit dem Schmelzen der Pfunde auf der einen Seite stieg ihr Spaß an Bewegung auf der anderen Seite. Sie probierte dieses und jenes aus und wurde schließlich Mitglied in einem Fitnessclub. »Wenn ich früher mit einer ausgewogenen Ernährung und der Fitness angefangen hätte, wären mir bestimmt ein paar übergewichtige Jahre erspart geblieben«, resümiert sie. »Aber ich hatte einfach nicht den Mut, in der Öffentlichkeit Sport zu treiben. Selbst mit Freunden auszugehen oder im Sommer baden zu gehen, war immer mit Überwindung verbunden. Ständig habe ich versucht, meinen Bauch zu verdecken.« Lisa hat eine ganze Weile gebraucht, um ihr neues Selbstbewusstsein aufzubauen. »Ich bin froh, dass ich heute Freude am Sport habe, der hält mich nicht nur körperlich fit, sondern ich bin auch zufriedener und ausgeglichener.«

! Die ganze Wahrheit

Ernährung und Bewegung sind gleich wichtig

Zwei Dinge sind maßgeblich für Übergewicht verantwortlich: Wir bewegen uns zu wenig, und wir essen zu viel. Der Ernährungsbericht der Deutschen Gesellschaft für Ernährung für 2004 geht davon aus, dass wir heute pro Tag etwa 250 bis 300 Kalorien mehr zu uns nehmen als noch vor zehn Jahren – unser Energieverbrauch durch Bewegung hat sich in dieser Zeit allerdings nicht erhöht. Kein Wunder also, dass die Deutschen durchschnittlich schwerer geworden sind!

Unser Gewicht verändert sich, wenn unsere Kalorienbalance nicht ausgeglichen ist. Zeigt die Waage stetig mehr an, nehmen wir mehr Kalorien auf, als unser Körper verbraucht. Um dagegen ein Kilogramm reines Körperfett abzunehmen, müssen Sie etwa 7000 Kalorien einsparen. Das gelingt, wenn Sie Ihren Kalorienverbrauch durch körperliche Aktivität ankurbeln und gleichzeitig weniger Kalorien durch Essen und Getränke aufnehmen.

✖ FAKTEN & INFOS

Hätten Sie's gewusst? – Kaloriengehalt beliebter Lebensmittel

Lebensmittel	Kalorien
1 Brötchen, 45 g	125
1 Bratwurst, je 150 g, Schwein/Kalb	460/405
1 mittlere Portion Pommes frites, 150 g	320
1 Portion Blattsalat mit Dressing, selbst zubereitet, 100 g	65
0,33 l Limonade	160
1 Glas Orangensaft, 0,2 l	90
1 Glas Weißwein, 0,125 l	85
1 Glas Bier, Pils, 0,25 l	125

Quelle: Kalorien mundgerecht

Bewegung allein reicht nicht

Nur durch Bewegung abzunehmen, ist schwierig. Um eine erhebliche Kalorienanzahl zu verbrennen, müssen Sie eine ganze Menge Sport treiben. Ein Mensch, der 80 Kilogramm wiegt, müsste beispielsweise zusätzlich zu seinem normalen Bewegungspensum 7000 Kalorien verbrauchen, um ein Kilo leichter zu werden. Um das mit körperlicher Aktivität allein zu schaffen, müsste er beispielsweise pro Woche mehr als 18 Stunden spazieren gehen oder fast 13 Stunden Tennis spielen. Sie merken schon, nur mit Sport abzunehmen, ist sehr zeitaufwändig, anstrengend und wohl kaum praktikabel.

FAKTEN & INFOS

Kalorienverbrauch durch Bewegung

Aktivität	Verbrauchte Kalorien pro 30 Minuten*
Schwimmen (Brustschwimmen)	390
Spazierengehen (moderates Tempo)	192
Joggen (moderates Tempo)	327
Radfahren (moderates Tempo)	240
Gartenarbeit (Rasenmähen)	270
Hausarbeit	156

* Durchschnittliche Angaben für eine 80 kg schwere Person. Quelle: William: Sports & Exercise

Bewegung hilft beim Abnehmen

Sie können sich einen Bewegungsplan aufstellen, mit dem Sie pro Woche ein oder zwei Pfund abnehmen. Aber seien wir realistisch – die wenigsten Menschen halten so ein Programm lange durch. Experten bestätigen, dass regelmäßige Bewegung sehr wichtig ist, um das Wunschgewicht langfristig zu halten. Sie bezweifeln aber, dass sie zum Abnehmen allein ausreicht.
Deshalb brauchen Sie Ihre Turnschuhe jetzt natürlich nicht in die hinterste

Ecke des Kleiderschranks zu verbannen. Denn schon mit geringem Aufwand können Sie einiges erreichen: zum Beispiel mit einem 15-minütigen Spaziergang. Bei einem Körpergewicht von 80 Kilo können Sie mit »einer Runde um den Block« fast 100 Kalorien verbrennen. Das ist vielleicht keine eindrucksvolle Zahl und reicht nicht aus, um gezielt abzunehmen. Aber Sie kurbeln bereits mit dieser moderaten Aktivität Ihren Energieverbrauch an.
So können Sie sich durch Bewegung in jedem Fall ein kleines Plus auf Ihrem Kalorien-Konto gutschreiben. Diese »Wohlfühl-Spanne« für Extraleckereien oder mal eine größere Portion macht den Unterschied zwischen einer strengen Diät und einer flexiblen Ernährungsumstellung. Die Deutsche Adipositas Gesellschaft empfiehlt in ihren Leitlinien, täglich ungefähr 300 Kalorien durch Bewegung zu verbrauchen, um den Gewichtsverlust zu beschleunigen. Positiver Nebeneffekt: Ein aktiver Lebensstil baut Stress ab und sorgt zugleich für mehr Wohlbefinden.
Wichtig ist, dass Sie die Wirkung körperlicher Aktivität realistisch einschätzen. Erliegen Sie aber bitte nicht der falschen Erwartung, dass Bewegung allein das Erreichen des Wunschgewichts garantiert. Sonst werden Sie leicht enttäuscht und laufen Gefahr, die Diät abzubrechen und endgültig auf Bewegung zu verzichten.

Das kleine Kaloriendefizit

Ihr Wunschgewicht nur durch Bewegung zu erreichen, ohne etwas an Ihren Ernährungsgewohnheiten zu ändern, ist kein geeignetes Diätkonzept. Die meisten Menschen überschätzen den tatsächlichen Kalorienverbrauch durch Bewegung im Alltag und sportliche Aktivitäten. Um ein paar Kekse, ein kleines Brötchen oder eine kleine Portion Müsli zu verbrennen, muss eine 80 Kilogramm schwere Frau beispielsweise 15 Minuten Rad fahren. Eine Frau, die 100 Kilogramm wiegt, kann in einer halben Stunde Schwimmen, gemächliches Seitenschwimmen, etwa 350 Kalorien verbrauchen. Und diese 350 Kalorien sind ganz schnell wieder verzehrt: Mit nur sieben kleinen Pralinen ist die Energiebilanz bereits ausgeglichen. Wenn Sie den Kalorienverbrauch durch Sport überschätzen, kann es Ihnen sogar passieren, dass Sie zunehmen.

SCHON MAL GEHÖRT

»Durch mein Fitnesstraining baue ich Muskelmasse auf, deshalb nehme ich nicht ab.«

Theoretisch kann der durch Bewegung bedingte Muskelaufbau verhindern, dass Sie weiter abnehmen. Denn Muskeln sind bekanntlich schwerer als Fettgewebe. Aber praktisch ist das selten der Fall. Sie können ganz leicht herausfinden, ob der Gewichtsverlust gestoppt wurde, weil Sie an Muskelmasse zugelegt haben. Muskeln haben nämlich trotz ihres Gewichts ein kleineres Volumen. Ist die Hose zu groß geworden, obwohl sich an Ihrem Gewicht nichts verändert hat, haben Sie Muskeln aufgebaut. Bleibt die Kleidergröße aber ebenso stabil wie Ihr Gewicht, gibt es zwei mögliche Gründe: Entweder trainieren Sie nicht so hart, wie Sie annehmen, oder Sie essen mehr, als Sie denken.

Hauptsache Bewegung

Mit welcher Art von Bewegung Sie Ihre Diät unterstützen, müssen Sie selbst herausfinden. Es gibt keine Sportart, die für jeden richtig ist. Auch ist keine Aktivität besser als eine andere. Es muss nicht einmal das Fitnessstudio sein, es gibt zahlreiche Möglichkeiten, wie Sie ohne viel Aufwand mehr Schwung in Ihren Alltag bringen: Treppen steigen, zu Fuß gehen, Wäsche aufhängen. Untersuchungen belegen, dass zusätzliche Bewegung im Alltag genauso effektiv sein kann wie ein klassisches Fitnesstraining.

Auf Ihrem Weg zu mehr körperlicher Aktivität sollten Sie drei Regeln beachten:

1. Lassen Sie es langsam angehen. Bevor Sie ein regelmäßiges Fitnesstraining starten, sollten Sie mit Ihrem Ernährungsplan vertraut sein. In den ersten Wochen einer Diät bringt eine Ernährungsumstellung bessere Resultate als ein Bewegungsprogramm.
2. Beginnen Sie mit einer einfachen Sportart wie zum Beispiel Walking. Wenn das gut klappt, können Sie auch andere Aktivitäten ausprobieren. Lassen Sie sich vor Trainingsbeginn von Ihrem Arzt beraten, und

sprechen Sie mit einem erfahrenen Trainer. Schützen Sie sich vor Verletzungen, indem Sie sich eine gute Einführung geben lassen und Ihr Pensum behutsam steigern.

3. Denken Sie langfristig. Finden Sie eine Aktivität, an der Sie so viel Spaß haben, dass Sie auch wirklich dranbleiben.

TIPPS & STRATEGIEN

Bewegungs-Checkliste

Finden Sie die Aktivität, die zu Ihrem Lebensstil passt.

Eine Aktivität, die	**Pro**	**Contra**
Sie eher allein als in einer Gruppe durchführen	Sie können trainieren, wann und wie lange Sie wollen, und es ist egal, was für ein Outfit Sie tragen.	Es gibt keine soziale Integration. Die Versuchung, die Aktivität einfach ausfallen zu lassen oder zu verschieben, ist größer.
Sie zu Hause durchführen	Ist günstiger als eine Mitgliedschaft in einem Fitnessstudio.Sie können trainieren, wann es Ihnen gefällt.	Vielleicht werden Sie leichter abgelenkt oder unterbrochen. Es gibt keine Möglichkeit für soziale Kontakte.
einen Trainer erfordert	Professionelle Unterstützung ist garantiert. Sie sind verpflichtet, regelmäßig zu trainieren. Die Verletzungsgefahr ist niedrig.	Ist teurer. Die Zeitplanung ist weniger flexibel.

NICHT VERGESSEN: Fragen Sie Ihren Arzt, ob Einwände gegen das Training bestehen, setzen Sie sich kleine Ziele, und überfordern Sie sich nicht!
Besonders wenn Sie lange nicht aktiv waren, ist ein Gesundheits-Checkup vor dem Start unerlässlich.

Das läuft ja gut

Die meisten Experten empfehlen Walking als die beste Möglichkeit, die körperliche Aktivität zu steigern und damit das Körpergewicht zu kontrollieren. Besonders effektiv ist Nordic Walking (Walking mit Stöcken). Studien des Rippe Lifestyle Institutes, des größten Forschungszentrums für Ernährung, Bewegung und Lebensqualität in den USA, belegen, dass ein regelmäßiges Walking-Programm die Pfunde schmelzen lässt, das Muskelgewebe erhält und die Stimmung verbessert.

TIPPS & STRATEGIEN

Walking-Programm

Starten Sie Ihr Walking-Programm langsam. Mit realistischen Zielen und ohne sich zu überanstrengen. Der Plan zeigt Ihnen, wie Sie sich allmählich steigern können. Je nach Kondition dürfte es etwa zwei oder drei Monate dauern, bis Sie täglich 30 Minuten am Stück schaffen. Wählen Sie eine feste Tageszeit für Ihr Training, und tragen Sie diese Termine in Ihren Kalender ein! Denken Sie zusätzlich an »normale« Strecken, die Sie prima zu Fuß zurücklegen können, zum Beispiel den Weg zur Arbeit oder zum Einkaufen.

Woche 1	10 Minuten pro Tag
Woche 2	12–13 Minuten pro Tag
Woche 3	14–16 Minuten pro Tag
Woche 4	16–19 Minuten pro Tag
Woche 5	18–22 Minuten pro Tag
Woche 6	Addieren Sie 2 bis 3 Minuten pro Tag

Walking ist also nicht ohne Grund so beliebt. Das liegt vermutlich auch daran, dass jeder es leicht erlernen kann – ohne Vorkenntnisse oder spezielles Training. Das einzige Equipment, in das Sie investieren sollten, sind gute Walkingschuhe – schon um Blasen oder Verletzungen an Gelenken und Bändern zu vermeiden. Viel Zubehör, das man mittlerweile in Sportgeschäf-

ten findet – von dem Gurt mit Trinkfläschchen bis zur Walkingjacke, ist eine nette Ergänzung, aber keine Voraussetzung.
Da beim Gehen immer ein Fuß den Boden berührt, ist Walking oder das im Moment so angesagte Nordic Walking sehr gelenkschonend. Viele andere Sportarten, zum Beispiel Joggen, sind belastender für die Gelenke. Und das besonders, wenn man ein paar Kilo zu viel mit sich herumträgt.

FAKTEN & INFOS

Bestimmen Sie die Bewegungsintensität

Die Übersicht nennt Ihnen die Vorteile der einzelnen Intensitätslevel und liefert Beispiele für geeignete Sportarten.

Intensität	Bewegungsart	Intensitätsindikatoren	Positive Auswirkungen
Niedrig	Gemächliches Spazierengehen, Radfahren, Seitenschwimmen	Sie können dabei sprechen und singen.	Verbessert den Schlaf und das Wohlbefinden. Außerdem kann sich das Risiko für einen Diabetes mindern.
Moderat	Flottes Gehen, Radfahren, Treppensteigen, Gartenarbeit	Sprechen ist möglich, singen nicht mehr.	Bestes Tempo für gesundheitsfördernde Faktoren, Kalorienverbrauch und Unterstützung der Gewichtsreduktion.
Hoch	Joggen, Radrennen, Wettschwimmen	Sie können nur bedingt sprechen.	Gute Intensität zur Verbesserung der Herz-Kreislauf-Fitness.

Langsam aber sicher aktiv werden

Wie sich eine Sportart auf Ihre Gesundheit auswirkt, hängt davon ab, wie lange und wie intensiv Sie sich bewegen. Wenn Sie Ihre Diät unterstützen möchten, trainieren Sie am besten moderat. Falls Sie mehr als 15 Kilogramm Übergewicht haben, sollten Sie Ihren Arzt konsultieren, bevor Sie auf einen hohen Intensitätslevel umsteigen. Bei niedriger Intensität verbrennen Sie zwar nicht ganz so viele Kalorien, aber Ihre Gesundheit profitiert in jedem Fall von der Bewegung – sicherlich sogar mehr, als wenn Sie nach der Devise »viel hilft viel« Ihren Körper überfordern und nach kürzester Zeit ganz aufgeben.

Falls Sie unter hohem Blutdruck oder Herz- und Atemwegserkrankungen leiden beziehungsweise Gelenkschmerzen haben, fragen Sie auf jeden Fall Ihren Arzt, ob Einwände bestehen. Auch wenn während des Trainings Schmerzen, Schwindel, ungewöhnliche Ermüdung oder Unwohlsein auftreten, sollten Sie das Training sofort abbrechen und sich an Ihren Arzt wenden.

Bewegung bringt den Stoffwechsel auf Trab

Im Gegensatz zu Spezialdiäten oder irgendwelchen »Wundermitteln« kann Bewegung den Stoffwechsel ankurbeln (weitere Informationen zu den komplexen Zusammenhängen unseres Stoffwechsels finden Sie in Kapitel 6 und 7). Schon kurzfristig benötigt der Körper während des Trainings mehr Energie. Mit regelmäßiger Bewegung erhalten Sie Ihr Muskelgewebe, und das wirkt sich erkennbar positiv auf Ihre Figur aus.

SCHON MAL GEHÖRT

»Meine ›Rettungsringe‹ werde ich durch gezieltes Bauchtraining los.«

Die Sehnsucht nach einem flachen Bauch ernährt einen ganzen Industriezweig, der Bauchmuskel-Trainingsmaschinen produziert. Wer möchte nicht wie die Models – vor allem die männlichen – in den Werbebotschaften aussehen? Unglücklicherweise kann selbst das beste Gerät kein Sixpack und schon gar keinen kompletten Bodybuilder-Körper zaubern. Die Muskeln werden vielleicht kräftiger, aber zu einer attraktiven Figur gehört mehr. Für Durchschnittsmenschen ist es fast unmöglich, einen »Waschbrettbauch« nur durch gezieltes Krafttraining zu formen.

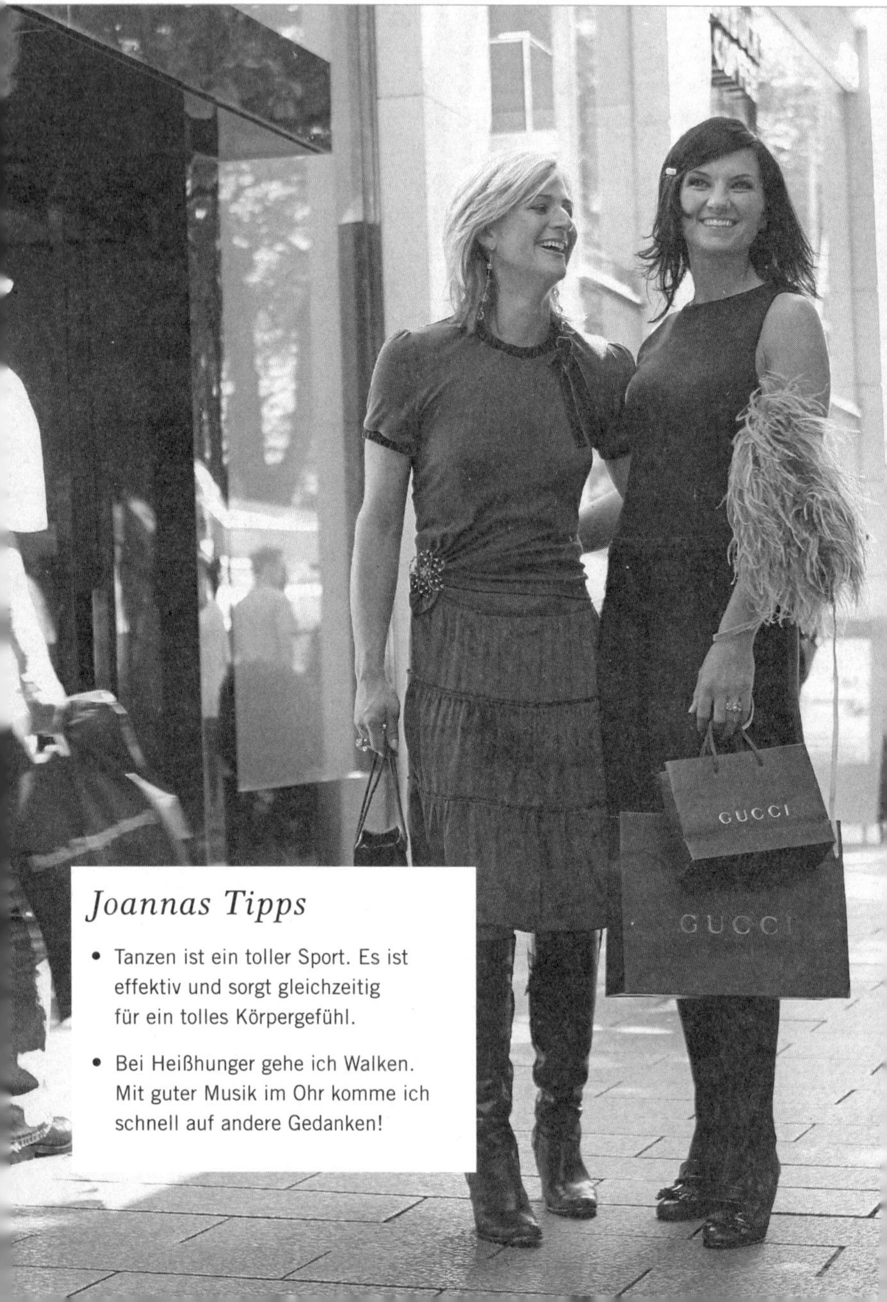

Joannas Tipps

- Tanzen ist ein toller Sport. Es ist effektiv und sorgt gleichzeitig für ein tolles Körpergefühl.
- Bei Heißhunger gehe ich Walken. Mit guter Musik im Ohr komme ich schnell auf andere Gedanken!

»Ich tanze mich fit«

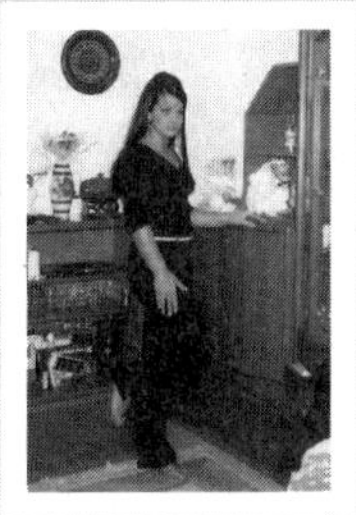

Joanna

26 Jahre

16 kg leichter

Viel Genuss und wenig Bewegung charakterisierten jahrelang Joannas Lebensstil. Im Laufe von zehn Jahren hatte sie langsam, aber sicher zugenommen, und das gefiel ihr immer weniger. Zunächst hatte sie sich noch beruhigen können: »So dick bist du doch gar nicht, das geht doch gerade noch.« Als sie jedoch nach einem Urlaub die Fotos anschaute, stand ihr Entschluss fest: »Ich muss abnehmen!«

Sie probierte dieses und jenes und entdeckte zunächst ihre ganz persönliche Lieblingssportart: Tanzen. Sie nahm aber nicht allein durch das Plus an Bewegung ab, sondern erst als sie auch ihre Ernährung umstellte. Zusätzlich holte sie sich Tipps und Anregungen bei Weight Watchers Treffen. »Die Kombination einer vernünftigen Ernährung mit viel Bewegung hat mir sehr geholfen. So konnte ich kleine ›Extras‹ durch Bewegung ausgleichen und auch mal großzügige Portionen genießen.«

Joanna wurde 16 Kilo leichter, ist mittlerweile Weight Watchers Gold-Mitglied und hält ihr Gewicht konstant. Tanzen ist nach wie vor ihr liebstes Hobby. Die Bewegung zu toller Musik ist nicht nur effektiv, sie verleiht ihr auch ein ganz neues Körpergefühl. Ihre neue Figur genießt Joanna sichtlich, sie hat sich einen tollen Bikini gekauft, der ihr nun perfekt passt. »Ich bin im letzten Urlaub ganz unbeschwert am Strand entlanggelaufen, ohne den Bauch einzuziehen, das hatte ich mich noch nie getraut – es war ein super Gefühl!«

Mehr Muskeln verbrauchen mehr Kalorien

Die Muskelmasse während einer Diät nicht ab-, sondern möglichst weiter aufzubauen ist wichtig, denn Muskeln verbrauchen Kalorien. Und zwar rund um die Uhr – egal, ob wir laufen, sitzen oder schlafen. Durch Bewegung erreichen Sie also einen doppelt positiven Effekt: Sie verbrennen schon während des Trainings Kalorien und verbrauchen gleichzeitig Tag und Nacht mehr Energie. Sie können Ihre Muskeln durch moderates Krafttraining (Hanteltraining, Gewichtheben, Liegestütze, etc.) fit halten und durch intensives Training weiter aufbauen.

Und das gilt, ganz gleich, wie alt Sie sind. Viele Menschen nehmen im Alter zu und entschuldigen das mit einem »langsameren« Stoffwechsel. Doch nicht eine altersabhängige Verringerung des Stoffwechsels ist verantwortlich für die Extrapfunde, sondern ein bewegungsarmer Lebensstil. Er sorgt dafür, dass Muskeln abgebaut werden. Nutzen Sie diese Ausrede also nicht als Vorwand, sondern machen Sie sich bewusst, dass Sie jederzeit Muskelmasse aufbauen und so Ihren Stoffwechsel in Schwung bringen können. Der Start in eine fitte Zukunft lohnt sich in jedem Alter.

Sorgen Sie für Abwechslung!

Wie sich Bewegung auf den Stoffwechsel auswirkt, ist von Mensch zu Mensch verschieden. Aber prinzipiell verringern sich während des Abnehmens der allgemeine Kalorienverbrauch ebenso wie der Verbrauch beim Training. Ihre Muskeln haben im Verlauf einer Abnahme immer weniger Körpermasse zu bewegen – schließlich werden Sie immer leichter. Viele Fitnessgeräte, zum Beispiel Laufbänder, die den Kalorienverbrauch auf dem Display angeben, berücksichtigen diesen Aspekt. Sie verlangen, dass Sie vor dem Start Größe und Gewicht eingeben. Der Kalorienverbrauch sinkt leider auch, je besser Sie trainiert sind. Ihre Bewegungen werden ruhiger, koordinierter und sind daher nicht mehr so anstrengend. Es empfiehlt sich dann, länger zu trainieren. Probieren Sie auch verschiedene Sportarten aus. Genügend Abwechslung hindert Ihren Körper daran, sich allzu sehr an eine Aktivität zu gewöhnen.

Krafttraining mit Ausdauersport kombinieren

Viele Menschen glauben, dass man Fettdepots im Körper punktuell abbauen kann, dass also mit Sit-ups der Bauch flach wird und mit »Bauch-Beine-Po-Übungen« die weiblichen Problemzonen bald der Vergangenheit angehören. Wissenschaftliche Untersuchungen unterstützen diese Theorie nicht. Es ist unmöglich, durch ein bestimmtes Training Fett in einzelnen Körperregionen abzubauen. Allerdings kann sich die Körperform durch gezielte Übungen und die damit verbundene Muskelkräftigung tatsächlich verändern.
Um Körperfett abzubauen, ist Krafttraining jedoch nicht sehr effektiv. Zwar wird durch das Muskeltraining der Stoffwechsel leicht angeregt, aber Sie verbrauchen beim Training kaum Kalorien. Besser ist da Ausdauertraining, zum Beispiel Walking, Laufen, Radfahren, Schwimmen – idealerweise kombinieren Sie beide Fitnessarten miteinander.

Bewegung hilft beim Schlankbleiben

Auch wenn Bewegung allein keine effektive Methode zum Abnehmen ist, kann sie doch verhindern, dass Sie zunehmen. Wie zahlreiche Studien belegen, verbindet die Menschen, die ihr Gewicht nach dem Abnehmen über einen langen Zeitraum hinweg halten, eines: Sie bewegen sich regelmäßig. Um das Gewicht auf Dauer zu halten, ist ein recht großes Bewegungspensum erforderlich. NWCR-Teilnehmer (siehe auch Seite 24) verbrennen durch sportliche Aktivitäten durchschnittlich 2800 Kalorien pro Woche, also täglich 400 Kalorien – das entspricht etwa 6,5 Kilometern Walking.
Eine andere Studie besagt, dass ein zusätzlicher Kalorienverbrauch von 1500 bis 2000 Kalorien pro Woche dabei hilft, nicht wieder zuzunehmen. Die Wissenschaftler vermuten, dass ein ehemals nicht aktiver Mensch sich pro Tag 80 Minuten moderat bewegen (zum Beispiel schnell gehen, tanzen) oder 35 Minuten intensiv Sport treiben (joggen, Step-Aerobic) muss, um das Risiko zu minimieren, dass sein Gewicht wieder ansteigt. Auch wenn die exakten Empfehlungen hinsichtlich des Sportpensums variieren – in einem Punkt sind sich die Experten einig: Bewegung ist unentbehrlich, wenn Sie Ihr Wunschgewicht halten möchten.

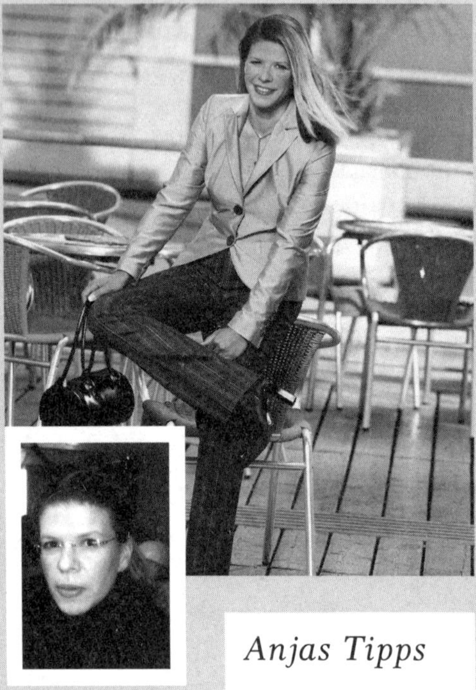

Anja

36 Jahre

13 kg leichter

Anjas Tipps

- Kleine Ziele setzen, von Etappe zu Etappe abnehmen.
- An seine Fähigkeiten glauben und sich selbst anfeuern.

»Schritt für Schritt«

Nach zwei Schwangerschaften war Anja weit von ihrem Wunschgewicht entfernt. Wunderdiäten hielten nicht, was sie versprachen, und Anja entschied sich für eine Ernährungsumstellung mit Weight Watchers. »Ich habe ganz neue Verhaltensweisen kennen gelernt, und die Pfunde fingen schnell an zu purzeln.« Früher war Bewegung ein Fremdwort für Anja, heute genießt sie ganz normale sportliche Aktivitäten, wie lange Spaziergänge mit der Familie. »Ich habe mir immer kleine Ziele gesetzt und jede Etappe gemeistert.« Anja hat ihr Ziel im wahrsten Sinne des Wortes »Schritt für Schritt« erreicht.

♦ Die Quintessenz

Allein durch Bewegung merklich an Gewicht zu verlieren, ist nur mit sehr viel Aufwand möglich. Regelmäßige körperliche Aktivität ist aber ein wichtiges Prinzip jedes sinnvollen Abnehmkonzepts, das zudem eine clevere Lebensmittelauswahl, Strategien für eine Änderung des Verhaltens und Unterstützung durch Gleichgesinnte beinhaltet. Wenn Sie all diese Punkte beachten und in die Tat umsetzen, können Sie wirklich erfolgreich abnehmen und Ihr Gewicht langfristig halten.

Regelmäßige Bewegung ist also ein wichtiger Faktor, um Ihr Wunschgewicht zu erreichen und zu halten, aber auch um Ihr Wohlbefinden zu verbessern. Für den Anfang genügen schon kleine Veränderungen im täglichen Leben, um körperlich aktiv zu werden.

↗ Ihre Erfolgsstrategien

Körperliche Aktivität ist eine Basiskomponente jedes erfolgreichen Gewichtsmanagementprogramms. Es bedarf einiger Anstrengung, bevor Bewegung zur täglichen Gewohnheit wird, aber es lohnt sich. Die Vorteile sind vielfältig und die Resultate eindeutig.

- Überlegen Sie realistisch, wie viel Sie durch Ihr neues Bewegungspensum erreichen können und möchten.
- Starten Sie sanft, vielleicht mit einem täglichen Spaziergang von 10 Minuten, steigern Sie Ihr Pensum langsam, aber kontinuierlich. Denken Sie an Bewegung im Alltag – jeder Gang bringt Sie weiter.
- Wählen Sie eine Sportart, die Ihnen Spaß macht und die Sie regelmäßig ausüben können und wollen, zum Beispiel Schwimmen, Walking, Radfahren oder Tanzen.
- Kombinieren Sie Ausdauertraining, um Kalorien zu verbrennen, mit Krafttraining, um Muskeln aufzubauen, zum Beispiel Schwimmen und Hanteltraining oder Radfahren und Theraband-Übungen.

5

Sind Fette, Kohlenhydrate oder Kalorien für mein Übergewicht verantwortlich?

Wenn es um Übergewicht geht, ist ein Sündenbock schnell gefunden. In den 60er und 70er Jahren galten Brot und andere stärkehaltige Lebensmittel als Übeltäter. In den 90er Jahren wurde dann Fett zum Bösewicht erklärt. Die Regale der Supermärkte füllten sich mit fettreduzierten und fettfreien Lebensmitteln. Und in den letzten Jahren gerieten wieder einmal die Kohlenhydrate auf die Anklagebank. Dabei haben beide Nährstoffe, Fett und Kohlenhydrate, eine gute Verteidigung verdient. Es ist gut zu wissen, welche Nährstoffkombination optimal ist, um Ihr Wunschgewicht zu erreichen, und welche Rolle Kalorien beim Abnehmen wirklich spielen. In diesem Kapitel liefern wir Ihnen die Hintergründe zu folgenden Fakten:

- *Fette und Kohlenhydrate sind lebenswichtige Nährstoffe.*
- *Eine ausgewogene Ernährung, die Kohlenhydrate und Fette von guter Qualität beinhaltet, unterstützt einen dauerhaften Abnehmerfolg.*
- *Fettarme, fettfreie oder kohlenhydratreduzierte Varianten »normaler« Produkte sind beim Abnehmen keine Alternative zu einer ausgewogenen Ernährung.*

DIÄT-MYTHOS 5

»Kalorien spielen keine Rolle, nur der Verzicht auf Fett oder Kohlenhydrate macht schlank.«

Alle Lebensmittel sind aus nur drei Hauptnährstoffen zusammengesetzt: Eiweiß, Fett und Kohlenhydrate. Jeder dieser Nährstoffe liefert eine bestimmte Menge an Kalorien und beeinflusst damit unser Gewicht. Dabei ist nicht die Gesamtkalorienzahl schuld daran, dass wir zunehmen, sondern eine einzelne Komponente.
Fette oder Kohlenhydrate können im Körper für Chaos sorgen. Das Geheimnis des Erfolgs auf dem Weg zur schlanken Linie liegt also darin, diesen Nährstoff einfach wegzulassen. Heutzutage ist das ganz einfach: Es gibt viele moderne

Lebensmittel, bei denen Fette oder Kohlenhydrate zum Großteil oder sogar komplett entfernt wurden. Ob nun Fette oder Kohlenhydrate schlimmer für die Figur sind, ist schwer zu sagen. Zum einen könnten Nahrungsfette am Übergewicht schuld sein. Nicht umsonst gibt es den Spruch: Fett macht dick! Fett aus der Nahrung wird sofort in Körperfett umgewandelt und lagert sich an Bauch, Beinen und Po an. Fettiges Essen macht krank. Das liest man ja immer wieder. Vielleicht macht aber auch der Verzicht auf Kohlenhydrate schlank. Durch Kohlenhydrate steigt der Blutzuckerspiegel stark an. Insulin senkt den Blutzuckerspiegel wieder und wandelt den Kohlenhydratüberschuss in Fett um, das sofort in Depots eingelagert wird. Die Zauberformel heißt »Low Carb«, also weg mit den Kohlenhydraten! So kann das Wunschgewicht ohne großen Aufwand erreicht werden.

Es gibt unzählige Theorien rund um Fett und Kohlenhydrate. Mögen sie auch noch so unterschiedlich sein, im Kern versprechen alle, dass man schnell und unkompliziert abnimmt. Und das ist doch die Hauptsache!

✦ Das Fünkchen Wahrheit

Macht Fett wirklich dick?

Fett ist ein Energielieferant mit großer Dichte. Mit 9,3 Kalorien pro Gramm liefert dieser Nährstoff mehr als doppelt so viele Kalorien wie die gleiche Menge Eiweiß oder Kohlenhydrate.
Aber Fett ist nun mal der Geschmacksträger Nummer eins. Daher schmecken fettreiche Lebensmittel auch so lecker. Viele beliebte Speisen enthalten eine Menge Fett, zum Beispiel Backwaren wie Kekse und Kuchen, aber auch herzhafte Snacks. Ein Forschungsinstitut ermittelte die in Restaurants und Schnellimbissen am häufigsten bestellten Speisen: Hamburger, Pommes frites und Pizza – alles schön heiß und fettig.

✖ FAKTEN & INFOS

Kalorien pro Gramm	
Kohlenhydrate	4,1
Eiweiß	4,1
Fett	9,3
Alkohol	7,1

Quelle: aid infodienst Verbraucherschutz, Ernährung, Landwirtschaft e.V.

Die Kalorien eines fetthaltigen Essens summieren sich schnell zu einer beträchtlichen Menge. Wenn Sie Fett gegen Kohlenhydrate oder Eiweiß austauschen, können Sie die Kalorienzahl erheblich verringern – weniger Fett heißt also automatisch weniger Kalorien.
Bei einer Studie verloren die Probanden durch eine fettarme Ernährung Gewicht, obwohl es in der Untersuchung gar nicht explizit ums Abnehmen ging. Die fettarme Diät enthielt einfach weniger Kalorien als die ursprüngliche Ernährungsweise. Als das Experiment durchgeführt wurde, gab es allerdings das heutige nahezu unbegrenzte Angebot an fettarmen Nahrungs-

mitteln noch nicht. Ohne die vielen modernen fettarmen oder fettfreien Kekse, Eiscremes, Cracker und anderen Snacks standen den Teilnehmern der Studie nur Basislebensmittel wie Brot, Gemüse, Kartoffeln und andere fettarme Grundnahrungsmittel zur Verfügung – von denen einfach weniger gegessen wurde. Die Botschaft ist dementsprechend simpel: Wenn Sie mit der Nahrung weniger Fett aufnehmen, setzen Sie auch weniger Körperfett an.

Ist Fett ein Krankmacher?

Internationale Studien haben wiederholt belegt, dass die Fettaufnahme mit Übergewicht und bestimmten Erkrankungen zusammenhängt. So hat man u. a. festgestellt, dass eine fett- und cholesterinreduzierte Ernährung den Cholesterinspiegel senken und das Risiko für Arteriosklerose und Herzinfarkte mindern kann. Die Wissenschaftler experimentierten mit fettarmen Diäten, um Herzerkrankungen zu behandeln und übergewichtige Patienten beim Abnehmen zu unterstützen.

Fett ist jedoch nicht gleich Fett – die verschiedenen Fettsorten können sich ganz unterschiedlich auswirken: Eine Ernährung mit vielen gesättigten Fettsäuren, die hauptsächlich in Fleisch- und Milchprodukten vorkommen, kann das Risiko einer Herzerkrankung erhöhen. Gesättigte Fettsäuren werden zudem mit einem erhöhten Risiko für Brust-, Prostata- und andere Krebserkrankungen in Verbindung gebracht.

Transfettsäuren erhöhen vermutlich wie gesättigte Fettsäuren den Cholesterinspiegel. Sie entstehen bei der industriellen Fetthärtung, zum Beispiel bei der Herstellung mancher Margarinesorten, und kommen vor allem in Fastfood-Produkten und vielen Backwaren vor. Pommes frites, Kekse, Kartoffelchips, Back- und Bratfette enthalten besonders viel Transfettsäuren.

Einige Studien kommen zu dem Schluss, dass der übermäßige Verzehr von Omega-6-Fettsäuren aus Pflanzenöl und der gleichzeitige Verzicht auf andere Fette bedenklich ist, da so leicht ein Ungleichgewicht zwischen den verschiedenen Fettsäuren entstehen kann. Wissenschaftler befürchten, dass durch dieses Ungleichgewicht wiederum die Entstehung von verschiedenen Krebserkrankungen gefördert werden könnte.

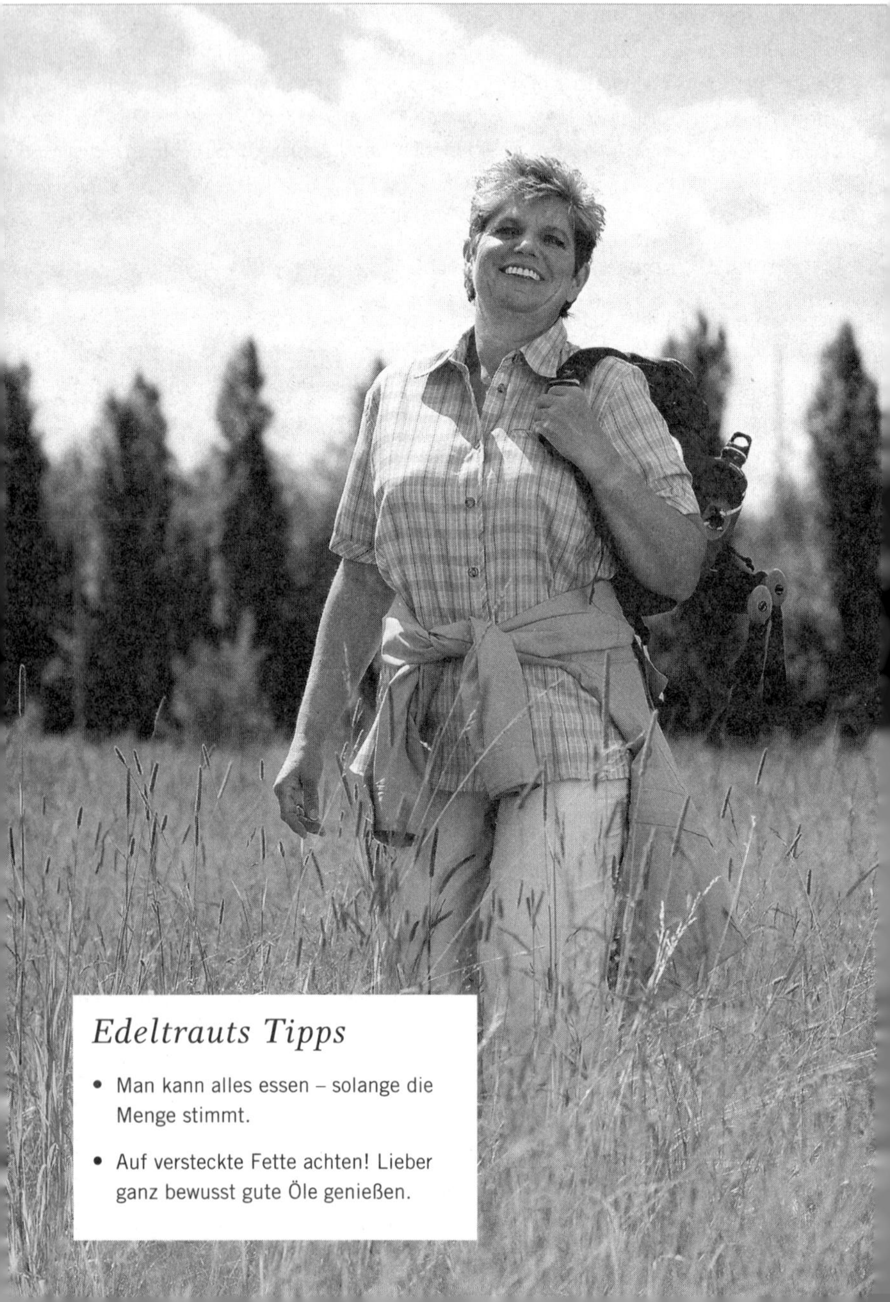

Edeltrauts Tipps

- Man kann alles essen – solange die Menge stimmt.
- Auf versteckte Fette achten! Lieber ganz bewusst gute Öle genießen.

»Versteckte Fette finden«

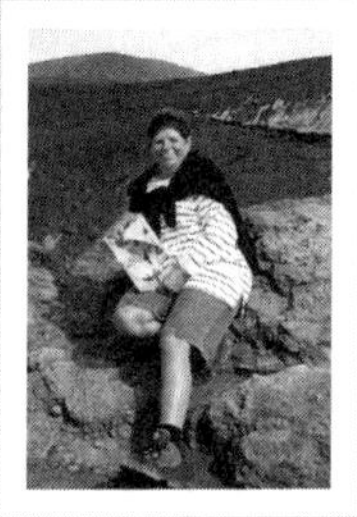

Edeltraut

53 Jahre

15 kg leichter

»Dick waren wir beide, mein Mann und ich.« Von Jahr zu Jahr sammelten sich bei Edeltraut die Pfunde an, bis sie schließlich 20 Kilogramm zu viel auf die Waage brachte. Es war ihr jedoch trotzdem nicht klar, warum sie unbedingt abnehmen sollte. Erst der Ratschlag ihres Arztes machte sie schließlich hellhörig.

Zu Weight Watchers kam Edeltraut dann durch eine Arbeitskollegin, die bereits erfolgreich abgenommen hatte. Diese machte ihr klar, dass sie nur durch eine langfristige Ernährungsumstellung zum ersehnten Ziel kommen würde. Das leuchtete Edeltraut ein: »So schwer war ich ja auch nicht von heute auf morgen geworden.«

»Currywurst nebenbei« – diese Zeiten sind jetzt vorbei! Ihre Ernährungsgewohnheiten haben sich rigoros geändert. Für ihren Mann hat sie gleich mitgekocht. »Wir essen immer noch alles, nur bewusster und mit Genuss! Wir wählen Öle und andere pflanzliche Fette bewusst aus und achten auf versteckte Fette in Kuchen oder Knabbereien.« Heute reicht den beiden ein Riegel Schokolade, wo es früher gleich eine ganze Tafel sein musste. Im Team mit ihrem Mann sucht Edeltraut nach versteckten Fetten und vermeidet sie, so gut es geht. Sie weiß mittlerweile ganz genau, dass es vor allem dank ihres Ernährungsbewusstseins und der Unterstützung durch ihren Mann mit ihrer »neuen« Figur so gut klappt.

! Die ganze Wahrheit

Fette erfüllen wichtige Aufgaben

Unser Körper benötigt Fett aus der Nahrung, um einwandfrei funktionieren zu können. Nahrungsfette liefern dabei mehr als Energie, sie versorgen uns auch mit essenziellen Fettsäuren und helfen bei der Aufnahme von verschiedenen Vitaminen sowie sekundären Pflanzenstoffen. Deren bekannteste Vertreter sind die Karotinoide, die verschiedenen Gemüse- und Obstsorten unter anderem ihre kräftige Farbe verleihen. Fettlösliche Vitamine können nur durch die Zugabe von etwas Fett aufgenommen werden. Durch die Zugabe von Öl können beispielsweise die Vitamine in Möhren vom Körper besser verwertet werden.

Fett richtig dosieren

Fett ist ein wichtiger Nährstoff – aber natürlich sollten wir es trotzdem nicht in unbegrenzten Mengen zu uns nehmen! In ihren aktuellen Empfehlungen rät die Deutsche Gesellschaft für Ernährung, 30 Prozent der täglichen Kalorienmenge in Form von Fett zuzuführen. Eine Frau mit einem Tagesbedarf von 2000 Kalorien sollte demnach 600 Kalorien aus Nahrungsfett aufnehmen, das entspricht etwa 65 Gramm Fett.

Diese Information allein reicht aber noch nicht. Es kommt auch auf die Qualität der Fette an – besonders wichtig sind die essenziellen Fettsäuren. Sie werden als lebensnotwendig eingestuft, da der Körper sie nicht selbst produzieren kann. Zu diesen essenziellen Fettsäuren gehören Linolsäure (Omega-6-Fettsäure) und Linolensäure (Omega-3-Fettsäure).

In den letzten Jahren hat die Wissenschaft intensiv die Zusammensetzung und die Aufgaben der verschiedenen Fette untersucht. Bis vor einigen Jahren wurde angenommen, dass es sich immer positiv auf die Gesundheit auswirkt, wenn man weniger Fett übers Essen aufnimmt. Und man war der Ansicht, dass ein Minus an Fett immer auch Minus an Gewicht bedeutete. Doch so simpel ist es nun doch nicht.

Fett ist nicht gleich Fett

Mittlerweile ist klar: Die verschiedenen Fettarten erfüllen unterschiedliche Funktionen im Körper, und ihr Gleichgewicht ist entscheidend, wenn es um den positiven Effekt für die Gesundheit geht. Die mediterrane Ernährung ist beispielsweise bekannt dafür, dass sie durch viel Olivenöl relativ fettreich ist – gleichzeitig enthält sie einen großen Anteil an Früchten, Gemüse, Fisch, Salat und Brot. Wenn Sie sich so ernähren, haben Sie ein geringeres Risiko für Herzerkrankungen und verschiedene Krebsformen. Vollständig auf Fett zu verzichten oder nur sehr wenig Fett aufzunehmen, ist nicht empfehlenswert und kann sogar Probleme verursachen: Eine sehr fettarme Ernährung stimuliert beispielsweise die Gallenblase nicht ausreichend, sodass nicht genügend Gallenflüssigkeit ausgeschüttet wird, die wir unbedingt benötigen, um Nährstoffe aufzunehmen. In der Folge können sich eventuell sogar Gallensteine bilden.

Wenn bei einer fettarmen Diät die eingesparten Kalorien durch mehr Kohlenhydrate ausgeglichen werden, kann sich bei einigen Menschen der Triglyzeridspiegel erhöhen. Trotz niedriger Fettzufuhr kann sich so eine Diät also negativ auf die Blutfettwerte auswirken. Ein weiterer Knackpunkt ist, dass bei Diäten mit einem sehr niedrigen Fettanteil oft bestimmte Nährstoffe und Vitamine deutlich zu kurz kommen, zum Beispiel die fettlöslichen Vitamine A, D, E und K.

Fettarm *und* kalorienfrei gibt es nicht

Fettreduzierte oder fettfreie Lebensmittel erwecken oft den Eindruck, besonders kalorienarm oder gar kalorienfrei zu sein – zu Unrecht.

In den letzten 30 Jahren hat die Zahl adipöser Menschen stark zugenommen. Und in genau diesem Zeitraum überschwemmten Produkte mit niedrigem Fettanteil den Lebensmittelmarkt. Das Problem ist, dass die eingesparten Kalorien oft durch einen hohen Kohlenhydrat- oder Zuckeranteil ersetzt werden. Schließlich sollen das Eis und die Margarine nicht nur nach Luft und Wasser schmecken. Im Glauben, sich figurbewusst zu ernähren, neigen Menschen dazu, größere Mengen der fettreduzierten Lebensmittel zu essen. Tausende von »leichten« Lebensmitteln mit Fettersatzstoffen, die der Körper nicht aufnehmen kann und unverdaut wieder ausscheidet, wurden in den letzten Jahren entwickelt und verkaufen sich gut. Lebensmittelhersteller verdienen Millionen damit, und die Verbraucher stürzen sich gespannt auf jede neue Kreation. Light-Produkte können sinnvoll sein, fettarme Milchprodukte sind beispielsweise eine gute Wahl, aber sie sind kein Freibrief für einen maßlosen Verzehr. Schauen Sie genau hin, ob und wie das Fett ersetzt wurde. Das Etikettenlesen lohnt sich hier besonders.

FAKTEN & INFOS

Fetthaltige und fettlösliche Nährstoffe, die wir zum Leben brauchen

In der Übersicht lesen Sie, welche Aufgaben die verschiedenen Fettsäuren, Vitamine und sekundären Pflanzenstoffe haben und in welchen Lebensmitteln sie besonders reichlich vorkommen.

Nährstoff	Essenzielle Fettsäuren	Fettlösliche Vitamine	Karotinoide
Beispiele	Linolsäure Linolensäure	Vitamine A, D, E, K	Betacarotin Lycopene Lutein
Aufgaben	Regulieren Entzündungen im Körper; besitzen eine wichtige Funktion als Bestandteil von Zellmembranen und Hormonen	Eingebunden in alle Körperfunktionen; wichtig für Zellgewebe wie Knochen, Augen, Blut und Haut; Vitamin E wirkt antioxidativ, das heißt, es schützt Zellen vor freien Radikalen	Wirken antioxidativ; können vor Krankheiten, zum Beispiel des Herzens, schützen
Quellen	Nüsse Getreide Samen Sonnenblumenöl Distelöl Leinöl	Eier Vollkorngetreide Nüsse Öle Fetthaltiger Fisch Intensiv rotes, orangefarbenes und dunkelgrünes Gemüse	Farbintensives rotes, orangefarbenes und dunkelgrünes Gemüse

Nahrungsfette im Vergleich

Fettarten	Quellen	Gesundheitseffekte
Gesättigte Fettsäuren	Butter, Schmalz, Käse, Wurst, Fleisch, Kokosfett, Kuchen, Süßigkeiten, Knabbereien	Können den Cholesterinspiegel ansteigen lassen und stellen dadurch einen Risikofaktor für Arteriosklerose (Gefäßverkalkung) dar
Transfettsäuren	Gebratenes Hühnchen, Margarine mit gehärteten Fetten, Kekse, Cracker, viele Backwaren, einige Süßigkeiten	Können den Cholesterinspiegel erhöhen
Einfach ungesättigte Fettsäuren	Olivenöl, Rapsöl, Nüsse, Avocados	Können den Cholesterinspiegel senken und somit Herz-Kreislauf-Erkrankungen vorbeugen
Mehrfach ungesättigte Fettsäuren	Pflanzenöle, Margarine ohne gehärtete Fette, Sonnenblumenkerne, fette Fischarten (Lachs, Makrele, Sardine, Hering)	Sind unentbehrlicher Bestandteil unserer Zellen und Grundbaustein für Hormone
Omega-3-Fettsäuren	Fette Fischarten (Hering, Makrele, Wildlachs), Leinsamen, Leinöl, Distelöl	Können das Risiko für verschiedene Herz-Kreislauf-Erkrankungen reduzieren, da sie zum Beispiel die Blutgerinnung hemmen
Omega-6-Fettsäuren	Pflanzenöle, Margarine ohne gehärtete Fette, Nachtkerzenöl, Hanföl	Können den Cholesterinspiegel senken, halten Zellwände elastisch

Ausgewogen genießen

Um Ihr Wunschgewicht zu erreichen, müssen Sie weder besonders viel noch besonders wenig Fett essen. Ihre Ernährung sollte vielmehr ausgewogen sein. Beachten Sie, dass alle Nahrungsfette die gleiche Anzahl von Kalorien liefern. Ihre Qualität macht den Unterschied!

Gesunde Fette

Manche Fette können das Risiko für bestimmte Krankheiten senken und präventiv gegen Übergewicht wirken. Die Tabelle auf der vorigen Seite gibt Ihnen einen Überblick über die verschiedenen Fettarten, die Ihnen auf Ihrem Teller begegnen. In seinen Nährstoffempfehlungen rät der aid (Infodienst Verbraucherschutz, Ernährung, Landwirtschaft e. V.), Fett in Maßen zu verzehren und auf ein ausgewogenes Fettsäuremuster zu achten. Sie sollten nicht mehr als 10 Prozent Ihrer täglichen Energiezufuhr in Form von gesättigten Fettsäuren aufnehmen und Transfettsäuren auf höchstens 1 Prozent beschränken. Der Grund: Diese Fette erhöhen den Cholesterinspiegel und senken das »gute« HDL-Cholesterin im Blut.

Im Gegensatz zu gesättigten werden einfach und mehrfach ungesättigte Fettsäuren positiv beurteilt. Einfach ungesättigte Fettsäuren senken das Gesamtcholesterin, mehrfach ungesättigte sind eine wichtige Quelle für Vitamin E. Etwa 7 Prozent des täglichen Energiebedarfs sollten Sie über diese Fettsäuren decken. Neben den positiven Eigenschaften können ungesättigte Fettsäuren leider manchmal auch das günstige HDL-Cholesterin senken. Die essenziellen Omega-3-Fettsäuren können unter anderem die Blutgerinnung hemmen und damit vor einem Herzinfarkt schützen.

In der Küchenpraxis bedeutet dies für Sie: Bevorzugen Sie pflanzliche Fette und Öle, sie liefern Vitamin E und die lebensnotwendigen Fettsäuren, die Ihr Herz gesund halten können. Genießen Sie regelmäßig fettreichen Seefisch, und wechseln Sie bei den verwendeten Ölsorten immer wieder einmal ab.

Zufriedener durch Nahrungsfette

Forscher in Boston fanden heraus, dass man durch eine Ernährung mit einem ausgewogenen Fettsäureverhältnis eine Abnahme positiv beeinflussen kann. Sie verglichen eine Gruppe, die einer Diät mit niedrigem Fettgehalt folgte, mit einer anderen Gruppe, die sich relativ fettreich ernährte. Im Gegensatz zu der »Low Fat«-Gruppe brach kaum ein Proband aus der zweiten Untersuchungsgruppe die Studie ab. Der Fettgehalt von etwa 35 Prozent der Gesamtkalorien wurde überwiegend durch Olivenöl an Gemüse und in Salaten erreicht. Die Probanden waren einfach zufriedener mit ihrem Speiseplan, weil die kalorienarmen Gemüse und Salate mit etwas Öl intensiver und besser schmeckten. Zufriedenheit mit der Ernährung ist ein wichtiger Erfolgsfaktor und kann helfen, eine Ernährungsweise langfristig zu praktizieren.

Weniger Fett = geringere Energiedichte

Lebensmittel mit einem niedrigen Fettgehalt sind meistens auch Lebensmittel mit einer geringen Energiedichte. Darunter versteht man Produkte, die bezogen auf ihr Gewicht wenig Kalorien enthalten. Dies liegt oftmals an ihrem hohen Wassergehalt oder ihrem großen Volumen (etwa Suppe oder Popcorn). Bei einer Diät mit niedriger Energiedichte nehmen Sie ohne übermäßige Einschränkung der Portionsgrößen weniger Kalorien zu sich. Untersuchungen des Rippe Lifestyle Institutes belegen, dass eine solche Ernährungsweise das Hungergefühl dämpft und sich durchaus positiv auf die Nährstoffversorgung des Körpers auswirken kann.

Energiedichte im Vergleich

Von Lebensmitteln mit einer geringen Energiedichte können Sie bei gleicher Kalorienzahl größere Mengen verzehren. Sie fühlen sich dadurch schneller satt und insgesamt zufriedener. Ein voller Teller sieht nicht nur lecker aus, er sorgt auch für Wohlbefinden und Genuss.
Lassen Sie sich aber nicht unbeschränkt durch Lebensmittel mit einer niedrigen Energiedichte verführen. Kalorien zählen nämlich nicht nur bei Lebensmitteln mit einer hohen Energiedichte! Maßlosigkeit und ungezügeltes Essverhalten kann sich auch bei Nahrungsmitteln niedriger Energiedichte negativ auf das Gewicht auswirken.
Außerdem kann aus einer Mahlzeit mit niedriger Energiedichte ganz schnell eine mit hoher werden. Durch ein Stückchen Butter, einen Schuss Olivenöl oder einen Löffel Sahnedressing steigt der Fett- und Kaloriengehalt einer Mahlzeit schnell an. Viele Fastfood-Salate enthalten, wenn Sie nicht zum fettarmen, sondern zum normalen Fertig-Dressing greifen, beispielsweise mehr Kalorien als ein Hamburger.

Energiedichte im Vergleich	
Jedes in der Tabelle aufgelistete Lebensmittel enthält ungefähr 100 Kalorien.	
Niedrige Energiedichte	**Hohe Energiedichte**
2 mittelgroße Kartoffeln	12 Kartoffelchips
18 gedünstete Garnelen	1 Scheibe Salami
1 großer Apfel	2 EL Konfitüre
1 Glas fettarme Milch	1 Ecke Käse, 45 Prozent Fett i. Tr.
5 Butterkekse	1 Riegel Schokolade

Ausgewogen genießen

Diäten mit einem sehr niedrigen Fettanteil funktionieren oftmals nicht auf Dauer, weil man beim Essen etwas vermisst und dann schnell zu seinen alten Ernährungsgewohnheiten zurückkehrt. Doch damit ist meist auch vorprogrammiert, dass das Gewicht wieder ansteigt.

Mehr und langfristigen Erfolg haben Sie, wenn Sie sich so ernähren, dass die verschiedenen Fette in einem ausgewogenen Verhältnis zueinander stehen. Sie brauchen Fett also nicht zu verteufeln. Es ist sogar wesentlicher Bestandteil einer gesunden Ernährung. Deshalb gehört Fett auch dazu, wenn Sie erfolgreich abnehmen wollen.

Finden Sie die Balance zwischen den verschiedenen Fetten, und wählen Sie die »guten« aus. Nach einer Studie der Deutschen Gesellschaft für Ernährung nimmt der durchschnittliche Bundesbürger den größten Teil der Gesamtfettmenge versteckt auf, also durch Lebensmittel, bei denen das Fett nicht sichtbar ist. Dazu zählen zum Beispiel tierische Lebensmittel wie Fleisch, Wurst, Käse und Milch sowie fetthaltige Süßigkeiten, Knabbereien, Kuchen und Gebäck. Entscheiden Sie sich nach Möglichkeit immer für die »guten« Nahrungsfette in Form von Ölen oder Fisch, und seien Sie sich der versteckten Fette bewusst. Fallen Sie nicht auf falsche Versprechungen der Werbung herein: Das »magere Stück Speck« gibt es einfach nicht!

✦ Das Fünkchen Wahrheit

Sind Kohlenhydrate die eigentlichen Dickmacher?

»Das Reduzieren von Kohlenhydraten verringert die Kalorienzufuhr, und daraus resultiert ein Gewichtsverlust.« Diese Beobachtung geht zurück auf das Jahr 1860, als der Engländer William Banting behauptete, dass er 20 seiner ursprünglichen 91 Kilo abgenommen hätte – einfach durch das Weglassen von Kohlenhydraten. Banting schrieb: »Der große Charme und Komfort dieser Diät besteht darin, dass ein Effekt innerhalb einer Woche nach Versuchsbeginn fühlbar ist und dass dieser einen natürlichen Anreiz erzeugt, ausdauernd fortzufahren.« Herr Banting verschwieg allerdings, dass er sein verlorenes Gewicht kurze Zeit später wieder zugenommen hatte.

Jede Diät, bei der Sie auf ein Nahrungsmittel aus den Hauptlebensmittelgruppen verzichten sollen, die also empfiehlt, Kohlenhydrate, Fett oder Eiweiß wegzulassen, verringert selbstverständlich Ihre Kalorienaufnahme. Sie nehmen somit automatisch kurzzeitig ab. Betrachten wir in diesem Zusammenhang einmal genauer, was an der Aussage von Banting dran ist und welche Aufgabe Kohlenhydrate in unserem Körper erfüllen: Kohlenhydrate sind wie Fette wichtige Energielieferanten. Sie werden aber im Körper ganz anders verarbeitet und eingelagert.

Für den Kohlenhydratstoffwechsel spielt Insulin eine große Rolle. In einem äußerst sensiblen Prozess senkt dieses Hormon den Blutzuckerspiegel nach einer Mahlzeit und beschleunigt den Eintritt von Glukose in das Leber- und Muskelgewebe. In der Leber wiederum wird durch Insulin aus Glukose Glykogen aufgebaut. Dies ist gewissermaßen unser körpereigenes Lager für Kohlenhydrate, aus dem kurzfristig Energie bereitgestellt werden kann.

Glykogen besteht pro Gramm Kohlenhydrate zusätzlich aus etwa 3 Gramm Wasser. Wenn wir bei einer Diät weniger Energie aufnehmen, greift der Körper auf diese eingelagerte Energie zurück. Wir verlieren dabei nicht nur Gewicht durch das Glykogen, sondern scheiden auch Wasser aus. Dieses Phänomen erweckt zu Beginn einer kohlenhydratarmen (wie auch jeder anderen) Diät die Illusion einer schnellen Körperfettabnahme.

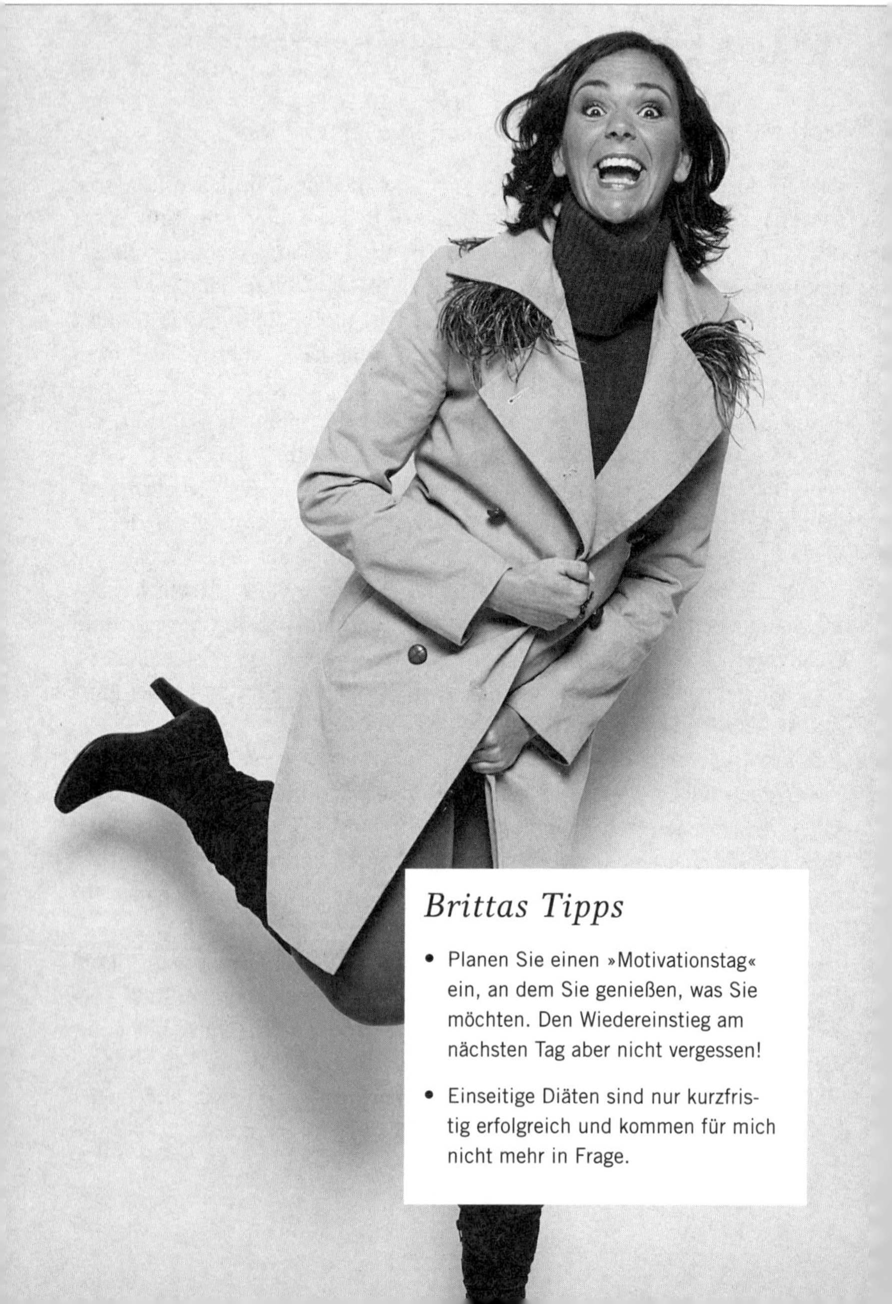

Brittas Tipps

- Planen Sie einen »Motivationstag« ein, an dem Sie genießen, was Sie möchten. Den Wiedereinstieg am nächsten Tag aber nicht vergessen!
- Einseitige Diäten sind nur kurzfristig erfolgreich und kommen für mich nicht mehr in Frage.

Endlich satt und glücklich

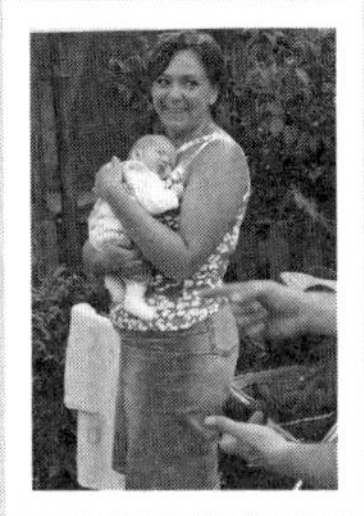

Britta

32 Jahre

19 kg leichter

Britta hat viele Diäten getestet. Von Blutgruppendiät bis Trennkost stieß bei ihr alles auf offene Ohren. Eine kohlenhydratreduzierte Diät brachte schnelle Erfolge, besonders die strengen Regeln gefielen Britta. Sie musste keine Entscheidungen treffen und wusste, dass es nach 16 Uhr keine Kohlenhydrate mehr gab. Je länger sie am Ball blieb, desto schwieriger wurde jedoch die rigide Selbstkontrolle. Zusätzlich fühlte sie sich unausgeglichen und einfach nicht mehr wohl.

Britta nahm wieder zu, fühlte sich unförmig und wollte endlich wieder lernen »normal« zu essen. Einen neuen Versuch startete sie mit Weight Watchers. Sie schloss Frieden mit den Kohlenhydraten und verzeichnete gute Anfangserfolge. Trotzdem war der Einstieg nicht ganz einfach, Britta musste sich erst mit der Freiheit des Konzeptes anfreunden und lernen, auf ihren Körper zu hören. »Ich habe einfach nicht geglaubt, dass man so viel essen darf! Und wirklich alles! Für mich war das anfangs unvorstellbar.« Brittas Lebensgefährte hat von ihrem Abnehmprogramm zunächst gar nichts bemerkt. Erst als sie bereits 7 Kilo leichter war, weihte sie ihn ein. Seitdem unterstützt er Britta und kocht gern nach Weight Watchers Rezepten.

Hilfreich war für sie auch die Unterstützung und Motivation der Treffen und der wöchentliche Gang auf die Waage. »Ich musste mein Sättigungsgefühl erst einmal neu entdecken. Durch die Änderung meiner Ernährungsgewohnheiten höre ich jetzt besser auf die Bedürfnisse meines Körpers und weiß, was gut für mich ist.«

! Die ganze Wahrheit

Kohlenhydrate sind unverzichtbar

Kohlenhydrate sind die bevorzugte Energiequelle unseres Körpers und werden ständig für wichtige Prozesse benötigt. Jedes Kohlenhydrat kann vom Körper zu Glukose gespalten werden. Dieser Umwandlungsprozess ist ein grundlegender Bestandteil der Verdauung und des Stoffwechsels. Für einige Körperteile, zum Beispiel das Gehirn, ist Glukose der einzige Energielieferant. Dabei ist unser Körper so geschickt, dass er Glukose auch selbst herstellen kann. Sobald ein eklatanter Glukosemangel eintritt, wird als Alternative den Muskeln Eiweiß entzogen. Die aus dem Eiweiß gewonnenen Aminosäuren kann unser Körper nutzen, um Glukose zu bilden. Bei diesem Prozess entstehen aber einige Abfallprodukte. Beispielsweise führt er zu einer erhöhten Stickstoffkonzentration im Körper, Nierensteine oder Gicht können die Folge sein. Die Deutsche Gesellschaft für Ernährung empfiehlt aus diesem Grund, mindestens 50 Prozent der zugeführten Energie in Form von Kohlenhydraten aufzunehmen.

FAKTEN & INFOS

Welche Kohlenhydrate essen wir?

Bezeichnung	Zusammensetzung	Beispiel
Monosaccharide	Einfachzucker, Grundbaustein für Kohlenhydrate	Glukose (Traubenzucker), Fruktose (Fruchtzucker), Galaktose (Schleimzucker)
Disaccharide	Zweifachzucker aus der Verknüpfung zweier Monosaccharide	Saccharose (Haushaltszucker) Laktose (Milchzucker) Maltose (Malzzucker)
Polysaccharide	Komplexe Kohlenhydrate, bestehend aus vielen Monosacchariden	Stärke Zellulose

Die Deutsche Gesellschaft für Ernährung hat in umfangreichen Recherchen den Mindestbedarf an Kohlenhydraten auf 140 Gramm pro Tag festgesetzt. Eine Diät, die diese Menge unterschreitet, veranlasst den Körper zur geschilderten hilfsweisen Eigenproduktion von Glukose, welche allerdings die Muskulatur schädigen kann. Bei vielen Extremdiäten sind nicht mehr als 20 Gramm Kohlenhydrate pro Tag erlaubt. Damit Sie sich vorstellen können, wie wenig das ist: Eine Tasse Milch enthält 12 Gramm, eine Scheibe Brot 15 Gramm und ein großer Apfel 20 Gramm Kohlenhydrate.

Kohlenhydrate sind Nährstofflieferanten

Kohlenhydrate sind nicht nur gute Energiespender. Kohlenhydratreiche Lebensmittel versorgen uns gleichzeitig mit lebensnotwendigen Nährstoffen, die für eine gesunde Ernährung wichtig sind und Krankheiten vorbeugen. Gesunde Lebensmittel wie Obst, Gemüse, vollwertiges Getreide und Hülsenfrüchte liefern Ballaststoffe, Vitamine und Mineralien. Fettarme Milchprodukte wie Buttermilch und Joghurt sind überdies eine wichtige Quelle für Kalzium, Vitamin D, Zink und Eiweiß. Diese Lebensmittel gehören deshalb auf jeden ausgewogenen Speiseplan. Denn wenn Sie auf kohlenhydrathaltige Lebensmittel verzichten, kann dies zu einer Unterversorgung mit genau diesen notwendigen Vitalstoffen führen.
Jede Lebensmittelgruppe liefert verschiedene Kombinationen aus Hauptnährstoffen (Kohlenhydrate, Eiweiß und Fett), Vitaminen, Mineralien und Wasser. Wer sich vielseitig und ausgewogen ernährt, ist höchstwahrscheinlich auch ausreichend mit gesundheitsfördernden kohlenhydratreichen Speisen versorgt. Dadurch lässt sich das Risiko für chronische Beschwerden wie Bluthochdruck, Nierenerkrankungen, Osteoporose, Herzkrankheiten und verschiedene Krebserkrankungen reduzieren. Die Mechanismen, mit denen diese Lebensmittel Krankheiten vorbeugen, sind vielfältig. Einige dieser Prozesse sind noch völlig ungeklärt, andere erst teilweise entschlüsselt. Die Forschung kommt fast täglich zu neuen Erkenntnissen. Bekannt ist beispielsweise, dass Obst, Gemüse und Vollkorngetreide reich an sekundären Pflanzenstoffen sind. Mit dem Begriff sekundäre Pflanzenstoffe werden rund 30 000 heute bekannte Pflanzeninhaltsstoffe zusammengefasst, davon kommen 5000 bis 10 000 in unserer Nahrung vor. Auf den ersten Blick zeigt

der Organismus zwar keine Mangelsymptome, wenn wir zu wenig oder gar keine sekundären Pflanzenstoffe aufnehmen. Doch es scheint, dass man sich damit vor unzähligen degenerativen Erkrankungen oder auch vor Tumoren schützen kann. Fettarme Milchprodukte sind eine gute Kalziumquelle und werden mit einem reduzierten Osteoporose-Risiko in Verbindung gebracht. Obst, Gemüse und Vollkorngetreide sind reich an wichtigem Kalium, das Bluthochdruck vorbeugen soll.

FAKTEN & INFOS

Nährstoffe in kohlenhydrathaltigen Nahrungsmitteln

Nährstoff	Ballaststoffe	Vitamine	Mineralien
Beispiele	Zellulose Pektin Raffinose	B-Vitamine Vitamin C Folsäure	Kalzium Kalium Magnesium
Aufgabe	Regulieren die Darmfunktion; machen lange satt; können z.B. vor Verstopfung, hohen Cholesterinwerten und Arteriosklerose schützen	Beugen Mangelerscheinungen vor; sind elementar für den Stoffwechsel und wirken antioxidativ	Funktionieren als Katalysatoren bei allen lebensnotwendigen chemischen Reaktionen des Körpers
Quellen	Vollkorngetreide, Hülsenfrüchte, Obst, Gemüse	Vollkorngetreide, Obst, Gemüse	Fettarme Milchprodukte, Vollkorngetreide, Obst, Gemüse

Auf »gute« Kohlenhydrate achten

Die drei Hauptgruppen der Kohlenhydrate – Monosaccharide, Disaccharide und Polysaccharide – unterscheiden sich in ihrer Zusammensetzung und im Geschmack. Monosaccharide und Disaccharide schließen Haushalts-, Frucht- und Milchzucker, Sirup, Honig und so genannte Zuckeraustauschstoffe (kalorienhaltige Süßungsmittel) ein. Sie schmecken süß, sind leicht verdaulich und werden schnell vom Körper absorbiert. Polysaccharide in

stärkehaltigen Lebensmitteln wie Brot schmecken nicht süß, sie werden zunächst gespalten und dann vom Körper langsam aufgenommen.
Ballaststoffe hingegen sind unverdaulich und liefern weder Energie noch Nährstoffe – trotzdem sind sie überaus gesund: Sie vergrößern das Stuhlvolumen, regen so die Verdauung an und binden Schadstoffe.
Zucker und Stärke verfügen pro Gramm über dieselbe Kalorienanzahl und haben deshalb denselben Effekt auf das Körpergewicht. Es gibt allerdings einen entscheidenden Unterschied: Lebensmittel, die uns Stärke statt Zucker zuführen, enthalten mehr Nährstoffe und liefern dem Körper wichtige Vitalstoffe. Die Weltgesundheitsorganisation (WHO) empfiehlt, nicht mehr als 10 Prozent der täglich zugeführten Energie in Form von Zucker aufzunehmen, um eine hohe Nährstoffdichte zu gewährleisten. Trinken Sie zum Beispiel weniger zuckerhaltige Getränke wie Limonaden, gesüßten Eistee und Colagetränke. Auch bei Süßspeisen, Eis, Keksen und anderen stark gesüßten Lebensmitteln sollten Sie sich zurückhalten.
Greifen Sie eher bei Vollkorngetreide als bei raffiniertem, weißem Getreide zu. Es liefert mehr Ballaststoffe und Mineralien und macht zudem rascher satt. Obst und Gemüse liefern sekundäre Pflanzenstoffe, Ballaststoffe, Vitamine und Mineralien. Bei den meisten Sorten handelt es sich um Lebensmittel mit niedriger Energiedichte und natürlich geringem Fettgehalt. Damit gehören sie unbedingt zu einem sinnvollen Abnehmprogramm.

TIPPS & STRATEGIEN

Kohlenhydrate – die gute Wahl

Diese Lebensmittel sind die Stars unter den Kohlenhydratlieferanten – Ballaststoffe, sekundäre Pflanzenstoffe, Mineralien und Vitamine:

- Vollkornprodukte
- Obst
- Gemüse

Den Schwerpunkt auf Polysaccharide legen

Die ideale Ernährung hat weder einen sehr hohen noch einen extrem niedrigen Kohlenhydratanteil. Die Deutsche Gesellschaft für Ernährung empfiehlt, 50 Prozent der zugeführten Energie überwiegend in Form von komplexen, langkettigen Kohlenhydraten, also Polysacchariden, zu verzehren. Das sind zum Beispiel Reis, Vollkornbrot, Gemüse und Nudeln. Einen weitere Empfehlung lautet: 30 Gramm Ballaststoffe pro Tag.
Damit es Ihnen gelingt, diese Tipps in die Tat umzusetzen, müssen Sie Ihre Lebensmittel gerade bei einer niedrigen Kalorienzufuhr bewusst auswählen. Vollkorngetreide, Hülsenfrüchte, Obst und Gemüse liefern ausreichend Vitamine, sekundäre Pflanzenstoffe und Ballaststoffe. Gleichzeitig sättigen sie gut und lange. Eine ausgewogene Ernährung, die gesundheitsfördernde kohlenhydratreiche Lebensmittel einschließt, hilft Ihnen, Ihr Wunschgewicht auf Dauer zu halten.

Kohlenhydratarm *und* kalorienfrei gibt es nicht

Lebensmittelhersteller nutzten die »Low Carb«-Welle der letzten Jahre für Umsatzsteigerungen. So finden Sie inzwischen im Supermarkt Hunderte von kohlenhydratarmen Alternativen zu traditionellen Lebensmitteln. Nudeln, Eiscreme, Kekse, Süßigkeiten und sogar Bier können Sie heutzutage in koh-

FAKTEN & INFOS

Süßer Zuckerersatz

	Süßstoffe	**Zuckeraustauschstoffe**
Eigenschaft	kalorienfrei; verursachen keinen Blutzuckeranstieg hohe Süßkraft	enthalten Kalorien; benötigen für den Stoffwechsel aber kein Insulin; bewirken keinen Blutzuckeranstieg, werden deshalb oft in Diabetikerprodukten verwendet
Beispiele	Saccharin, Cyclamat, Aspartam	Sorbit, Mannit

lenhydratreduzierten Varianten kaufen. Die Kohlenhydrate sind hier meist durch Zuckeraustauschstoffe oder Sojaprotein ersetzt.

Zuckeraustauschstoffe sind chemisch betrachtet oft Zuckeralkohole. Diese haben in größeren Mengen eine abführende Wirkung und können Blähungen, Völlegefühl, Bauchschmerzen und Durchfall hervorrufen. Dabei ist nicht einmal bei allen Produkten gewährleistet, dass sich diese »Nebenwirkungen« aus der Sicht des Kaloriensparens überhaupt lohnen:

Kohlenhydrate haben jeweils 4,1 Kalorien pro Gramm. Zuckeralkohole enthalten etwa 40 Prozent weniger verwertbare Kalorien als Zucker, die Süßkraft liegt im Vergleich zu Zucker aber auch nur bei 50 bis 70 Prozent. Um Ihren Tee gleich süß zu trinken, müssen Sie also mehr vom Austauschstoff verwenden und nehmen somit auch mehr Kalorien auf. Auch mit dem Ersatz von Kohlenhydraten durch Eiweiß sparen Sie keine Energie. Eiweiß enthält wie Kohlenhydrate 4,1 Kalorien pro Gramm. Kalorien sind Kalorien und haben immer die gleichen Auswirkungen auf das Gewicht. Wenn Sie lediglich »normale« Lebensmittel gegen kohlenhydratreduzierte Produkte mit gleichem Kaloriengehalt austauschen, können Sie also gar nicht abnehmen.

SCHON MAL GEHÖRT

»Durch Süßstoffe wie Aspartam, Sucralose und Saccharin nimmt man zu.«

Es gibt keine wissenschaftlichen Beweise für eine Verbindung zwischen diesen Süßstoffen und einem Gewichtsanstieg. Theoretisch soll die Verwendung der Süßstoffe dazu führen, dass man abnimmt, schließlich wird der kalorienhaltige Zucker gegen einen Stoff ohne Kalorien ausgetauscht. Die meisten Studien können allerdings weder einen positiven noch einen negativen Effekt auf das Gewicht belegen. Man vermutet, dass wir durch den Austauschstoff gesparte Kalorien kompensieren, indem wir bei anderen Lebensmitteln stärker zugreifen. Unser Kopf lässt sich offenbar nicht so einfach austricksen.

Die Rolle des Insulins

Unzählige Low-Carb-Diäten versprechen, den Blutzuckerspiegel durch eine kohlenhydratarme Ernährung positiv zu beeinflussen. Sie gehen davon aus, dass Kohlenhydrate aus Brot, Kartoffeln, Reis, Zucker, Nudeln und Weißbrot den Blutzuckerspiegel schnell und stark ansteigen lassen. Daraufhin schüttet die Bauchspeicheldrüse Insulin aus, um den Blutzuckerspiegel wieder zu senken. Verfechter der Low-Carb-Methode vermuten, dass der Körper nicht auf vorhandene Fettreserven zurückgreift, solange der Blutzuckerspiegel durch die Kohlenhydratzufuhr ausreichend hoch ist. Kohlenhydratarme Diäten versuchen daher, die Insulinausschüttung möglichst gering zu halten und die Energieversorgung des Körpers durch Körperfett anzuregen – was letztlich dazu führen soll, dass Fettreserven des Körpers abgebaut werden.
In der Tat spielt Insulin bei der Regulierung der Blutzuckerwerte eine wichtige Rolle. Dennoch lässt sich die Insulin-Ausschüttung über die Nahrung nur schwer kontrollieren. Die Bauchspeicheldrüse folgt einem sensiblen Mechanismus, um die Hormonabgabe genau zu steuern. Eine veränderte Insulinausschüttung resultiert meist nicht aus der Ernährung, sondern wird durch Krankheiten wie Hypoglykämie (Unterzucker) oder Diabetes verursacht.

Unterzuckerung und Diabetes

Hypoglykämie bezeichnet einen Blutzuckerwert unter 50 mg/dl. Diese vorübergehende Stoffwechselentgleisung ist selten und kann unterschiedliche Ursachen haben. Beispielsweise eine Lebererkrankung, eine operative Magenentfernung, hormonproduzierende Tumoren oder Diabetes im frühen Stadium. In manchen Fällen treten Symptome wie Angstzustände, Schweißausbrüche, Zittern, Herzklopfen, Übelkeit und Blässe auf. Um eine kurzfristige »Unterzuckerung« zu beheben, kann man etwas Traubenzucker essen, der sehr schnell ins Blut gelangt. Dies ist allerdings keine langfristige Lösung. Zunächst müssen die Ursachen der niedrigen Blutzuckerwerte gefunden werden. Steckt ein entstehender Diabetes dahinter, kann dieser unter Umständen mit besonderen Ernährungsempfehlungen für die tägliche Kohlenhydratzufuhr behandelt werden.

Hat sich ein Diabetes bereits manifestiert, sind der Kohlenhydratstoffwechsel und die Insulinausschüttung dauerhaft gestört. Informationen zu Diabetes und den verschiedenen Diabetes-Typen finden Sie in Kapitel 2 (siehe Seite 50). Die Behandlung von Diabetes konzentriert sich darauf, den Blutzuckerspiegel im Gleichgewicht zu halten. Typ-1-Diabetiker sind dabei auf Insulin angewiesen und müssen eine besondere Diät befolgen. Wer an Diabetes Typ 2 erkrankt ist, kann diesen meist schon in den Griff bekommen, indem er Übergewicht abbaut, sich mehr bewegt und gegebenenfalls eine spezielle Diät befolgt. Erst wenn Typ-2-Diabetiker ihren erhöhten Blutzuckerspiegel auch mit diesen Maßnahmen nicht kontrollieren können, werden schließlich Medikamente eingesetzt.

Ein ausgeklügeltes System

Da wir ohne Glukose nicht überleben können, verlässt sich unser Körper nicht allein aufs Insulin, um die Energieversorgung sicherzustellen. Unzählige Hormone und andere Komponenten sorgen dafür, dass Glukose aus dem Blut aufgenommen wird und im Körper zirkuliert. Die Hauptaufgabe des Hormons Glukagon beispielsweise ist, den Blutzuckerspiegel zu erhöhen. Es sorgt dafür, dass eingelagertes Glykogen (s. u.) abgebaut wird, um den Blutzuckerspiegel im Gleichgewicht zu halten. Dadurch sind große Schwankungen des Blutzuckerspiegels eher selten und auch kaum durch eine bestimmte Diät steuerbar. Menschen, die unter Schwankungen des Blutzuckerspiegels leiden, benötigen eine intensive medizinische Betreuung.

Der Glykogen-Effekt

Bei einer Diät greift der Körper zunächst auf seine Glykogen-Reserven zurück, um kurzfristig Energie zu gewinnen. Das Molekül besteht allerdings nur zu einem Viertel aus Glykogen, die übrigen drei Viertel sind Wasser. Daher nehmen Sie zu Beginn einer Diät auch so gut und schnell ab. Sie verlieren dabei allerdings kein Körperfett, sondern zur Hälfte Wasser – das belegen diverse Studien. Die anfängliche Gewichtsabnahme ist also zu 50 Prozent Illusion und vergleichbar mit dem Einsatz eines harntreibenden Mittels.

Low Carb ist keine Dauerlösung

Eine streng kohlenhydratarme Diät müsste dem Körper eigentlich entsprechend mehr Eiweiß zuführen. Die meisten Menschen, die eine Low-Carb-Diät befolgen, steigern allerdings ihre Eiweißzufuhr nur mäßig. Dafür greifen sie verstärkt bei Fetten zu, zum Beispiel bei Butter oder Ölen. Nicht gerade die beste Wahl, um dauerhaft abzunehmen.
Ein weiterer Nachteil besteht darin, dass diese Ernährungsform nur schwer durchzuhalten ist. Zu einseitig ist der Speiseplan, zu streng sind die Lebensmittelvorgaben. Kein Wunder also, dass nahezu alle einschlägigen Studien zu dem Schluss kommen, dass sich das Wunschgewicht mit einer Low-Carb-Diät nur schwer langfristig halten lässt.

Die Quintessenz

Nahrung, Gewicht und Wohlbefinden stehen in direktem Zusammenhang. Langfristig können Sie Übergewicht am besten abbauen oder vermeiden, wenn Sie sich ausgewogen mit einer ausgeglichenen Energiebilanz ernähren und sich viel bewegen. Eine gesunde Ernährungsweise schließt alle Lebensmittelgruppen ein und liefert in der jeweils empfohlenen Menge alle lebensnotwendigen Nährstoffe. Ein ausgewogenes Abnehmprogramm enthält Eiweiß, Kohlenhydrate, Ballaststoffe und Fett.
Sowohl Fette als auch Kohlenhydrate sind lebensnotwendig. Kohlenhydrat- und fetthaltige Produkte liefern unverzichtbare Nährstoffe wie Vitamine, Mineralien, essenzielle Fettsäuren und sekundäre Pflanzenstoffe.
Die Deutsche Gesellschaft für Ernährung (DGE) empfiehlt in ihren Richtlinien, ungefähr 30 Prozent des täglichen Kalorienbedarfs durch den Verzehr von Fett zu decken. Den Mindestbedarf an Kohlenhydraten hat die DGE auf 140 Gramm festgelegt. Eine weitere Empfehlung beinhaltet den Verzehr von 30 Gramm Ballaststoffen pro Tag. Diese Richtwerte sind sinnvoll und sollten Bestandteil einer ausgewogenen Ernährungsweise sein. Eine gesunde Diät bringt Sie Ihrem Wunschgewicht genussvoll näher.

↗ Ihre Erfolgsstrategien

Bei einer sinnvollen Lebensmittelauswahl sind Sie ausreichend mit Nährstoffen versorgt und können sogar das Risiko für bestimmte Krankheiten reduzieren. Auf eine »Extremdiät« können Sie dann getrost verzichten.

- Wählen Sie Produkte aus allen Lebensmittelgruppen. Wenn Sie eine Gruppe komplett weglassen, fehlen Ihnen automatisch immer auch lebensnotwendige Nährstoffe.
- Machen Sie folgende Lebensmittel zu einem wichtigen Teil Ihres Speiseplans: frisches Obst und Gemüse, Vollkorngetreide und Getreideprodukte, Hülsenfrüchte, mageres Fleisch, fettarme Milch und Milchprodukte.
- Treffen Sie bei Nahrungsfetten die richtige Wahl: Bevorzugen Sie Lebensmittel mit einfach und mehrfach ungesättigten Fettsäuren sowie Omega-3-Fettsäuren.
- Reduzieren Sie gesättigte Fettsäuren in Ihrer Ernährung, indem Sie mageres Fleisch und fettarme Milchprodukte wählen.
- Alle Hauptnährstoffe – Eiweiß, Fett, Kohlenhydrate – sollten im ausgewogenen Verhältnis zueinander stehen.
- Achten Sie bei fettreduzierten Lebensmitteln aufs Kleingedruckte! Oft stecken in solchen Produkten statt Fett Unmengen von Kohlenhydraten, sodass der Kaloriengehalt fast identisch ist.

6

Können mein Stoffwechsel oder meine Gene verhindern, dass ich abnehme?

Jeder Mensch ist ein genetisches Einzelstück. Dazu kommt, dass wir alle ganz unterschiedliche Erwartungen bezüglich unseres Wunschgewichts haben. Es gibt Faktoren, die das Abnehmen erleichtern, und leider auch solche, die es erschweren. Zum Glück gibt es jedoch fast nichts, was eine Gewichtsreduktion gänzlich verhindern kann. Wer die richtige Strategie anwendet, wird alle Herausforderungen meistern, die im Laufe eines Abnehmprogramms auftauchen. Folgende Aspekte sollten Sie in Ihre Planung einbeziehen:

- *Angeborene Körpermerkmale wie Größe, Statur und Körperbau beeinflussen Ihren Stoffwechsel. Einen erfolgreichen Gewichtsverlust verhindern diese genetischen Voraussetzungen aber nicht.*
- *Ihre Lebensführung, zum Beispiel ob Sie rauchen, und Ihre Lebensumstände, zum Beispiel eine Schwangerschaft, beeinflussen Ihren Stoffwechsel und damit auch Ihr Gewicht.*
- *Beim Festlegen Ihres Wunschgewichts und der Etappenziele sollten Sie Ihre individuelle Lebenssituation berücksichtigen, um realistische und erfolgreiche Strategien zu entwickeln.*

DIÄT-MYTHOS 6

»Bei manchen Menschen verhindern die Gene oder der Stoffwechsel das Abnehmen.«

Es gibt Menschen, die abnehmen können, und Menschen, die ihr Wunschgewicht niemals erreichen werden. Beispielsweise Leute mit schweren Knochen. Der Körperbau bestimmt unsere Statur, es gibt schlanke oder große Menschen, genau wie Menschen mit breiten Hüften, dickem Bauch oder Übergewicht.

Viele Faktoren können verhindern, dass wir abnehmen. Nehmen wir zum Beispiel Menschen mit einem langsamen Stoffwechsel. Für sie ist eine Diät besonders frustrierend. Selbst wenn sie sich viel bewegen und nur einige Hundert Kalorien pro Tag zu sich nehmen, wandert der Zeiger der

Waage keinen Millimeter nach unten. Bei anderen ist das Übergewicht genetisch bedingt. Die Mutter und der Vater sind dick, die Großeltern sind dick und die Cousinen ebenfalls. Wer in der Familie von Übergewichtigen umgeben ist, hat keine Chance auf eine schlanke Zukunft.

Zu guter Letzt ein klassischer Grund für schicksalhaftes Übergewicht: Wer mit dem Rauchen aufhört, um seiner Gesundheit einen Gefallen zu tun, wird auf der anderen Seite mit zusätzlichen Kilo bestraft.

Ähnlich ergeht es auch Frauen nach einer Schwangerschaft und vor allem während der Wechseljahre: Obwohl sie nicht wirklich mehr essen, steigt das Gewicht mit jedem Lebensjahr an.

Auf der anderen Seite gibt es aber auch Menschen, die von Natur aus rank und schlank sind. Wenn diese Glückspilze auch mal ein wenig zunehmen, ist das kein Problem: Das Gewicht ist ruckzuck wieder unten. Sie brauchen sich dafür nicht mal sonderlich anzustrengen. In puncto Gewicht kann man die Menschen in zwei Gruppen einteilen: Die einen können abnehmen, die anderen müssen sich mit ihrem Übergewicht arrangieren.

✦ Das Fünkchen Wahrheit

Unser Stoffwechsel beeinflusst das Tempo, in dem wir abnehmen. Wer körperlich aktiv ist und dadurch Muskeln aufbaut, regt seinen Stoffwechsel an. Dadurch werden vermehrt Kalorien verbraucht. Und tatsächlich gibt es auf der anderen Seite auch Umstände, die für einen verlangsamten Stoffwechsel verantwortlich gemacht werden können.

Es gibt beispielsweise ein – relativ seltenes – medizinisches Problem, das eng mit einem verringerten Stoffwechsel in Verbindung steht: die Schilddrüsenunterfunktion (Hypothyreoidismus). Die von der Schilddrüse erzeugten Hormone beeinflussen den Stoffwechsel und das Energieniveau des Körpers. Die häufigste Ursache einer Schilddrüsenunterfunktion ist die Krankheit »Hashimoto«. Dabei hält das körpereigene Immunsystem das Gewebe der Schilddrüse für fremdes Material und attackiert es. Diese Angriffe können das Gewebe zerstören und schließlich eine Unterfunktion hervorrufen.

Die Schilddrüse produziert in diesem Fall zu wenige Hormone. In der Folge verlangsamt sich der Stoffwechsel, und man nimmt quasi automatisch zu. Ob die Schilddrüse ausreichend funktioniert, lässt sich bei routinemäßigen Bluttests diagnostizieren. Dazu misst man das TSH-Serum, das Hormon, das die Schilddrüse stimuliert.

Neben der Schilddrüsenunterfunktion können noch andere Lebensumstände Übergewicht begünstigen:

- Experten gehen davon aus, dass Menschen mit einem übergewichtigen Elternteil mit einer Wahrscheinlichkeit von 25 bis 40 Prozent selbst übergewichtig werden.
- Körperbau und Fettverteilungsmuster sind teilweise genetisch bedingt. Das belegen Zwillingsstudien, die zeigten, dass eineiige Zwillinge zum gleichen Gewicht tendieren.
- Viele Frauen essen während einer Schwangerschaft »für zwei« und haben Schwierigkeiten, dieses Übergewicht nach der Geburt wieder abzunehmen. Ebenso gilt die häufigere Gewichtszunahme von Frauen in der Menopause als bewiesen.
- Es gilt als bewiesen, dass die Neigung zu Übergewicht im Alter steigt. Eine amerikanische Studie belegt dies bis zum Alter von 69 Jahren.

! Die ganze Wahrheit

Die Körperform spielt keine Rolle

Wenn sich das überflüssige Fett in der Bauchregion anlagert, spricht man von einer »apfelförmigen« Figur, die man auch als androide Adipositas bezeichnet. Tendiert man hingegen zur typisch weiblichen Körperform mit Fettpölsterchen im Hüft- und Oberschenkelbereich, wird die Figur als »birnenförmig« bezeichnet (mehr dazu auf Seite 47). Menschen mit Fetteinlagerungen im Bauchbereich können ein erhöhtes Gesundheitsrisiko für Diabetes Typ 2, Bluthochdruck, einen hohen Cholesterinspiegel und bestimmte Herzerkrankungen haben. Neben diesen möglichen gesundheitlichen Auswirkungen hat die Körperform aber keinen Einfluss darauf, wie gut oder schlecht man abnimmt. Ob Apfel- oder Birnentyp – beim Abnehmen hat jeder die gleichen Chancen.

Die Statur ist keine Ausrede

Lange Zeit galt das Idealgewicht als Richtwert für jeden, der abnehmen wollte. Dafür teilte man Erwachsene gemäß ihrer Statur in drei Gruppen ein: Menschen mit kleinem, mit mittlerem und mit großem Körperbau. Trotz fehlender wissenschaftlicher Grundlage wurden diese Gewichtskategorien weit verbreitet und häufig angewandt (mehr dazu auf Seite 45).
Viele Menschen nutzten die Möglichkeit, sich als »groß« einzustufen, als Ausrede für ihr Übergewicht. Die Tabelle erlaubte es Leuten mit großer Statur, schwerer zu sein als solche mit kleinem Körperbau. Auch heute glauben immer noch viele, dass sie nur deshalb zu viel wiegen, weil sie so schwere Knochen oder Muskeln haben. Deshalb sind sie auch der Ansicht, dass der BMI für sie nicht relevant ist. Natürlich gibt es ganz unterschiedliche Staturen. Und es stimmt sogar, dass der BMI sehr muskulöse Menschen, zum Beispiel Bodybuilder, falsch bewerten kann. Für die allermeisten »ganz normalen Menschen« ist der BMI aber ein geeignetes Mittel zur Beurteilung des eigenen Körpergewichts.

Es liegt nicht nur an den Genen

Übergewicht wird gerne mit Genen fürs »Dicksein« entschuldigt. Es scheint ja auch logisch, dass Menschen aus beleibten Familien eher zu Übergewicht neigen als solche aus schlanken. Die Forschung beschäftigt sich schon lange mit diesem Phänomen. Wissenschaftler versuchen herauszufinden, warum manche Menschen leichter zunehmen als andere. Fast wöchentlich werden neue Studien veröffentlicht, die sich mit den verschiedenen genetischen Faktoren von Übergewicht und Adipositas beschäftigen.

Vor einigen Jahren herrschte großes Interesse an der Entdeckung eines Hormons namens Leptin. Man vermutete, dass dieses Hormon unser Hungergefühl reguliert und dafür sorgt, dass wir nach dem Essen satt sind. Die Wissenschaftler hofften auf eine Wunderwaffe im Kampf gegen Übergewicht. In Versuchen fand man heraus, dass Ratten, die kein oder nur wenig Leptin produzierten, übergewichtig waren. Aufgrund dieser Ergebnisse vermuteten die Forscher bei übergewichtigen Menschen einen genetischen Defekt in der Leptinproduktion. So einfach war die Lösung aber leider nicht, schließlich ist der menschliche Körper ein sehr komplexes System. Im Laufe der Untersuchungen mussten die Wissenschaftler ihre Vermutungen relativieren: Übergewichtige Menschen weisen sogar oft einen höheren Leptinspiegel auf als schlanke. Zusätzlich fand man heraus, dass Leptin im Körper auf wesentlich kompliziertere Weise wirkt als zunächst angenommen.

Ein komplexes System

Das Hormon Leptin ist nur ein kleiner Baustein, wenn es darum geht, Übergewicht genetisch zu erklären. Wissenschaftler vermuten inzwischen, dass es bis zu hundert verschiedene Botenstoffe gibt, die in Kombination unser Gewicht beeinflussen. Trotzdem geht man davon aus, dass es einen Zusammenhang zwischen dem genetischen »Bauplan« einer Person und der Neigung zu Übergewicht gibt.

Das menschliche Genom verändert sich in Tausenden von Jahren nur sehr langsam. Wie also ist der rapide Anstieg der übergewichtigen Bevölkerung in den letzten Jahrzehnten zu erklären? Unsere Gene können sich in diesem kurzen Zeitraum jedenfalls nicht verändert haben. Und Genetik hin oder her – Übergewicht lässt sich ja auch ganz einfach erklären: Wir nehmen mehr Energie auf, als wir verbrauchen. Vielleicht haben manche Menschen wirklich die Veranlagung, übergewichtig zu werden, das muss man aber nicht widerstandslos akzeptieren. Denn selbst mit dieser Veranlagung nimmt man eigentlich nur in einem Umfeld zu, das dazu verleitet, zu viel zu essen und sich zu wenig zu bewegen. Wenn Sie die Balance zwischen aufgenommenen Kalorien und körperlicher Bewegung finden, kann es Ihnen letztlich egal sein, ob Sie eine genetische Disposition zum Übergewicht haben oder nicht.

Eine Schwangerschaft muss nicht dick machen

Das Körpergewicht der werdenden Mutter ist ein wichtiger Parameter, der im Rahmen der Schwangerenbetreuung vom Gynäkologen genauestens überwacht wird. Niemand erwartet heute noch von einer Schwangeren, dass sie »für zwei« isst. Nähr- und Vitalstoffe darf sie allerdings schon wenn nötig in doppelter Menge zu sich nehmen. Wichtig sind in jedem Fall hochwertige Produkte, viel frisches Obst, Gemüse und Vollkornprodukte. Wer mit seinem Gewicht im ärztlich empfohlenen Rahmen liegt, braucht auch bei gelegentlichen »Gelüsten«, ob auf Schokolade oder die berühmten sauren Gurken, kein schlechtes Gewissen zu haben. Hören Sie in dieser Lebensphase noch mehr als sonst auf Ihren Körper.

Der Schlüssel zum erfolgreichen Gewichtsmanagement besteht darin, das Gewicht, das Sie während der Schwangerschaft zunehmen, nach der Geburt des Kindes wieder abzunehmen. Frauen, die während der Schwangerschaft mehr als notwendig zunehmen, und dieses Extra nach dem Ende der Schwangerschaft nicht wieder verlieren, haben ein erhöhtes Risiko, dauerhaft übergewichtig zu bleiben.

Fragen Sie Ihren Gynäkologen, ob Sie während der Schwangerschaft ein moderates Bewegungsprogramm praktizieren dürfen. Nach der Geburt sorgen das Stillen und körperliche Aktivität dafür, dass Sie wieder Ihr Ausgangsgewicht erreichen. Manchmal ist auch ein strukturiertes Abnehmprogramm hilfreich, um überflüssige Pfunde loszuwerden. Aber Achtung: Stillen und radikale Hungerkuren sind unvereinbar!

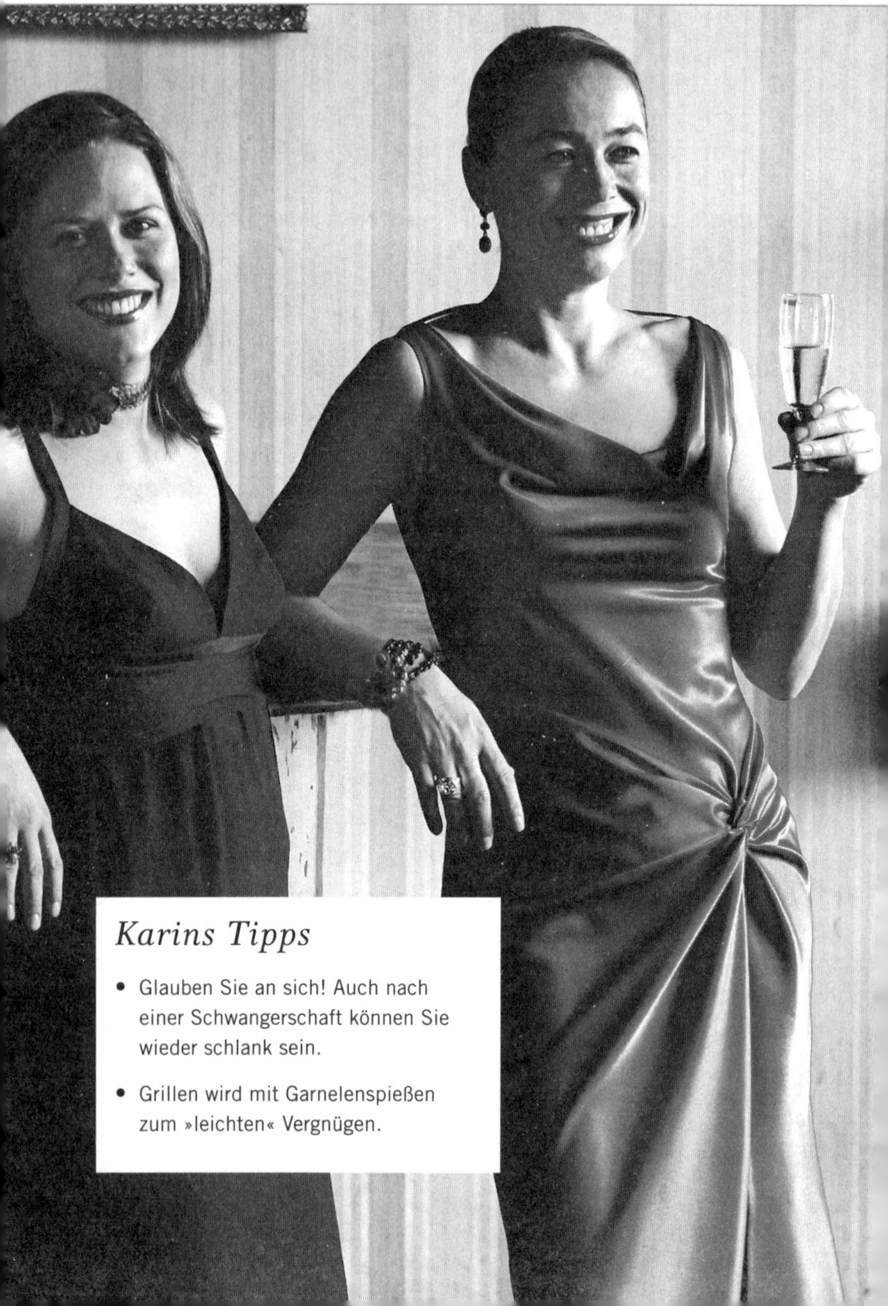

Karins Tipps

- Glauben Sie an sich! Auch nach einer Schwangerschaft können Sie wieder schlank sein.
- Grillen wird mit Garnelenspießen zum »leichten« Vergnügen.

»Erst schwanger, dann schlank«

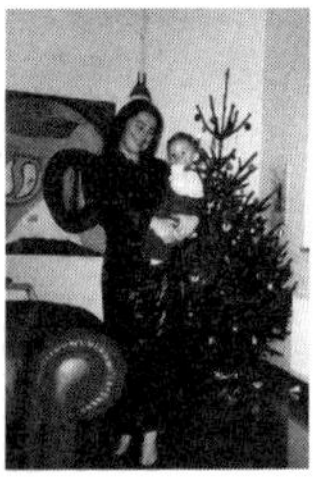

Karin

38 Jahre

13 kg leichter

Zwei Schwangerschaften sind nicht spurlos an Karin vorbeigegangen. 13 Kilo plus zeigte die Waage nach dem zweiten Kind. »Irgendwie darf man als Mutter ja ein bisschen mehr wiegen. Da guckt niemand schief, das wird als ganz normal betrachtet.« Karin fühlte sich aber nicht mehr wohl, ein Diabetes drohte, und auch sonst war sie gesundheitlich nicht topfit. Karins Schlüsselerlebnis? Ihr Lieblingskleid wäre fast in die Altkleidersammlung gewandert. »Mein Mann meinte, ich solle es weggeben, da ich eh nicht mehr reinpasste. Das war der Auslöser – ich nahm mir vor, das Kleid zum nächsten Weihnachtsfest wieder anzuziehen.«

Karin entschied sich für Weight Watchers. »Mit zwei kleinen Kindern ist eine Ernährungsumstellung ganz schön anstrengend, aber es hat sich gelohnt.« Konsequent hielt sich die 38-Jährige an das Konzept. Selbst die Familienleidenschaft Grillen gestaltete sie um: »Ich habe einfach die ganze Grillaktion dahingehend gesteuert, dass wir auch mal Fisch grillen, Gemüsespieße machen und schöne abwechslungsreiche Salate genießen. Ich habe versucht, keine ›Extrawurst‹ für mich zu braten, sondern für alle ausgewogen gekocht. Statt Sahne benutze ich Sauerrahm – das hat noch nicht einmal jemand gemerkt ...«

Karins Schwangerschaftskilo sind verschwunden, selbst der dreijährige Sohn findet seine »neue« Mama klasse. Und eins ist sicher, zum nächsten Weihnachtsfest passt Karin nicht nur wieder in ihr Lieblingskleid, sie wird sich auch in ihrer »neuen« Haut sehr wohl fühlen.

Fit durch die Wechseljahre

Die Menopause ist eine besondere Lebensphase, in der sich einiges verändert: Der weibliche Körper hört auf, Östrogene zu produzieren, und damit stellt sich der gesamte Hormonhaushalt um. Während der Jahre unmittelbar vor und nach der Menopause durchleben viele Frauen Stimmungsschwankungen, sind müde und antriebslos. Es ist gang und gäbe, dass Frauen während der Wechseljahre zunehmen. Der Östrogenmangel ist dafür verantwortlich, dass vermehrt Fettpolster in der Bauchregion angelegt werden. Die Folge ist die eigentlich männertypische »apfelförmige« Statur.
Die meisten Frauen nehmen während der Menopause zu, obwohl sie ihr Ernährungs- und Bewegungsverhalten nicht bewusst ändern. Einer Studie zufolge reicht es in den Wechseljahren für eine Zunahme bereits aus, dass Frauen körperlich weniger aktiv sind, während sie das gewohnte Essverhalten beibehalten. Frauen fühlen sich in dieser Zeit oft einfach nicht so fit und bewegen sich nicht mehr so gern und intensiv.

Verringerter Stoffwechsel im Alter

Der Energiebedarf des Körpers setzt sich aus drei Komponenten zusammen:

- Der Grundumsatz ist die Energiemenge, die der Körper pro Tag bei völliger Ruhe und nüchtern zur Aufrechterhaltung seiner Funktionen benötigt, zum Beispiel im Schlaf. Ungefähr zwei Drittel bis drei Viertel der Energie, die wir jeden Tag verbrennen, dienen diesem Prozess.
- Der Leistungsumsatz unseres Stoffwechsels ist die Energiemenge, die wir bei Aktivitäten verbrennen.
- Schließlich gibt es noch die relativ geringe Kalorienzahl, die zur Verdauung und zur Aufnahme von Nährstoffen benötigt wird.

Im Laufe der Jahre verlieren die meisten Menschen ihren Bewegungsdrang, sind weniger aktiv. Zum einen verringert sich dadurch der Leistungsumsatz, da der Körper nicht mehr so lange und intensiv körperlich aktiv ist. Zum anderen bauen Sie langsam und fast unmerklich Muskelgewebe ab und verringern dadurch Ihren Grundumsatz.

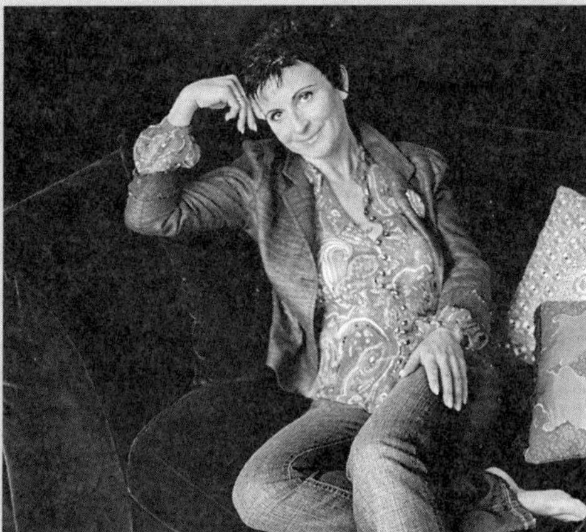

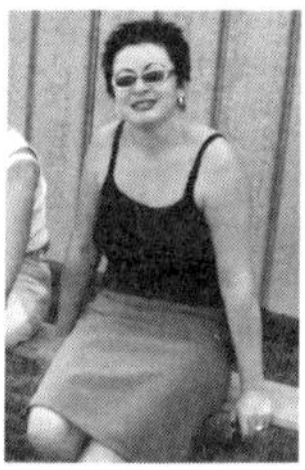

Heike

39 Jahre

14 kg leichter

»Schlank und rauchfrei«

»Als ich mit dem Rauchen aufgehört habe, war es mit der schlanken Linie plötzlich vorbei. Ich habe die Zigaretten unbewusst durch Knabbereien ersetzt.« Heike wollte den Rauchstopp aber eigentlich nicht mit Übergewicht »bezahlen«.

Sie musste erst lernen, die Zigaretten nicht mehr durch Essen zu ersetzen, und fand schließlich den richtigen Ausgleich und die nötige Entspannung beim Sport und bei Spaziergängen.

Heike hat den Mythos vom Übergewicht nach einem Rauchstopp am eigenen Leib erfahren. Ihr Gewichtsverlust beweist aber, dass man selbst als frischgebackener Nichtraucher schlank bleiben oder werden kann.

Heikes Tipps

- Aufschreiben, was man isst, so hat man einen besseren Überblick – auch über »Kleinigkeiten«.
- Belohnen Sie sich mit schönen Dingen wie neuen Ohrringen, nicht mit Essen.

Ex-Raucher haben mehr Vor- als Nachteile

Wer mit dem Rauchen aufhört, nimmt zu – und zwar durchschnittlich zwei bis drei Kilogramm. Ein kleiner Prozentsatz der ehemaligen Raucher wiegt sogar gut 12 Kilo mehr. Das Statistische Bundesamt bestätigt in einer Untersuchung, dass unter Männern wie Frauen ehemalige Raucher deutlich häufiger übergewichtig sind als aktive Raucher.
In den meisten Fällen legen Ex-Raucher allerdings nur kurzfristig zu. Ein Forscherteam begleitete eine Gruppe von Frauen, die sich das Rauchen abgewöhnen wollten. Die ehemaligen Raucherinnen nahmen zwar mehr Kalorien auf und legten auch beim Gewicht zu, doch das war lediglich ein vorübergehendes Phänomen. Nach einem Jahr hatten sich Kalorienaufnahme und Körpergewicht wieder normalisiert.
Die anfängliche Gewichtszunahme hängt mit Veränderungen im Stoffwechsel zusammen: Wenn ein Raucher die Zigaretten weglässt, verringert sich sein täglicher Energiebedarf um ungefähr 100 Kalorien. Diese Verringerung ist aber nicht allein für den Gewichtsanstieg verantwortlich. Zum Großteil ist der Gewichtsanstieg »selbst gemacht«: Essen – und vor allem Naschen – wird zum Zigarettenersatz. Möglicherweise bewegt man sich auch weniger. Oder es ist eine Kombination aus beidem.

Lieber Rauchen als Zunehmen?

Viele Raucher – und insbesondere Raucherinnen – bleiben dann lieber bei den Zigaretten, weil sie um ihre Figur fürchten. Aber wägen Sie mal die gesundheitlichen Risiken des Rauchens gegen einen kurzfristigen Gewichtsanstieg ab. Sie werden feststellen, dass das Rauchen ein wesentlich größeres Gesundheitsrisiko darstellt: Es kann zu Herzerkrankungen, Krebs, Bluthochdruck, Impotenz, Unfruchtbarkeit und einer Vielzahl weiterer Erkrankungen führen. Kurzfristig ein paar Pfund mehr auf der Waage lassen sich sicherlich leichter in den Griff kriegen.
Oder Sie verhindern die Gewichtszunahme von vornherein, indem Sie Ihre körperliche Aktivität steigern und einen Nikotinersatz verwenden. Bei einer Gruppe von Frauen, die aus Angst um ihre Figur zunächst nicht mit dem Rauchen aufhören wollten, hat Folgendes funktioniert: Sie stellten ihre

Ernährung um, absolvierten ein Bewegungstraining und verwendeten Nikotinkaugummis. Alles zusammen erhöhte die Zahl der erfolgreichen Nichtraucherinnen und verhinderte die befürchteten Extrapfunde beim Verzicht auf den Glimmstängel.

SCHON MAL GEHÖRT

»Manche Leute können essen, was sie wollen, und nehmen einfach nicht zu.«

Sie kennen doch bestimmt jemanden im Freundeskreis oder in der Verwandtschaft, der alles essen kann und niemals zunimmt. Da kann man ganz schön neidisch werden ...
Der Stoffwechsel ist zwar bei jedem Menschen anders. Dennoch gibt es niemanden, der wirklich unbegrenzt essen kann ohne zuzunehmen. Manche Menschen verfügen jedoch über flexible Kontrollmechanismen. An einem Tag sind sie zum Essen eingeladen und genehmigen sich eine große Mahlzeit, dafür essen sie am nächsten Tag automatisch deutlich weniger. Andere Schlanke haben einen extrem aktiven Lebensstil, der jede Menge Kalorien durch Bewegung und einen dadurch beschleunigten Stoffwechsel verbrennt. Lassen Sie sich nicht irreführen! Viele Menschen, die reichlich essen, nehmen nur deshalb nicht zu, weil sie sehr hart daran arbeiten, ihr Gewicht konstant zu halten – ob sie das nun zugeben oder nicht.

Wir essen mehr, als wir denken

Viele Menschen essen deutlich mehr, als sie denken. Einige Studien gehen davon aus, dass man seine tägliche Kalorienzufuhr durchschnittlich um 400 bis 500 Kalorien unterschätzt. Besonders Frauen irren sich bei ihrer täglichen Nahrungsaufnahme leicht um etwa 20 Prozent – zu ihren Gunsten. Befolgt eine Frau beispielsweise eine 1200-Kalorien-Diät, isst sie tatsächlich ungefähr 1450 Kalorien pro Tag.
Dieses Phänomen hängt mit der Fehleinschätzung der Portionsgrößen zusammen – die Mengen auf dem Teller werden oft kleiner wahrgenommen,

als sie eigentlich sind. Ein anderer Faktor ist unser selektives Erinnerungsvermögen. Man erinnert sich gern an die gesunden Lebensmittel und vergisst leicht, was man ja eigentlich nicht essen sollte. Man weiß ganz genau, wann man den Apfel, die Banane und die Selleriestangen gegessen hat – die Hand voll Kartoffelchips, die Butterbrezel und den Schokoriegel unterschlägt man unbewusst lieber.

Eine Studie beschäftigte sich eingehend mit vermeintlich »gewichtsresistenten« Frauen, die trotz 1200-Kalorien-Diät kein Gramm abnahmen. Die Forscher vermuteten zunächst eine Fehlfunktion des Stoffwechsels. Als sie die Frauen ganz genau beobachteten, stellten sie erstaunt fest, dass der Stoffwechsel einwandfrei funktionierte – aber die Probandinnen nahmen viel mehr Kalorien zu sich als im Rahmen der Diät vorgesehen.

Diese Studie wurde mehrfach mit unterschiedlichen Teilnehmerinnen durchgeführt und zeigte jedes Mal die gleichen Ergebnisse. Die Frauen gaben nicht wissentlich falsche Werte an – sie glaubten wirklich, dass sie vorschriftsmäßig gegessen hatten.

Auf der einen Seite unterschätzen die meisten Menschen, wie viel sie essen. Auf der anderen Seite überschätzen viele, was sie an Kalorien durch Bewegung verbrennen. Wie in Kapitel 4 erwähnt, müssten Sie schon sehr, sehr sportlich sein, um Ihren Kalorienverbrauch spürbar anzukurbeln. Lassen Sie sich nicht von den Angaben über den Kalorienverbrauch an Fitnessgeräten irreführen. Diese geben tendenziell pro Fitnesseinheit 30 Prozent mehr Kalorien an, als tatsächlich verbrannt werden. Zuverlässiger sind Geräte, bei denen Sie vorab Ihr Körpergewicht eingeben müssen.

Die Quintessenz

Unser Gewicht ist kein von körperlichen und genetischen Gegebenheiten bestimmtes, unabwendbares Schicksal. Viele verschiedene Faktoren haben Einfluss auf den Gewichtsverlauf, aber kein Faktor allein kann verhindern, dass man dauerhaft abnimmt. Einige Menschen neigen zwar aus genetischen oder anderen Gründen eher zu Übergewicht als andere. Trotzdem kann nahezu jeder sein Wunschgewicht erreichen und langfristig halten. Wichtigste Regel für den Erfolg: Befolgen Sie die für Sie persönlich richtigen Strategien.

↗ Ihre Erfolgsstrategien

Analysieren Sie Ihre persönlichen Lebensumstände, und schätzen Sie deren Einfluss auf Ihren Stoffwechsel und Ihre Ernährung ein. Wenn Sie beispielsweise erst kürzlich mit dem Rauchen aufgehört haben oder aus einer Familie mit Gewichtsproblemen stammen, dann ist es vielleicht sinnvoll, wöchentlich einen Gewichtsverlust von 200 bis 300 statt 400 bis 500 Gramm anzupeilen.

- Wenn Sie aufgrund Ihres genetischen Hintergrunds leicht zunehmen, sollten Sie Ihren täglichen Mahlzeitenplan und das Bewegungsprogramm besonders sorgfältig zusammenstellen.
- Seien Sie Ihren Kindern ein gutes Vorbild! Zeigen Sie ihnen, dass – selbst bei familiärer »Vorbelastung« – ein erfolgreiches Gewichtsmanagement möglich ist.
- Bleiben Sie körperlich aktiv. So erhalten Sie Ihr Muskelgewebe!
- Denken Sie positiv! Egal wie sich Ihre individuelle Lebenssituation gestaltet: Sie können erfolgreich abnehmen und Ihr Gewicht dauerhaft halten.

7

Kann eine spezielle Diät den Stoffwechsel beschleunigen?

Wer abnehmen möchte, muss ein Kaloriendefizit herstellen, und das lässt sich auf unterschiedliche Weise erreichen: indem man weniger isst oder seinen Stoffwechsel beschleunigt. Das Ganze funktioniert natürlich auch mit einer Kombination aus beidem. Bestimmte Speisenkombinationen oder Schlankheitspräparate sollen in der Lage sein, den Stoffwechsel ohne jeglichen Aufwand anzukurbeln. Im Folgenden geht es darum, welche Versprechen nur leere Werbebotschaften sind und welche Faktoren Ihnen das Abnehmen wirklich erleichtern können:

- *Unser Körpergewicht wird durch zwei Faktoren bestimmt: von der Kalorienmenge, die wir durch Essen und Trinken aufnehmen, sowie der, die wir durch Stoffwechsel, Bewegung und Verdauung verbrauchen.*
- *Wir können den Kalorienverbrauch des Körpers erhöhen, indem wir den Stoffwechsel beschleunigen. Durch körperliche Aktivität gelingt das auf ganz natürliche Weise.*
- *Es gibt bislang keine wissenschaftlichen Beweise dafür, dass bestimmte Nährstoffe, Speisenkombinationen oder Essenszeiten eine signifikante Beschleunigung des Stoffwechsels bewirken.*

DIÄT-MYTHOS 7

»Der Stoffwechsel lässt sich durch eine spezielle Diät ankurbeln.«

Schlank werden ist ganz einfach: Man muss nur weniger Kalorien zu sich nehmen, als man verbraucht. Früher lautete die Empfehlung: weniger essen und mehr bewegen. Heute geht es aber auch einfacher. Das Geheimnis einer erfolgreichen Diät besteht darin, den Stoffwechsel zu beschleunigen.
Wer schnell schlank werden möchte, wird überall Informationen zu diesem Thema finden. Ob in Zeitungsanzeigen, in Frauenzeitschriften, in Apotheken, Drogerien oder im Internet: Es gibt eine riesige Palette an Diäten, Schlankheitspräparaten und Abnehmprogrammen, die den Stoffwechsel

anregen sollen. Da ist für jeden etwas dabei. Mit dem Stoffwechsel kurbelt man nämlich den Kalorienverbrauch an. Das Gewicht verringert sich also ganz automatisch. Wir alle kennen doch Menschen mit einem gut funktionierenden Stoffwechsel, die einfach alles essen können und niemals zunehmen. Heutzutage muss sich niemand mehr mit einem langsamen Stoffwechsel abfinden. Durch bestimmte Lebensmittel, Nahrungsergänzungsmittel und andere Schlankheitspräparate steigt die Stoffwechselrate und mit ihr das Tempo, in dem die Pfunde purzeln. Das Tolle daran: Es ist kinderleicht und funktioniert immer. So kann wirklich jeder garantiert schnell, einfach und erfolgreich abnehmen.

✦ Das Fünkchen Wahrheit

Beißen, Kauen, Schlucken. Essen ist ein Wunder! Die Hand schiebt ein Stück Brot in den Mund, dort wird es zerkleinert und gelangt durch die Speiseröhre in den Magen. Hier verwandelt es sich in Energie und gibt uns Kraft zum Leben. Schon seit Jahrtausenden bedeutet Essen mehr als nur den Körper mit Kalorien und Nährstoffen zu versorgen: Menschen glauben seit jeher an die »Kraft« der Nahrung. Bestimmte Nahrungsmittel sollen sogar bei Krankheiten helfen. Hühnersuppe zur Linderung von Erkältungen und Austern bei Unfruchtbarkeit sind nur zwei Beispiele. So überrascht es nicht, dass auch bestimmte Speisen und Ernährungsgrundsätze ihren Weg in das Volkswissen rund ums Abnehmen gefunden haben.

Wirksam oder wirkungslos?

In der Hoffnung, dauerhaft schlank zu werden, vertraut man gern auf die Wirkung gerade angesagter Lebensmittel, Präparate und Ernährungsformen. Hier eine Auswahl der gängigsten Empfehlungen:

- Aerobicübungen, die auch nach dem Training Kalorien verbrennen
- Gewichtheben
- Diäten mit extrem hohem Eiweißgehalt
- nach 19 Uhr nichts mehr essen
- Trennkost
- Mahlzeiten ganz scharf würzen
- morgens nur Obst essen
- vor der ersten Mahlzeit Zitronensaft oder Apfelessig mit Wasser verdünnt trinken
- Tabletten, die den Stoffwechsel beschleunigen

Solche Patentlösungen haben leider einen Haken: Sie konzentrieren sich immer nur auf einen Aspekt des komplexen Abnehmprozesses. Etwa auf eine bestimmte Speise, einen gewissen Nährstoff oder eine spezielle Bewegungsart. Sie nehmen einen winzigen Aspekt aus dem großen Kontext heraus und bieten diesen isoliert als universelle Lösung für alle Gewichtsprobleme an.

Erfolgreiche Anwender und vermeintliche Autoritäten – »renommierte Wissenschaftler«, »Experten«, »Mediziner« aus dem Ausland – werden gern zitiert, um den Erfolg »jahrelanger Forschungen« in der Praxis zu bestätigen. Einer renommierten Studiengruppe oder einer bekannten Universität zuzuordnen sind diese »Spezialisten« aber nur höchst selten. In der Regel findet sich sogar mindestens eine wissenschaftliche Studie, die den Erfolg des Konzeptes belegt. Diese wird dann möglichst medienwirksam publiziert. Fernsehen, Printmedien und Internet sind schließlich dankbar für jede neue und viel versprechende Information zum Thema Abnehmen.
Natürlich ist es verlockend, diesen einfachen Lösungen Glauben zu schenken. Wirklich glaubwürdig und wissenschaftlich haltbar ist das Ganze jedoch nur, wenn eine solche Einzelstudie von anderen Forschern wiederholt wird und diese zu den gleichen Ergebnissen gelangen. Doch vermutlich haben Sie keine Lust, nur weil Sie abnehmen möchten, wissenschaftliche Untersuchungen zu studieren und auszuwerten. Ernst zu nehmende Forscher tun genau das: Sie vergleichen alle wissenschaftlichen Untersuchungen und Studien zu einem bestimmten Thema, bevor sie ein Urteil fällen. Fundierte Ergebnisse basieren demnach nie auf einer einzigen oder wenigen isolierten Studien. Sie sind immer das Resultat langwieriger und glaubwürdiger Forschungsreihen.

Wundermittel Bewegung

Bislang sind Wissenschaftler auf der Suche nach »Wundermitteln«, die den Stoffwechsel beschleunigen, nur auf »Bewegung« gestoßen. Nur mit ihr können Sie Ihren Stoffwechsel erwiesenermaßen beschleunigen. Wenn Sie Muskelmasse aufbauen, erhöhen Sie Ihren Grundumsatz und damit Ihren Kalorienverbrauch. Muskelgewebe ist der Motor unseres Körpers und verbraucht mehr Kalorien als Fettgewebe. Körperliche Aktivität kann also den Stoffwechsel aktivieren und dadurch den Gewichtsverlust unterstützen.
Auch eine »Wunderdiät«, die verspricht, dass Sie aufgrund der Beschleunigung des Stoffwechsels abnehmen, kann dazu führen, dass Sie Gewicht verlieren. Sie nehmen jedoch nicht aufgrund des aktivierten Stoffwechsels ab, sondern weil Sie weniger essen und sich eventuell auch mehr bewegen.

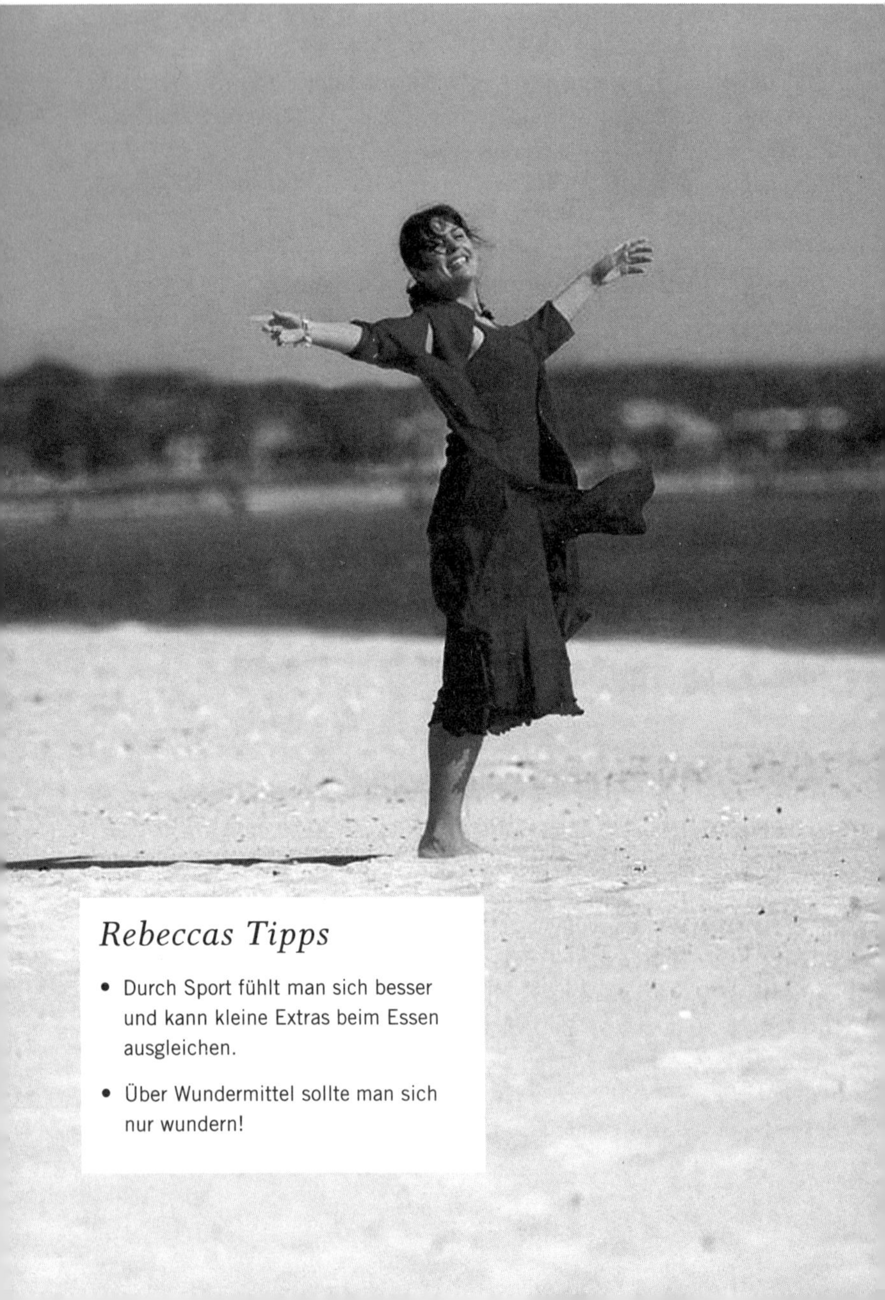

Rebeccas Tipps

- Durch Sport fühlt man sich besser und kann kleine Extras beim Essen ausgleichen.
- Über Wundermittel sollte man sich nur wundern!

»Sport statt Wundermittel«

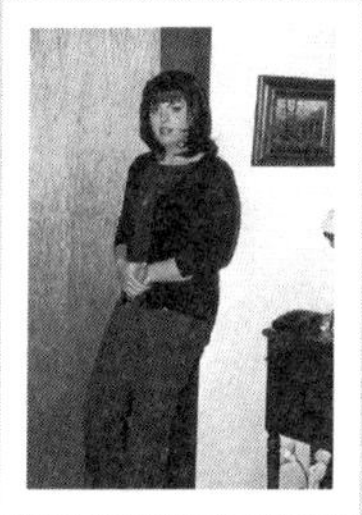

Rebecca

24 Jahre

13 kg leichter

Zu viele Pfunde begleiteten Rebecca ihr Leben lang. »Zu Hause gab es gute Hausmannskost, ich habe schon als Kind immer ein bisschen zu viel gegessen und war entsprechend pummelig«, meint sie rückblickend. »Schleichend nahm ich immer mehr zu, bis ich mit 18 Jahren über 80 Kilo wog. Damit war ich total unglücklich.« Die verschiedensten Diäten halfen nicht weiter. Fasten und Trinkmahlzeiten funktionierten langfristig überhaupt nicht. Mit Akupunktur versuchte Rebecca, den Hunger zu zügeln und den Stoffwechsel zu beschleunigen – vergeblich. Nahrungsergänzungsmittel, die zu einem Kaloriendefizit führen sollten, brachten ebenfalls keine Erfolge. Mit 20 ging sie dann zu Weight Watchers. »Ich hatte das für mich allein beschlossen. Zum ersten Treffen fuhr ich mit dem Auto und wäre am liebsten an jeder Straßenecke umgekehrt.«

Heute ist sie froh, dass sie es nicht getan hat. Nach einiger Zeit gerieten die Ziffern auf der Waage in Bewegung. »Es gibt keine Geheimnistuerei, das ganze System ist klar, einfach und verständlich. Man muss nicht an irgendwelche dubiosen Wunder glauben – es funktioniert einfach.«

Ihr neues Erscheinungsbild hat sie noch nicht ganz verinnerlicht, und an bewundernde Blicke musste sie sich erst gewöhnen. Langsam gewinnt jedoch auch Rebeccas Selbstbewusstsein neue Konturen. »Früher habe ich mich am liebsten zu Hause vergraben. Jetzt gehe ich oft aus und hole vieles nach.« Es gibt auch Situationen, in denen sich Rebecca freut, dass keiner mehr guckt: »Früher haben viele komisch reagiert, wenn ich ein Eis gegessen habe, nach dem Motto: ›Muss das bei der Figur denn sein?‹ Heute genieße ich es, mit einem Eis gemütlich durch die Stadt zu bummeln.«

! Die ganze Wahrheit

Auf die Kalorien kommt es an

Unser Körpergewicht ist das Resultat aufgenommener und verbrauchter Kalorien. Die Kalorien der Speisen und Getränke, die wir konsumieren, verbraucht der Körper auf drei verschiedene Arten:

- durch die Energiemenge, die unser Körper im ruhenden Zustand für alle Funktionen benötigt
- wenn wir uns bewegen
- wenn wir Nahrung verdauen und verwerten

Ein konstantes Gewicht resultiert daraus, dass dem Körper genau die Menge an Kalorien zugeführt wird, die er zum reibungslosen Funktionieren benötigt. Wenn Sie zu- oder abnehmen, ist die Balance Ihres Energiehaushalts unausgeglichen. Die Gleichung ist schlicht und einfach:

ENERGIEHAUSHALT-BALANCE

Kalorienaufnahme > Kalorienverbrauch	Das Gewicht steigt.
Kalorienaufnahme = Kalorienverbrauch	Das Gewicht ist stabil.
Kalorienaufnahme < Kalorienverbrauch	Das Gewicht verringert sich.

Die einzige wissenschaftlich belegte Methode um abzunehmen besteht darin, ein Kaloriendefizit zu erzeugen. Eine anschauliche Untersuchung zu diesem Thema wurde in der Schweiz durchgeführt. 54 übergewichtige Menschen durften exakt 1100 Kalorien pro Tag zu sich nehmen. Im Laufe der Studie wurden verschiedene Speisenkombinationen, Nahrungsergänzungsmittel und variierende Essenszeiten getestet. Das Ergebnis: Die Teilnehmer verloren bei jeder Variante gleich viel Gewicht. Wie viel sie abnahmen, hing allein von der Anzahl der aufgenommenen Kalorien ab.

Den Stoffwechsel durch Bewegung aktivieren

Um ein Pfund pro Woche abzunehmen, müssen Sie pro Tag 500 Kalorien einsparen. Auch wenn viele Diäten und Nährstoffpräparate versprechen, den Stoffwechsel schnell und unkompliziert zu aktivieren, kann er bewiesenermaßen nur effektiv erhöht werden, indem man sich mehr bewegt und die Herzfrequenz beschleunigt. Wer sich regelmäßig bewegt, verfügt über einen hohen Anteil an Muskelgewebe im Körper. Und Muskeln verbrauchen im Ruhezustand etwa 70-mal mehr Kalorien als Fettgewebe. Zusätzlich verbrennt die Bewegung an sich Kalorien. Je länger Sie also aktiv sind, desto höher ist der Kalorienverbrauch.

Während der Stoffwechsel durch mehr Muskeln verbessert wird, führt ein Gewichtsverlust fast immer auch zu einem Verlust von Muskelmasse. Im Laufe einer Diät werden die Muskeln nach und nach weniger gefordert, da der Körper immer leichter wird. Die Muskeln müssen beispielsweise zu Beginn einer Diät 85 Kilo Körpergewicht bewegen, am Ende vielleicht nur noch 65 Kilogramm. Dafür benötigt der Körper natürlich auch wesentlich weniger Energie, sprich: Der Kalorienbedarf sinkt.

In den Medien wird gerne behauptet, dass der Stoffwechsel auch nach dem Sport erhöht sein kann. Wissenschaftler, die sich mit diesem Thema beschäftigt haben, konnten jedoch keine übereinstimmenden Ergebnisse präsentieren. Es gibt bislang keine Studie, die eine direkte Verbindung zwischen den »nachträglichen Effekten« von Bewegung und einem daraus resultierenden Gewichtsverlust herstellt.

Die Herzfrequenz beschleunigen

Die zweite Möglichkeit, den Stoffwechsel zu aktivieren, besteht darin, die Herzfrequenz zu erhöhen. Eine Studie, die die Wirkung von Amphetaminen auf Abnehmwillige untersuchte, zeigte, dass die Teilnehmer rascher an Gewicht verloren, wenn sie diese Aufputschmittel einnahmen. Pulsschlag und Blutdruck waren erhöht. Die gesteigerte Nervosität der Testpersonen dämpfte außerdem ihren Appetit. Die Teilnehmer der Studie waren einfach zu unruhig, um viel zu essen.

Viele Schlankheitspräparate enthalten künstliche oder natürliche Amphetamine, zum Beispiel Koffein oder Guarana. Diese Pillen und Pülverchen werden gern als fettverbrennend und diätunterstützend angepriesen. Es kann zwar funktionieren, dass man mit diesen Mitteln abnimmt, weil das zentrale Nervensystem beeinflusst und der Stoffwechsel beschleunigt wird. Diese Reaktion hat allerdings negative Auswirkungen auf andere Körperfunktionen. Unerwünschte Nebenwirkungen können Schlaflosigkeit und Nervosität sein. In den letzten Jahren wurden viele derartige Produkte aufgrund ihrer gefährlichen Folgen vom Markt genommen und verboten.

Grapefruit und Sellerie als Abnehmhilfe?

Ungefährlich sind hingegen viele Lebensmittel, von denen fälschlicherweise behauptet wird, dass sie den Stoffwechsel beschleunigen. Beispielsweise die Grapefruit. Besonderer Clou: Man soll beim Essen und Verdauen einer Pampelmuse mehr Kalorien verbrauchen, als die Frucht selbst liefert. Auch Sellerie wird diese Eigenschaft nachgesagt. Demnach soll sich nach ein paar Stangen Sellerie oder ein, zwei Grapefruits ein natürliches Kaloriendefizit einstellen. Leider gibt es dafür keinerlei wissenschaftliche Belege. Bislang sucht man vergebliche Beweise für die Theorie, dass sich der Stoffwechsel durch bestimmte Lebensmittel beschleunigen lässt oder dass Kalorien quasi »absorbiert« werden können. Wer es trotzdem mit dieser Methode versuchen will, dem bleibt also nur der Placeboeffekt (mehr dazu auf Seite 173) und der Trost, dass es sich bei Grapefruits, Sellerie & Co zumindest um kalorienarme »Vitaminbömbchen« handelt.

Abnehmen mit Kräutern?

Eine andere Methode, die Diätwilligen gern »verkauft« wird, sind viel versprechende Kräutermittel. Mühelos zur Traumfigur und dafür nur regelmäßig bestimmte Kräuterextrakte einnehmen? Klingt verlockend. Die vermeintlich schlank machenden Kräutermittel sollen den Stoffwechsel ankurbeln. Viele enthalten mindestens ein Aufputschmittel, um die Herzfrequenz zu beschleunigen und so das Abnehmen zu fördern.

Ein Blick auf den Beipackzettel und die Inhaltsstoffe offenbart noch andere »Hilfsmittel«. Viele Kräuteressenzen enthalten Abführmittel und Diuretika.

Diese Entwässerungsmittel bewirken eine vermehrte Flüssigkeitsausscheidung – Sie verlieren also tatsächlich an Gewicht. Nur handelt es sich dabei nicht etwa um Körperfett, sondern um Wasser. Ein Werbeslogan wie »aus natürlichen Kräutern« ist keine Bescheinigung für gesundheitliche Unbedenklichkeit. Die Kombinationen aus Aufputschmitteln, Diuretika und Abführmitteln sind alles andere als eine gesunde Mixtur zum Abnehmen und bestimmt kein Wundermittel.

SCHON MAL GEHÖRT

»Es gibt Vitamine und Nahrungsergänzungsmittel, die den Stoffwechsel ankurbeln.«

Unzählige Nahrungsergänzungsmittel sollen das Abnehmen fördern. Zwar ist die Zusammensetzung dieser Präparate unterschiedlich, viele enthalten jedoch Kräuter oder Extrakte, die die Herzfrequenz erhöhen und somit auch den Stoffwechsel. Ein Großteil der Mittel verspricht einen zusätzlichen Nutzen durch beigefügte Vitamine, zum Beispiel B-Vitamine, oder Mineralien wie Chrom, die notwendig sind, damit der Körper die Energie besser verwerten kann. Diese Aussagen stimmen zwar, allerdings gibt es keine wissenschaftlichen Studien, die belegen, dass man mit diesen Nahrungsergänzungsmitteln tatsächlich besser abnimmt.

Ob aus Kohlenhydraten, Eiweiß oder Fett ...

... woher die Kalorien stammen, spielt absolut keine Rolle. Auch wenn es unzählige Diäten gibt, die auf die extreme Reduzierung von einem der drei Stoffe oder exakt die gleiche Menge von allen setzen. Die Forschung schenkte der Nahrungszusammensetzung in den letzten Jahren ebenfalls viel Aufmerksamkeit. Es wurde eine Reihe von wissenschaftlichen Untersuchungen durchgeführt, die jedoch alle bestätigten, dass es für den Erfolg einer Diät keine Rolle spielt, aus welchen Hauptnährstoffen die aufgenommenen Kalorien stammen. 2004 wurden alle vorliegenden Studien zu diesem Thema umfassend analysiert. Und das Urteil der Experten war eindeutig: Weder eine sehr kohlenhydratarme noch eine sehr eiweißreiche Diät beschleunigt den Stoffwechsel oder bringt nachweisbare Vorteile beim Abnehmen.

SCHON MAL GEHÖRT

»Es gibt Diäten, bei denen man mehr essen darf und trotzdem abnimmt.«

Diese Konzepte sind Varianten der klassischen »Low-Fat-Diät«. Durch die Beschränkung auf fettarme Lebensmittel wie Obst und Gemüse bieten sie trotz geringer Kalorienmengen einen vollen Teller. Diese Ernährungsform funktioniert aber, wie jedes Abnehmprogramm, durch ein Kaloriendefizit. Sie beschleunigt weder den Stoffwechsel, noch muss der Körper bei der Verdauung zusätzliche – kalorienrelevante – Arbeit leisten.

Pfunde einfach »wegschmelzen«?

In den 90er Jahren empfahl ein bekanntes Diät-Buch, die Wärmebildung im Körper durch den Verzehr bestimmter Lebensmittel zu erhöhen. Die so genannte »Thermogenese« bezeichnet den Kalorienverbrauch durch die Verdauung, bei dem Energie in Form von Wärme freigesetzt wird und damit ungenutzt »verpufft«. Das Konzept basiert zwar auf konkreten Forschungsergebnissen, allerdings ist die Menge der zusätzlich verbrauchten Kalorien so gering, dass es zum effektiven Abnehmen nicht reicht.

Neben der Thermogenese werden auch exotische Früchte und anderes Obst immer wieder gern als »Wunderwaffe« im Kampf gegen das Übergewicht gepriesen. Papain, Chymopapain, Lysozym und Lipase aus der Papaya, das Enzym Bromelain aus der Ananas sowie Kiwi-Enzyme gelten als echte Fatburner. Grapefruit, Zitronensaft und Apfelessig sollen durch die in ihnen enthaltene Säure Fett einfach »wegschmelzen«. Wenn all das stimmen würde, gäbe es wohl kaum noch übergewichtige Menschen ... Auch koffeinhaltigen Getränken wie grünem Tee und dem Capsaicin der Chilischote sagt man nach, sie würden die Pfunde schmelzen lassen. Das in grünem Tee enthaltene Koffein ist ein mildes Aufputschmittel, das in hohen Dosen die Herzfrequenz erhöht. Chilischoten fördern die Schweißbildung und erzeugen ein leicht belebendes Gefühl. In wissenschaftlichen Studien zeigten aber weder grüner Tee noch Chilischoten eine bemerkenswerte Wirkung auf das Gewicht von Diätwilligen.

Zwei oder fünf Mahlzeiten?

Essen Sie ein kleines Frühstück und ein großes Abendessen? Oder sind Sie eher der Typ für ein großes Frühstück und ein kleines Abendessen? – Was sich besser zum Abnehmen eignet? Die wissenschaftlichen Ergebnisse sind eindeutig: Es ist völlig egal! Solange die Kalorienzahl insgesamt gleich bleibt, beeinflusst die Größe der einzelnen Mahlzeiten Ihr Gewicht nicht. An einem Universitätsforschungszentrum für klinische Studien wurde zu diesem Thema eine Serie von Experimenten durchgeführt. Wie viel die Teilnehmer abnahmen, war gänzlich unabhängig von ihren Essenszeiten. Manche aßen nur einmal am Tag, andere mehrmals, die einen vor allem nachts, die anderen am Morgen. Ausschlaggebend war lediglich, wie viele Kalorien sie in Summe aufnahmen. Nach Aussage der Wissenschaftler beweist die Studie, wie präzise unser körpereigenes Regulationssystem funktioniert. Durch das Verschieben von Essenszeiten lässt es sich offenbar nicht beeinflussen.

Trotzdem können neue Essenszeiten und andere Regeln Ihnen beim Abnehmen helfen. Manche Ernährungskonzepte empfehlen, bis mittags nur Obst zu essen. Falls Sie bisher immer ausgiebig mit Müsli, Toast, Rührei und Brötchen gefrühstückt haben, reduzieren Sie so Ihre aufgenommenen Kalorien erheblich. Das Gleiche gilt auch für »Dinner-Cancelling-Diäten«, die das Essen nach 19 Uhr verbieten. Das Prinzip dahinter ist nicht ein theoretisch beschleunigter Stoffwechsel, sondern ein reales Kaloriendefizit – sofern Sie die eingesparten Kalorien nicht bei einer anderen Mahlzeit »draufschlagen«.

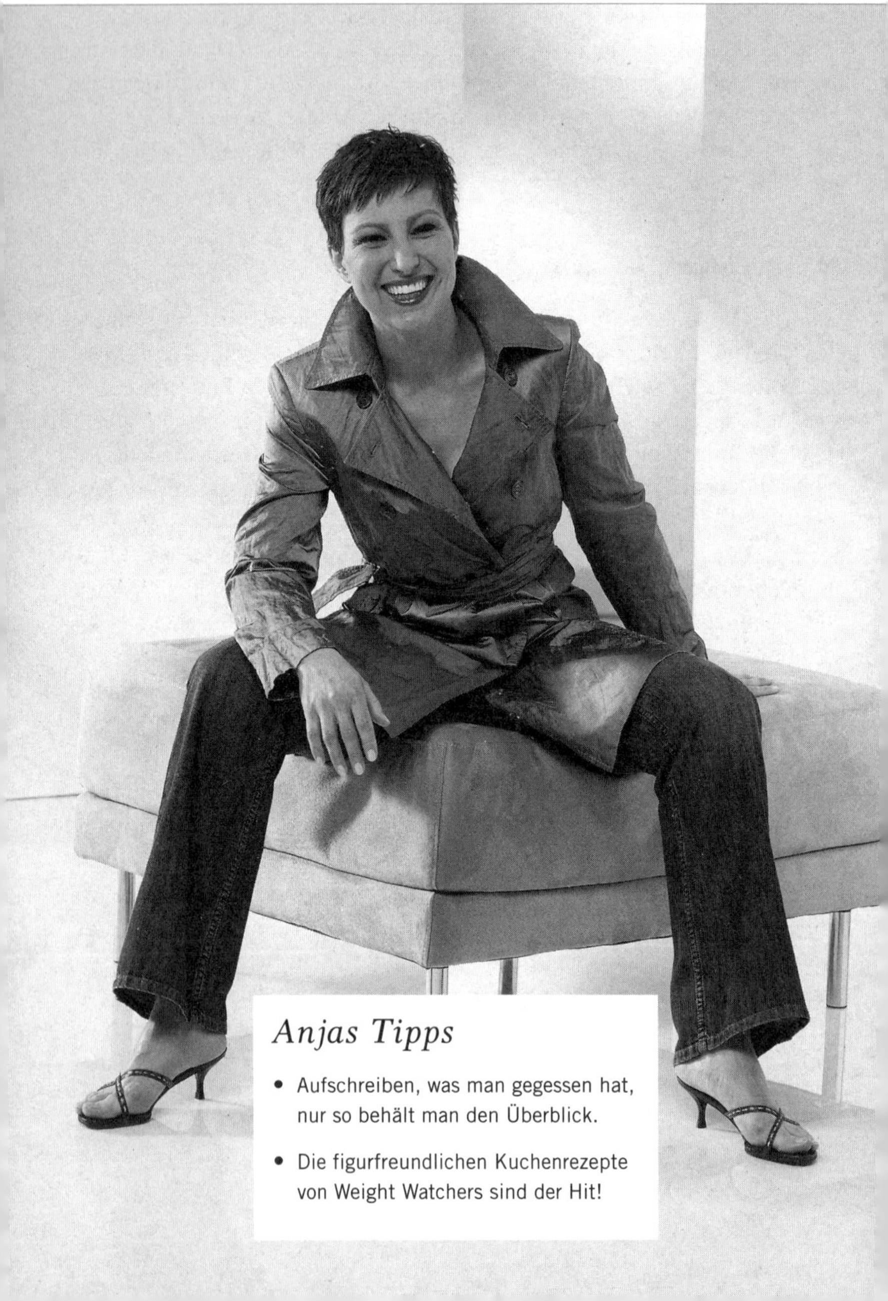

Anjas Tipps

- Aufschreiben, was man gegessen hat, nur so behält man den Überblick.
- Die figurfreundlichen Kuchenrezepte von Weight Watchers sind der Hit!

»Raus aus dem Diätenwahn«

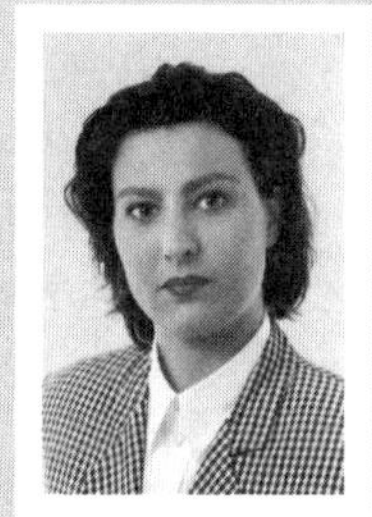

Anja

34 Jahre

20 kg leichter

Als Anja mit dem Skilaufen begann, hatte sie im Sportgeschäft ein Erlebnis, an das sie sich bis heute lebhaft erinnert: »Ich will mir Skischuhe leihen, gebe meine Größe an, der Verkäufer bringt ein Paar, ich kremple die Hosenbeine hoch – und er sagt: Mensch Mädchen, du hast aber kräftige Waden! Dann holt er extra weit geschnittene Schuhe aus dem Regal.« Ihr Mann amüsierte sich, aber Anja war geknickt.

Heute kann Anja auch darüber lachen. Man sieht der selbstbewussten Frau auch keinen Grund dafür an, warum es anders sein sollte. »Ich habe nicht nur abgenommen, sondern jetzt insgesamt eine bessere Figur«, sagt sie.

16 Jahre lang tigerte Anja durch den Diätendschungel und kannte den Jo-Jo-Effekt nur zu gut. »Ich habe einfach alles ausprobiert und mich auf jede Zeitungsannonce und jede Diät in Zeitschriften gestürzt. Ich wollte ganz einfach abnehmen, schnell und unkompliziert, am besten ohne Einschränkungen und durch eine Beschleunigung des Stoffwechsels. Die angepriesenen Wundermittel und -diäten hielt ich für die ideale Lösung meiner Gewichtsprobleme. Wechselnde Diäten gehörten zu meinem Alltag – genauso wie Gewichtsschwankungen von 10 bis 20 Kilo.«

Mit Weight Watchers hat Anja nun ihren richtigen Weg gefunden. »Mir gefällt an Weight Watchers, dass es meine Individualität berücksichtigt. Man kann das Konzept immer an seine Lebenssituation anpassen, was sehr wichtig ist. Schließlich nimmt man nicht ab, und damit hat sich die Sache erledigt. Es geht vielmehr darum, sein Verhalten zu ändern. Darum muss man etwas finden, was man leben kann. Wenn man das schafft, ist man endgültig raus aus dem Diätenwahn.«

Mit einem großen Frühstück in den Tag?

Sinn und Unsinn des Frühstücks sind ein beliebtes Ernährungsthema. In einigen Studien nahmen Menschen, die frühstückten, mehr ab als eine Vergleichsgruppe, die aufs Frühstück verzichtete. Das hat allerdings nichts mit dem Stoffwechsel zu tun, sondern mit einem höheren Kaloriendefizit: Wer frühstückt, isst oft tagsüber insgesamt weniger.

Einige Fachleute empfehlen ein großes Frühstück, ein kleineres Mittagessen und ein noch kleineres Abendessen. Auf diese Weise bekommt der Körper die meiste Energie dann, wenn er sie am dringendsten benötigt. Dieser Ansatz leuchtet ein, doch seine Wirkung auf einen dauerhaften Erfolg beim Abnehmen wurde bisher weder nachgewiesen noch widerlegt.

Feste Essenszeiten können sinnvoll sein, um unüberlegtes Naschen zwischendurch zu unterbinden. Wenn Ihnen das sinnvoll erscheint, erstellen Sie sich einen Plan, der möglichst genau zu Ihrem Tagesablauf passt. Darin sollten die Mahlzeiten auf Ihre Arbeitszeiten, Familiengewohnheiten und Fitnesstermine abgestimmt sein.

Uneinig ist sich die Wissenschaft, was die richtige Anzahl der Mahlzeiten angeht. Einige Forscher vermuten, dass sich nur drei Hauptmahlzeiten positiv auswirken. Wenn die Abstände zwischen den Mahlzeiten länger sind, ist der Insulinspiegel niedriger. Dadurch bekommt unser Körper die Möglichkeit, mehr Fett abzubauen. Es gibt allerdings bislang nur Vermutungen darüber, dass sich eine bestimmte Anzahl von Mahlzeiten – bei gleich bleibender Kalorienmenge – positiv auf das Gewicht auswirkt.

Strenge Diäten = weniger Kalorien

Diäten, bei denen Sie Ihre Ernährungsgewohnheiten umstellen, verändern immer auch die Kalorienmenge, die Sie aufnehmen. Egal, ob Sie sich dabei ausschließlich von Kohlsuppe ernähren oder bis 12 Uhr mittags nur von Obst. Allen Diäten ist gemein, dass streng geregelt ist, welche Lebensmittel erlaubt sind und wann wir sie essen dürfen.

Was steckt beispielsweise hinter der Trennkost, die in den 90er Jahren so populär war? Bei diesem Konzept soll man eiweiß- und kohlenhydrathaltige Lebensmittel möglichst nicht bei einer Mahlzeit essen. Müsli (Kohlenhydrate) mit Milch (Eiweiß) oder Toast (Kohlenhydrate) mit Ei (Eiweiß) sind dann tabu. Kein kohlenhydrathaltiges Brot mit eiweißhaltigem Käse mehr und keine Kartoffeln, kein Reis, keine Nudeln oder Brot zu Fleisch oder Fisch (beides eiweißhaltig). Wenn Sie auf diese traditionellen Speisenkombinationen verzichten, beschleunigen Sie aber nicht Ihren Stoffwechsel, sondern essen nur unweigerlich weniger – und nehmen ab.

Placebo- statt Wundereffekt

Wunderdiäten sind wohl deshalb so beliebt, weil in fast jedem Konzept ein kleines Fünkchen Wahrheit steckt. Allerdings basieren diese Programme nur zu einem verschwindend geringen Anteil tatsächlich auf Forschungsergebnissen. Und meistens sind diese Studien nur bedingt glaubwürdig.

FAKTEN & INFOS

Der Placeboeffekt

Ein Placebo ist etwas an sich Wirkungsloses, das dennoch eine Wirkung hervorruft. Um festzustellen, ob ein Medikament wirkt oder nicht, werden in Vergleichsstudien so genannte Placebos (Scheinmedikamente) eingesetzt. Die Probanden wissen nicht, ob sie eine wirksame Arznei einnehmen oder ein Präparat, das keine Wirkstoffe hat. Immer wieder kommt es bei solchen Versuchen zu Überraschungen. Sprich: Auch das Placebo wirkt und heilt.
Der Placeboeffekt ist wissenschaftlich wenig erforscht und verwundert sogar Experten immer wieder aufs Neue. Die menschliche Psyche lässt sich offenbar einfacher als gedacht manipulieren. Placebos können übrigens bei jedem wirken, nicht nur bei leicht beeinflussbaren Personen.

In sorgfältig durchgeführten wissenschaftlichen Studien gibt es immer zwei Probandengruppen – eine Placebogruppe und eine Gruppe, die tatsächlich die Behandlung erhält. Allein diese Verfahrensweise kann den Nachweis erbringen, dass die Behandlung selbst wirkt und nicht ausschließlich der Placeboeffekt, der bei manchen Teilnehmern auftreten kann. Viele erfolgversprechende Behandlungen verlieren ihren Glanz, wenn sie in einer wissenschaftlichen Studie bewertet werden, die eine Placebogruppe umfasst. So

zeigte sich, dass Akupunktur als Hilfsmittel bei einer Diät wirkungslos ist. Das Gleiche stellte sich bei Audioprogrammen heraus, die das Unterbewusstsein positiv beeinflussen sollten.
Keine Frage – Wundermethoden können wirken, aber nicht durch wissenschaftlich belegte Fakten, sondern durch den Placeboeffekt.

Es geht nur, wenn Sie Ihr Verhalten ändern

Eigentlich ist es ja ganz einfach: Wer abnehmen will, muss sein Verhalten ändern. Zum einen was die Ernährung, zum anderen was die Bewegung angeht. Oder noch griffiger: weniger Kalorien, mehr Bewegung. Diese unspektakulären Fakten kommen jedoch nur schwer gegen all die funkelnden Mode-Theorien an. Eine Untersuchung in den USA erbrachte, dass nur etwa ein Drittel aller übergewichtigen Amerikaner versucht, nach dieser allgemeingültigen und funktionierenden Regel abzuspecken.
Ein erfolgreicher Gewichtsverlust wird eben nicht durch einen beschleunigten Stoffwechsel oder wundersame Eigenschaften bestimmter Lebensmittel hervorgerufen. Ein neues Essverhalten kann jedoch Ihre Kalorienaufnahme beeinflussen und so dazu führen, dass Sie abnehmen.

Dinner-Cancelling bringt wenig

Viele Diäten empfehlen, nach 19 Uhr nichts mehr zu essen, da sonst das Essen sofort in Fett umgewandelt würde. Tatsache ist, dass sich jede Mahlzeit in Fett verwandelt, sobald Sie mehr Kalorien aufnehmen, als Sie verbrauchen. Die Tageszeit spielt da überhaupt keine Rolle.
Vielleicht gehören Sie aber zu den Menschen, die den Großteil der täglichen Kalorienmenge am Abend zu sich nehmen. Gedankenloses Essen vor dem Fernseher, Naschen beim Kochen oder Snacks mit Freunden liefern nun mal jede Menge Kalorien. Eine Diät, die das Essen am Abend einschränkt, funktioniert also, weil Sie all das weglassen und so Ihre tägliche Kalorienbilanz verbessern. Das ist effektiv – hat aber nichts mit Ihrem Stoffwechsel zu tun.

Die Quintessenz

Wundermittel oder Patentrezepte schmälern eher Ihren Geldbeutel als Ihre Taille. Eine dauerhafte Gewichtsreduktion lässt sich damit kaum erzwingen. Lassen Sie sich nicht von pseudowissenschaftlichen Versprechungen und Werbebotschaften verführen! Für eine erfolgreiche Gewichtskontrolle ist eine Kombination aus gutem Gefühl und Fachwissen die beste Voraussetzung. Finden Sie ein Ernährungskonzept und Aktivitäten, die auf Dauer zu Ihnen passen. Unterwerfen Sie sich keiner strengen Diät, nur weil sie einen beschleunigten Stoffwechsel verspricht. Letztendlich ist es die Veränderung Ihres Lebensstils, die den Unterschied macht und Ihnen hilft, schlank zu werden – und zu bleiben.

Ihre Erfolgsstrategien

Nehmen Sie sich vor Beginn einer Diät ausreichend Zeit, um das Abnehmkonzept zu analysieren. Solange Sie sich auf verlässliche Quellen stützen, kann Ihnen das Internet eine große Hilfe sein (Adressen siehe Seite 257). Aber bitten Sie ruhig auch Ihren Hausarzt oder eine professionelle Ernährungsberaterin um ihre Einschätzung einer neuen Theorie. Um den zu erwartenden Erfolg realistisch einzuschätzen, helfen Ihnen folgende Fragen:

- Verspricht die Methode, die Verbrennung von zusätzlichen Kalorien zu bewirken? Wenn ja, wie?
- Was schlägt das Konzept zur Beschleunigung des Stoffwechsels vor? Stützen sich diese Empfehlungen auf wissenschaftliche Studien?
- Zielt die Methode darauf ab, Muskeln aufzubauen, um mehr Kalorien zu verbrauchen?
- Erhöht das Programm die Herzschlagfrequenz? Wenn ja, wie?
- Hilft Ihnen die Diät, konsequent weniger Kalorien aufzunehmen, als Sie verbrauchen?

8

Hauptsache schlank! Ist es eigentlich egal, wie ich abnehme?

Wer sich für eine Diät entscheidet, möchte am liebsten so schnell wie möglich erste Erfolge sehen. Viele Menschen würden alles tun, um lästige Pfunde in kürzester Zeit loszuwerden – ohne Rücksicht auf Gesundheit, Wohlbefinden und langfristigen Erfolg. Doch nicht jede Methode ist gleich gut geeignet und nicht jedes verlorene Pfund ist ein Pfund Fett. Über folgende Zusammenhänge sollten Sie Bescheid wissen:

- *Wenn der Zeiger an der Waage zu Beginn einer Diät relativ schnell nach unten wandert, steckt meist das Glykogen dahinter.*
- *Wer rasant an Gewicht verliert, muss leider damit rechnen, dass sein Körper kein Fett-, sondern Muskelgewebe abbaut.*
- *Extremdiäten verhindern das Erlernen der »flexiblen Kontrolle«. Aber nur damit werden Sie Ihr Wunschgewicht auch halten können.*
- *Ein sinnvolles Abnehmkonzept, das nicht nur die Ernährung berücksichtigt, bietet auf lange Sicht die besten Erfolgschancen.*

DIÄT-MYTHOS 8

»Wie man abnimmt ist unwichtig! Und darüber, wie man das Gewicht hält, kann man später nachdenken.«

Abnehmen bedeutet Krieg – der Feind sind die überflüssigen Pfunde. Am besten nimmt man mit einer aggressiven Einstellung ab: Dem Übergewicht wird beherzt der Kampf angesagt. Ist das Wunschgewicht erreicht, kann man ja wieder Frieden mit seinem Körper schließen.
Um dieses Ziel zu erreichen, muss man sich einschränken und kasteien, schließlich hat man lange genug geschlemmt. Je größer das Leid, desto schneller ist das Wunschgewicht erreicht. Wie man die Extrapfunde verliert, spielt keine Rolle – selbst eine Null-Diät oder andere

extreme Methoden sind in Ordnung. Je schneller, desto besser, lautet die Devise.
Natürlich warnen Ärzte davor, dass ein zu schneller Gewichtsverlust schlecht für die Gesundheit ist, aber was soll's? Wenn die Kilo erst einmal weg sind, überwiegen die langfristigen Vorteile und gleichen die kurzfristig angerichteten Schäden wieder aus. Ein schlanker Körper, Attraktivität und ein gestärktes Selbstvertrauen – das ist es doch allemal wert.
Und wer denkt beim Abnehmen schon daran, wie er sein Gewicht auf lange Sicht hält? Damit kann man sich später beschäftigen. Erst einmal gilt es, sich zu 150 Prozent nur auf eines zu konzentrieren: Wie erziele ich schnellstmöglich mein Wunschgewicht?

✦ Das Fünkchen Wahrheit

Wenn man abnehmen will, soll es bitteschön schnell gehen. Schließlich möchte jeder von uns postwendend für seine Anstrengungen belohnt werden. Ein schneller Gewichtsverlust ist ein tolles Gefühl, das Feedback gibt es unverzüglich: Die Zeiger der Waage bewegen sich täglich weiter in Richtung Wunschgewicht, manchmal sogar in 500-Gramm-Sprüngen.
Ihrem Entschluss, die überflüssigen Pfunde zu bekämpfen, liegt vermutlich eine bemerkenswerte Kombination aus Motivation, Begeisterung und Optimismus zugrunde. Und genau diese Mischung kann durchaus zu schnellen Anfangserfolgen führen. Das renommierte Institute of Medicine bestätigt, dass ein befriedigender Gewichtsverlust in den ersten Tagen meist Rückschlüsse auf den Gesamterfolg einer Diät zulässt.
Egal, welche Methode Sie wählen – solange Sie weniger Kalorien zu sich nehmen, als Sie verbrennen, führt erst einmal jeder Weg ans Ziel. Dabei spielt es keine Rolle, ob Sie die Kalorienzufuhr reduzieren, indem Sie eine ganze Lebensmittelgruppe oder nur bestimmte Produkte weglassen. Ob Sie insgesamt weniger essen oder einzelne Mahlzeiten durch Diät-Getränke, -Riegel oder spezielle Fertiggerichte ersetzen.

SCHON MAL GEHÖRT

»Es spielt keine Rolle, ob eine Diät ungesund ist. Sobald man abgenommen hat, ist noch genug Zeit, sich gesündere Ernährungsgewohnheiten anzueignen.«

Studien belegen, dass man seiner Gesundheit durch Extremdiäten beträchtlichen Schaden zufügen kann. Zudem sind solche Radikalkuren selten von Erfolg gekrönt. Ebenso schnell, wie man es verloren hat, ist das Gewicht wieder zugenommen. Wenn Sie überlegt an die Sache herangehen, werden die positiven Verhaltensänderungen zum Bestandteil Ihres Lebensstils. Und genau das ist die Grundlage für dauerhaften Erfolg.

! Die ganze Wahrheit

Die Methode macht den Unterschied

Natürlich ist die Versuchung groß, sich für eine Diätvariante zu entscheiden, die die schnellsten Ergebnisse verspricht. À la 10 Kilo in 10 Tagen. Trotzdem sollten Sie eine wohlüberlegte Entscheidung treffen, bevor Sie loslegen. Das zahlt sich später für Sie aus. Prüfen Sie also sorgfältig, welche Elemente eines Programms für Sie umsetzbar und praktikabel sind.

Das Ziel jeder vernünftigen Diät sollte sein, nicht einfach Kilo, sondern Fettgewebe zu reduzieren. Sonst kann es passieren, dass Sie hauptsächlich Wasser und Muskeln verlieren. Nur ein ganzheitliches Konzept hilft Ihnen, Fettgewebe langfristig abzubauen, Ihren Körper zu formen und das Muskelgewebe zu erhalten. Außerdem vermittelt es Ihnen Strategien, die dabei helfen, Ihr Wunschgewicht dauerhaft zu sichern. Denken Sie daran: Ein wirklicher Erfolg ist nur einer, der bleibt.

Die ersten Pfunde weniger – mehr Wasser als Fett

Während der ersten Tage und Wochen einer Diät schwinden die Kilo fast von selbst. Dieses Phänomen ist beim Abnehmen ganz normal. So erfreulich und motivierend das fürs Erste sein mag – leider handelt es sich dabei kaum um verschwundenes Fettgewebe.

Viele Studien belegen, dass man in den ersten Tagen hauptsächlich Wasser verliert. Wasser ist ein Hauptbestandteil unseres Körpers. Fettfreie Masse wie die Muskulatur besteht zu 70 bis 75 Prozent aus H_2O, und auch Körperfett enthält 10 bis 40 Prozent Wasser.

Und noch ein wichtiges Faktum, das Sie kennen sollten: Je höher der Fettanteil im Körper insgesamt ist, desto geringer ist der Wasseranteil im Fettgewebe. Durchschnittlich besteht bei einer erwachsenen Frau das Körpergewicht etwa zu 50 Prozent aus Wasser, bei einem erwachsenen Mann zu etwa 59 Prozent. Das liegt auch daran, dass Frauen in der Regel weniger Muskeln besitzen als Männer.

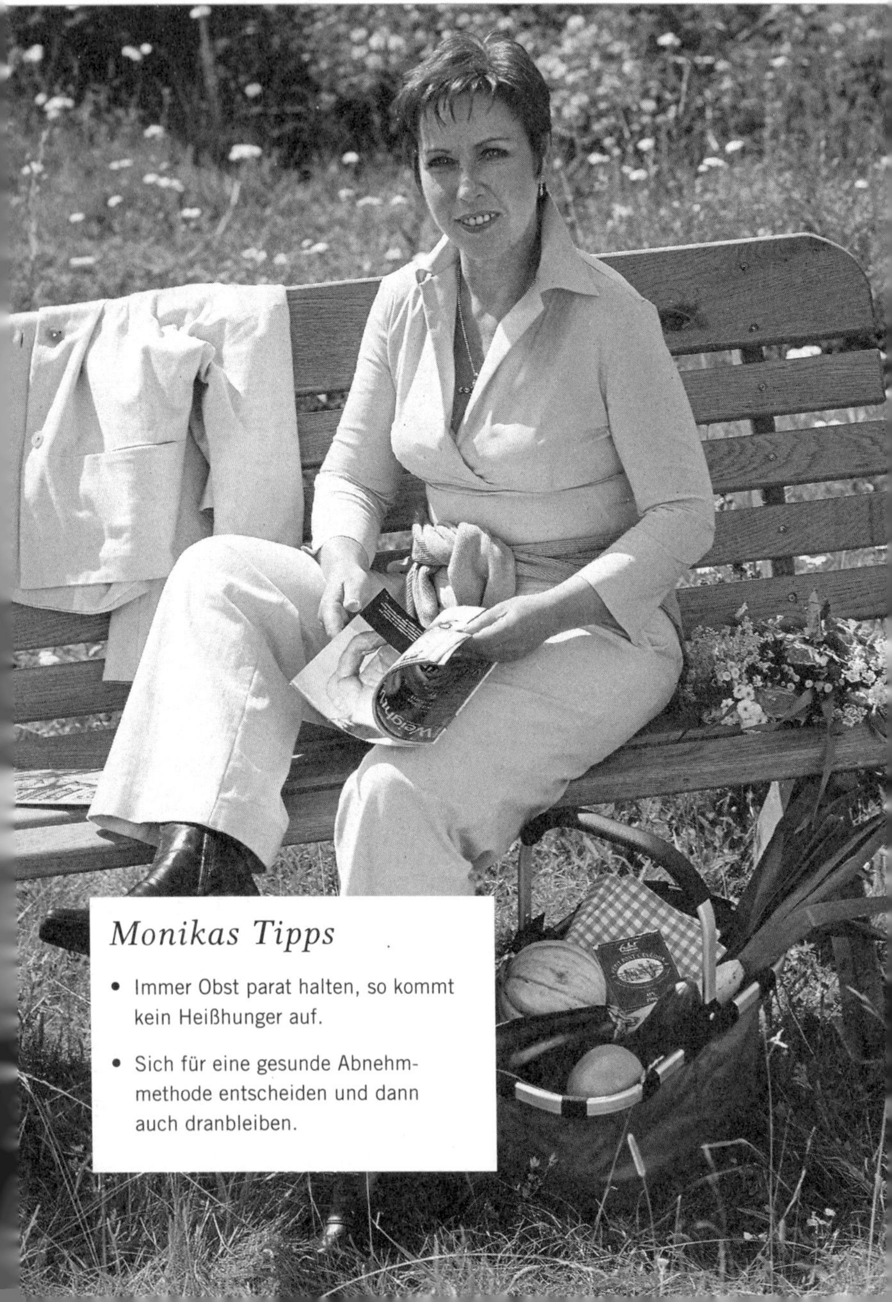

Monikas Tipps

- Immer Obst parat halten, so kommt kein Heißhunger auf.
- Sich für eine gesunde Abnehmmethode entscheiden und dann auch dranbleiben.

»Von Diät zu Diät«

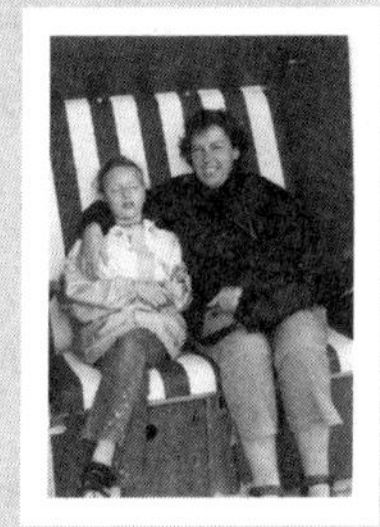

Monika

46 Jahre

13 kg leichter

Richtig schlank war Monika nie, schon seit ihrer Jugend nicht. Jahrelang probierte sie eine Diät nach der anderen aus. Doch immer wieder trat er ein, der berüchtigte Jo-Jo-Effekt. Wenn Monika ihr Übergewicht mal wieder als zu störend empfand, sollten die überflüssigen Pfunde ganz schnell verschwinden – und das möglichst für immer. Wie, das entdeckte sie jedes Mal spontan in Zeitschriften und Magazinen. Sie probierte die Kartoffel- und die Eier-Diät, Trink-Diäten und alles, was sonst noch schnellen und effektiven Abnehmerfolg versprach. Monika war es egal, wie sie abnahm. Sie machte sich auch keine Gedanken über die langfristige Gewichtsprognose bei einer solchen Ernährung. »Über das Schlankbleiben wollte ich später nachdenken, in erster Linie ging es mir nur um eines: abnehmen, abnehmen und noch einmal abnehmen.«

Ihre Arbeitskollegin empfahl Monika Weight Watchers. Anfangs fiel es ihr schwer, sich an das flexible Abnehmkonzept zu halten. Nach den vielen Extremdiäten hatte sie ihr Essverhalten nicht wirklich im Griff. Erst durch die Erfahrungsberichte der anderen Teilnehmer gelang es ihr umzudenken. Heute gehören Gemüse und Obst selbstverständlich auf den täglichen Speiseplan. »Ich musste lernen, flexibel zu essen – ich war das überhaupt nicht gewohnt. Vorher habe ich entweder eine strenge Diät gemacht und beispielsweise nur Eier gegessen oder eben keine Diät und dabei das richtige Maß völlig aus den Augen verloren.«

Monika weiß nicht, wie viele Diäten sie schon ausprobiert hat, sie weiß nur, dass es keine weiteren Versuche mehr geben wird. Sie hat endlich gefunden, wonach sie suchte.

Zuerst geht's an die Glykogenreserven

Verantwortlich für den schnellen Gewichtsverlust in den ersten Tagen einer Diät ist Glykogen. Dieses Molekül ist eine Speicherform der Glukose, das der Körper in der Leber und in den Muskeln einlagert, um bei einem kurzfristig erhöhten Energiebedarf gewappnet zu sein. Das Glykogenmolekül besteht aber nicht nur aus eingelagerten Kohlenhydraten. Wie ein Schwamm speichert es das Drei- bis Vierfache seines Gewichts in Form von Wasser.

In den ersten Tagen einer Diät greift der Körper als Reaktion auf die eingeschränkte Kalorienzufuhr auf seine Energiereserven zurück. Zunächst geht er allerdings nicht an die Fettdepots, sondern verbraucht das eingelagerte Glykogen. Dabei wird auch das vorher gebundene Wasser frei. Mit jedem verwerteten Gramm Glykogen verliert der Körper 3 bis 4 Gramm Wasser. Wenn Sie 500 Gramm Glykogen aufgebraucht haben, beläuft sich somit der Wasserverlust auf ungefähr 1,5 Kilo, wie Ihnen Ihre Waage zuverlässig anzeigen wird.

So entsteht sehr leicht die Illusion, schnell und erfolgreich abzunehmen – in Wahrheit aber eben nur Wasser. Da unser Körper ein bestimmtes Flüssigkeitsniveau benötigt, um einwandfrei zu funktionieren, wird er das verlorene Wasser später einfach wieder einlagern.

Nachdem der Organismus das eingelagerte Glykogen aufgebraucht hat, beginnt er schließlich, Fettgewebe abzubauen. Im Vergleich zu Glykogen enthält jedes Gramm Fett jedoch mehr als doppelt so viele Kalorien. Um 1 Gramm Fett abzubauen, müssen Sie folglich doppelt so viele Kalorien verbrauchen (oder

FAKTEN & INFOS

Glykogen und Fett im Vergleich

Energie-Typ	Gewichtsreduktion pro 100 verbrannte Kalorien
Glykogen	100–125 Gramm
Fett	12–15 Gramm

einsparen) wie für 1 Gramm Glykogen. Hinzu kommt, dass Fettgewebe zu einem geringeren Teil aus Wasser besteht. Diese beiden Faktoren sind dafür verantwortlich, dass sich der Gewichtsverlust im Laufe einer Diät verlangsamt.

Man sollte also im anfänglichen (genau genommen nur scheinbaren) Abnehmerfolg jeder Diät das sehen, was er ist: ein natürlicher Wasserverlust. Dieser »Schwindel« hat aber durchaus seine Berechtigung: Unser Körper kann erst auf Fettgewebe zur Energiegewinnung zurückgreifen, wenn dieser Prozess stattgefunden hat.

Nachdem die Glykogenreserven aufgebraucht sind, kann man, je nach Kalorienreduktion oder -verbrauch, durchschnittlich 500 bis 1000 Gramm pro Woche abnehmen. Mehr ist nicht empfehlenswert.

Sollten Sie plötzlich deutlich mehr Gewicht verlieren, liegt dies unter Umständen an einem zusätzlichen Wasserverlust, ausgelöst zum Beispiel durch eine Herz- oder Magen-Darm-Erkrankung. Wahrscheinlicher ist jedoch, dass Ihr Körper Muskelgewebe abbaut.

SCHON MAL GEHÖRT

»Mit manchen Diäten kann man fünf Pfund pro Woche abnehmen!«

Wenn eine Diät verspricht, dass Sie 2,5 Kilo pro Woche verlieren, ist das unseriös. Warum, belegt eine einfache Rechnung: Um ein Pfund Körperfett abzubauen, ist ein Kaloriendefizit von 3500 Kalorien nötig. Wenn Sie innerhalb einer Woche fünf Pfund abnehmen möchten, müssten Sie demnach 17 500 Kalorien einsparen, also pro Tag 2500 Kalorien. So ein Ziel ist kaum oder nur unter größten Anstrengungen erreichbar und damit unrealistisch.

Schnelles Abnehmen bedeutet Muskelabbau

Extremdiäten führen oft dazu, dass Muskelgewebe abgebaut wird. Je schneller Sie abnehmen, desto wahrscheinlicher. Diese Entwicklung sollten Sie möglichst vermeiden, da sie für eine dauerhafte Gewichtsreduktion kontraproduktiv ist. Wie es dazu kommt? Wenn Sie die Anzahl der aufgenommenen Kalorien drastisch reduzieren, zwingen Sie Ihren Körper, auf andere Energiequellen zurückzugreifen. Neben gespeichertem Fett ist das Muskelgewebe die wichtigste verbleibende Energiequelle. Bei vielen Radikalkuren bestehen 40 Prozent des verlorenen Gewichts aus Muskelzellen. Muskeln enthalten wie Glykogen 70 bis 75 Prozent Wasser. Wenn Sie Muskeln abbauen, beschleunigt der damit verbundene Wasserverlust auch den Gewichtsverlust. Das motiviert zwar ungemein, ist allerdings für den langfristigen Erfolg problematisch. Weniger Muskeln bedeuten zwar weniger Gewicht, allerdings benötigt eine schwächere Muskulatur auch weniger Energie. Somit sinkt mit jedem verlorenen Gramm Muskelgewebe auch Ihr Grundumsatz. Traurig, aber wahr: Sie haben all die Strapazen und Anstrengungen auf sich genommen, um ein geringeres Gewicht zu erreichen, und am Ende haben Sie Ihren »Motor« verkleinert, sodass dieser weniger Kalorien verbrennt. Ergebnis der Tortur? Wenn Sie das erreichte Gewicht halten möchten, ist das mit einer großen Einschränkung der Kalorienzufuhr verbunden.

Erhalten Sie Ihr Muskelgewebe

Es gibt zwei Strategien, mit denen Sie Ihr Muskelgewebe schützen können. Zum einen sollten Sie in vernünftigem Tempo abnehmen – etwa 500 Gramm wöchentlich sind optimal. Das bedeutet konkret, dass Ihre Nahrung genügend Kalorien und Eiweiß bereitstellen muss, um Fett zu verbrennen und gleichzeitig die vorhandene Muskelmasse zu erhalten. Als zweite wichtige Maßnahme sorgt regelmäßige Bewegung dafür, dass Ihre Muskeln während der Diät nicht schwinden.

Körperliche Aktivität kann allerdings die negativen Aspekte einer zu radikalen Diät nicht komplett ausgleichen. Eine Ernährung, die deutlich zu wenig Kalorien liefert, zwingt den Körper trotz intensiver Bewegung dazu, Muskelgewebe abzubauen. Eine Studie, die die Folgen einer 800-Kalorien-Diät mit und ohne Fitnesstraining verglich, kam zu dem Schluss, dass der Verlust von Muskeln gleich hoch ist. Selbst mit einem anspruchsvollen Fitnessprogramm konnten die Probanden ihre Muskeln nicht schützen. Die Diät lieferte zu wenig Kalorien, um das Muskelgewebe erhalten zu können.

Extrem ist ungesund und ineffektiv

Genau genommen ist jede Abnehmmethode, die zu einem sehr schnellen Gewichtsverlust führt, extrem. Wer seine Kalorienzufuhr zu sehr einschränkt, kann sich einfach nicht mehr ausgewogen ernähren. Punktum. In diese Kategorie fallen beispielsweise Diäten, die nur aus einzelnen Lebensmitteln bestehen (zum Beispiel die Wundersuppen-Diät) oder die vorschreiben, dass man Lebensmittel mit Kohlenhydraten oder Fett komplett weglässt.
Radikalkuren gehen aber nicht nur zu Lasten des Muskelgewebes, sondern können auch eine Reihe anderer gesundheitlicher Probleme nach sich ziehen. Mögliche Nebenwirkungen: Haarausfall, extrem trockene Haut, Gereiztheit und Gallensteine.
Langfristig sind Extremdiäten immer zum Scheitern verurteilt. Sie blenden durch gute Resultate, solange man sich an die strengen Regeln hält. Was allerdings nur sehr wenigen Menschen über einen längeren Zeitraum gelingt. Die meisten fallen schnell in ihre alten (Ess-)Gewohnheiten und somit auch auf ihr altes Gewicht zurück (weitere Informationen zum Jo-Jo-Effekt finden Sie in Kapitel 1). Mehrere Studien, die die Gewichtsentwicklung nach sehr kalorienarmen Diäten untersuchten, belegen den Misserfolg von Extremdiäten. Wenn man nicht gleichzeitig seinen Lebensstil grundlegend ändert, ist das verlorene Gewicht nur allzu schnell wieder zugenommen. Im schlimmsten Fall sogar ein paar Frust-Pfunde mehr.

Flexible Kontrolle funktioniert besser als Verzicht

Radikaldiäten zwingen meist zur Enthaltsamkeit. Wissenschaftler fanden in einer Studie heraus, dass ein zu stark gezügeltes Essverhalten oft völlig maßloses Verhalten hervorruft. Im Klartext: Die totale Restriktion des Speiseplans wird von maßlosen Heißhungerattacken begleitet. (Mehr zum gezügelten Essverhalten lesen Sie in Kapitel 3 ab Seite 63.) Strenge Diäten versprechen zwar, dass man schnell abnimmt, bewirken aber häufig das Gegenteil, weil sie zu einem völligen Kontrollverlust führen.
Bei einer sehr kalorienarmen Diät wird zum Beispiel das Mittagessen weggelassen. Zunächst funktioniert die Methode ganz gut. Denn wenn Sie eine Mahlzeit streichen, sparen Sie automatisch Kalorien. Zahlreiche Studien be-

legen allerdings, dass es nicht sehr effektiv ist, ganze Mahlzeiten zu streichen. Unser Körper reagiert auf vorenthaltene Mahlzeiten über kurz oder lang mit Heißhunger.
Erfolgversprechend ist hingegen die »flexible Kontrolle« (siehe Seite 64). Mit ihr lernen Sie Ihr Essverhalten eigenverantwortlich zu steuern. Indem Sie kleine kulinarische Extras ausgleichen, machen Sie Ihre Diät alltagstauglich. Der große Vorteil daran: Sie müssen Ihre Lebensgewohnheiten nicht auf den Kopf stellen. Ziel ist die Balance, die in einer bewussten Ernährung liegt. Diese besteht aus drei Elementen: Struktur, Kontrolle und Flexibilität. Die ersten beiden verlangen konsequentes Handeln, während die Flexibilität es Ihnen ermöglicht, Ihre Speisen nach Geschmack und Ihrer aktuellen Lebenssituation frei auszuwählen.

TIPPS & STRATEGIEN

Beispiele für die drei Bausteine einer ausgeglichenen Ernährung

1. **Struktur** kann Ihnen ein wöchentlicher Mahlzeitenplan geben.
2. **Kontrolle** können Sie behalten, indem Sie ein Mahlzeitentagebuch führen.
3. **Flexibilität** kann durch Bewegung erreicht werden, denn so können Sie Extras ausgleichen.

Sinnvoll planen

Der Schlüssel zum Wunschgewicht sind erfolgreiche Strategien und ihre konsequente praktische Umsetzung. Wenn Sie klug auswählen, was Sie in welcher Menge essen, werden Feste, Einladungen und andere gesellschaftliche Anlässe bald keine große Herausforderung mehr für Sie darstellen. Sie werden die flexible Kontrolle ganz selbstverständlich anwenden und genau wissen, was Sie ohne Reue genießen können. Und das Tolle daran: Sie werden Ihr Gewicht halten.

In kleinen Schritten ans Ziel

Eine effektive Abnehmmethode muss sich in Ihr Leben einfügen - nicht umgekehrt. Studien zeigen, dass die meisten Menschen tiefgreifende Veränderungen und Umstrukturierungen ihrer Lebensgewohnheiten nicht lange durchhalten. Um neue Gewohnheiten in Ihrem Alltag zu etablieren, sind viele kleine Schritte notwendig. Setzen Sie die neuen Verhaltensweisen langsam um, ohne Ihre gewohnten Abläufe völlig auf den Kopf zu stellen. So ein Vorgehen ist der einzig bewährte Weg, um auf lange Sicht Ihr Wunschgewicht zu erreichen und zu halten.

Und ändern Sie niemals alles auf einmal! Beginnen Sie zunächst entweder mit der Ernährungsumstellung oder mit einem Fitnessprogramm. Worauf haben Sie spontan eher Lust? Entscheiden Sie sich für ein Ernährungskonzept, das Sie mit allen wichtigen Nährstoffen versorgt und realistische Ziele beinhaltet. Beginnen Sie ein Bewegungsprogramm, das den Muskelverlust minimiert und den bereits erzielten Gewichtsverlust aufrechterhält - ohne Sie zu überfordern. Ihr Ziel ist es, kontinuierlich und gesund abzunehmen.

Der Faktor Bewegung

Wie bereits mehrfach erwähnt, umfasst ein sinnvolles Abnehmprogramm nicht nur Ihre Ernährung und Ihr Essverhalten. Unabhängig davon, wie stark Sie sich kalorienmäßig einschränken, ist zu einem gewissen Zeitpunkt die Kombination mit einem Bewegungsprogramm ratsam. Wie bei der Ernährung gilt auch hier: Vermeiden Sie alles Extreme. Beginnen Sie lieber langsam, und setzen Sie sich realistische Ziele, die Sie dann auch erreichen.

Für Menschen, die lange nicht sportlich aktiv waren, ist es ratsam, beispielsweise mit einem Walkingprogramm von ungefähr zehn Minuten pro Tag zu beginnen (detaillierte Angaben auf Seite 97). Ein Etappenziel kann sein, sich an den Forderungen der Adipositas-Leitlinie zu orientieren und wöchentlich drei bis fünf Stunden körperliche Aktivität mit moderater Intensität einzuplanen. Machen Sie Bewegung aber auch im Alltag zu einem festen Bestandteil Ihres Lebens. Stichwort: Treppe statt Lift, Fahrrad statt Auto und Laufen statt Busfahren.

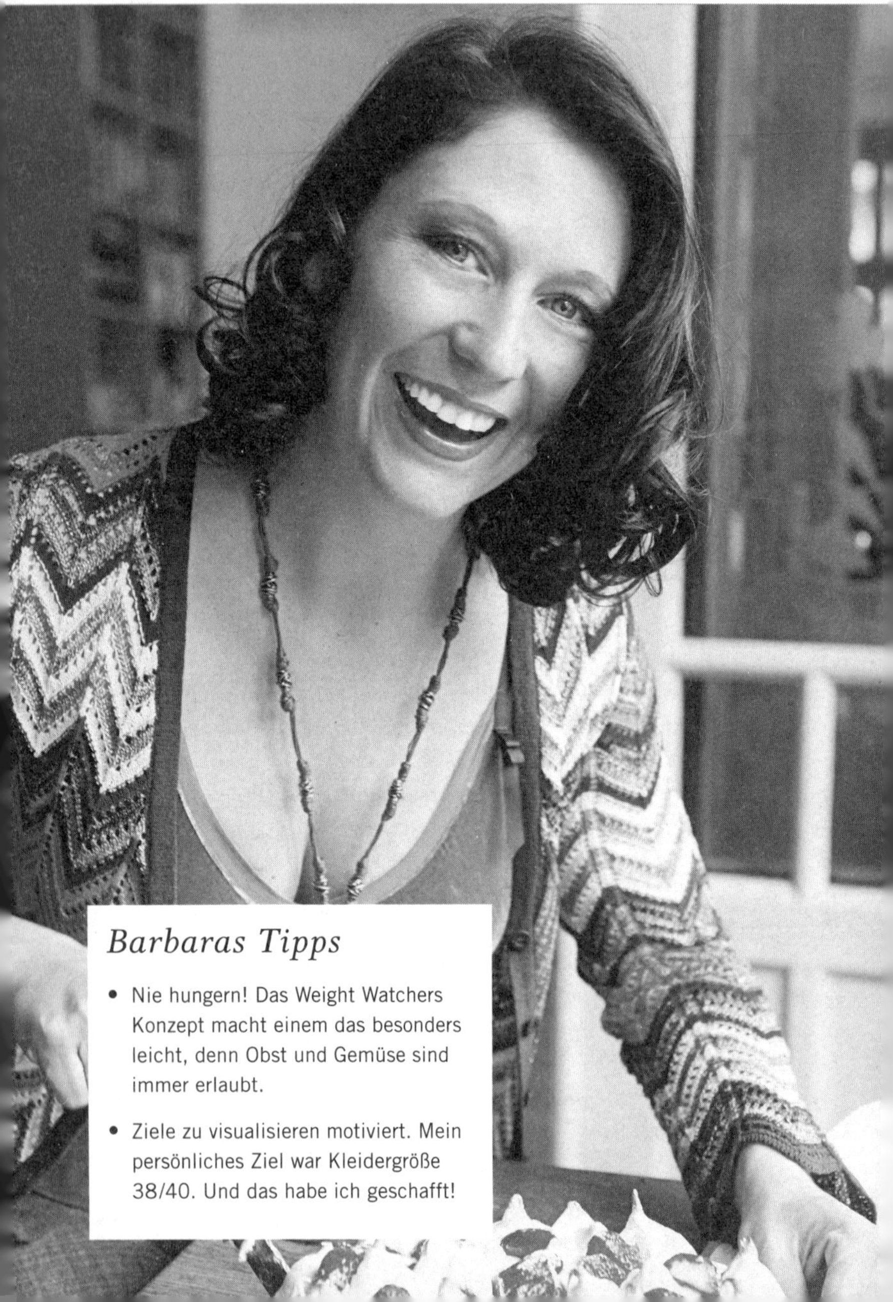

Barbaras Tipps

- Nie hungern! Das Weight Watchers Konzept macht einem das besonders leicht, denn Obst und Gemüse sind immer erlaubt.
- Ziele zu visualisieren motiviert. Mein persönliches Ziel war Kleidergröße 38/40. Und das habe ich geschafft!

»Ein prima Weg zum Wunschgewicht«

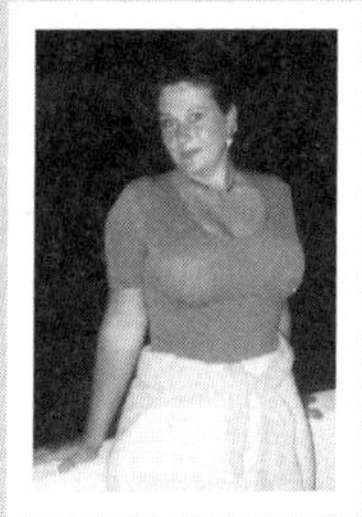

Barbara

30 Jahre

24 kg leichter

Barbara hat schon immer gerne gekocht und gebacken. Die junge Optikerin liebt vor allem die süßen Dinge des Lebens: Kuchen, Torten und Kekse in jeglicher Form. Bei früheren Diäten fiel ihre süße Leidenschaft meist Verboten zum Opfer. Solche Leckereien passten einfach nicht in das Konzept einer strengen Diät.

»Mit Weight Watchers kann ich naschen – natürlich auch nicht unbeschränkt, aber in Maßen, und das ist sehr wichtig für mein Wohlbefinden.« Nur wenige Freunde haben bemerkt, dass Barbara »auf Diät« ist. Denn nach wie vor genießt sie ihr Leben, auch stilvolle Abendessen und Partys. »Heute weiß ich ja, wie ich es wieder ausgleichen kann. Da es bei Weight Watchers nicht um eine reine Diät geht, sondern um eine langfristige Ernährungsumstellung, habe ich einen prima Weg für mich gefunden.« Barbara weiß, wie sie ein Stück Kuchen in ihren Ernährungsplan einbauen kann. Sie hat aber auch gelernt, Hauptmahlzeiten und Gebäck von vornherein figurfreundlicher zuzubereiten. »Die meisten Menschen aus meinem Umfeld sind froh und dankbar, wenn ich etwas Leichtes koche oder einen kalorienarmen Kuchen mitbringe. Man sollte die Wirkung von schwerem Essen nicht überschätzen – leichter schmeckt's oft sogar besser.«

Dauerhafter Erfolg

Erfolg stellt sich auch ohne Hungern oder eine total einseitige Ernährung ein. Verändern Sie einfach Schritt für Schritt Ihre Lebensmittelauswahl und Ihr Essverhalten. Mit etwas Geduld können vernünftige neue Verhaltensweisen zu einem Teil Ihrer Persönlichkeit werden. So bleibt Ihr Abnehmerfolg auch auf Dauer gesichert.

Um Ihr einmal erreichtes Wunschgewicht zu halten, sollten Sie auch einen geringen Gewichtsanstieg ernst nehmen. Wissenschaftliche Untersuchungen des NWCR (National Weight Control Registry, siehe Seite 24) belegen: Je mehr man nach einer Diät wieder zulegt, desto schwieriger erreicht man dann wieder sein Wunschgewicht. Die »magische Grenze« scheint bei 2 Kilo zu liegen. In einer weiteren groß angelegten Studie bestätigten Wissenschaftler, dass ein Gewichtsanstieg dieser Größenordnung kurz nach einer erfolgreichen Diät ein weiteres Zunehmen langfristig wahrscheinlich macht.

Eine Garantie für ein schlankes Leben gibt es nicht. Veränderungen der Lebensumstände können sich auf das Körpergewicht auswirken – eine Hochzeit, die Geburt eines Kindes, Stress am Arbeitsplatz oder der Tod eines nahestehenden Menschen. Je schneller Sie die Herausforderung annehmen und auch auf einen kleinen Gewichtsanstieg reagieren, desto besser.

Die Quintessenz

Es ist überhaupt nicht egal, wie Sie abnehmen! Die Art und Weise ist zum einen ausschlaggebend, um Übergewicht wirklich effektiv abzubauen, zum anderen, um das Erreichte zu sichern. Extreme Methoden bewirken zwar oft schnelle Resultate, aber selten dauerhaften Erfolg.

Managen Sie Ihr Gewicht! Strukturieren Sie Ihre Vorsätze und Ziele, um sich während des Abnehmens immer wieder zu motivieren. Machen Sie sich bewusst, dass Sie mit dem nötigen Wissen und der richtigen Einstellung auch ohne Extremdiät erfolgreich sein können. Letztere versagen unendlich oft und können sich außerdem negativ auf Ihr Wohlbefinden auswirken.

↗ Ihre Erfolgsstrategien

Für einen dauerhaften Gewichtsverlust ist ein flexibles und schrittweises Vorgehen, das positive Verhaltensänderungen zum Ziel hat, viel gesünder und effektiver. Bewusste Ernährung und mehr Bewegung lassen sich mit den richtigen Strategien in Ihr tägliches Leben integrieren, ohne alles auf den Kopf zu stellen.

- Setzen Sie sich ein realistisches Ziel. Oder eine Kombination aus kurz-, mittel- und langfristigen Zielen. Ein kurzfristiges Ziel wäre beispielsweise, Ihr momentanes Gewicht um 10 Prozent zu reduzieren. Mittelfristig könnten Sie anstreben, die Gewichtskurve über zwei bis drei Monate nicht ansteigen zu lassen, nachdem Sie Ihr Wunschgewicht erreicht haben. Ein langfristiges Ziel wäre es, neue sportliche Aktivitäten für die nächsten sechs Monate anzupeilen.
- Teilen Sie den Weg zum Ziel in Etappen auf. Sie möchten 10 Kilo abnehmen? Dann tun Sie es in 2-Kilo-Schritten.
- Gestalten Sie das Abnehmen so, dass Sie um die 500 Gramm pro Woche verlieren. Genießen Sie ruhig den Erfolg der ersten Wochen, auch wenn Sie wissen, dass es sich dabei vor allem um einen Wasserverlust handelt.
- Motivieren Sie sich! Belohnen Sie sich für Erfolge, suchen Sie sich Gleichgesinnte, die Sie weiter anspornen. Denken Sie daran, wie gut Sie sich in der Vergangenheit gefühlt haben, wenn Sie Ihre Ziele erreicht haben.
- Trainieren Sie Ihr neues Verhalten auch mental. Stellen Sie sich dazu schwierige Situationen vor – einen Restaurantbesuch oder eine Veranstaltung mit Buffet – und meistern Sie diese.
- Beglückwünschen Sie sich zu Ihren Teilerfolgen! Denken Sie positiv, stellen Sie Ihre guten Eigenschaften und Fähigkeiten in den Vordergrund, und lassen Sie negativen Gedanken keinen Raum.
- Belohnen Sie sich, wenn Sie ein Etappenziel auf dem Weg zum Wunschgewicht erreicht haben. Verzichten Sie aber auf essbare oder trinkbare Anerkennungen. Ein Kinobesuch, ein neues Buch oder ein freier Nachmittag sind Belohnungen, die Ihnen viel mehr bringen.
- Überprüfen Sie Ihr Gewicht regelmäßig, sobald Sie Ihr Ziel erreicht haben. Reagieren Sie sofort, wenn Sie mehr als 2 Kilo zugenommen haben.

9

Gibt es eine Wunderdiät, mit der jeder abnehmen kann?

Vermeintliche Wunderdiäten gibt es wie Sand am Meer. Die meisten versprechen schnellen Gewichtsverlust, der bei jedem funktioniert. Bei den meisten dieser Programme dreht sich alles ums Essen – oder eben Nichtessen. Hunderte von Büchern warten in den Buchhandlungen auf übergewichtige Kundschaft. Fernsehsendungen, Frauenzeitschriften und Internetseiten präsentieren jede Woche mindestens eine neue sensationell erfolgversprechende Diät, die als Lösung aller Gewichtsprobleme und als wissenschaftlicher Durchbruch angepriesen wird. Da ist es gut zu wissen, woran Sie ein wirklich sinnvolles Abnehmprogramm erkennen:

- *Jede sinnvolle Abnehmmethode sollte neben der Ernährung auch die Komponenten Bewegungssteigerung, Verhaltensänderung und Unterstützung durch das Umfeld beinhalten.*
- *Ein Ernährungskonzept muss ein Kaloriendefizit erzeugen, trotzdem sollte es gesund sein und zu Ihrem Lebensstil passen.*
- *Es gibt keine* »perfekte« *Diät, mit der jeder gleichermaßen gut abnehmen kann.*

DIÄT-MYTHOS 9

»Es gibt eine Wunderdiät, die bei jedem funktioniert.«

Immer wieder werden tolle Diäten entwickelt, mit denen jeder ganz einfach und unkompliziert abnehmen kann. Zum Beispiel dieses neue Diätbuch mit seinem revolutionären Ansatz. Das Konzept basiert auf neuesten wissenschaftlichen Untersuchungen, die belegen, dass Kalorien beim Abnehmen gar keine Rolle spielen. Sie haben bis jetzt vermutlich einfach noch nicht abgenommen, weil Sie immer wieder auf das weit verbreitete Kalorienmärchen hereingefallen sind. Die neue Diät räumt mit diesem Vorurteil auf. Mit diesem modernen Konzept kann wirklich jeder schlank werden. Basierend auf aktuellen Erkenntnissen schmelzen mit Hilfe dieser Methode die Pfunde wie von selbst. Sie finden, das klingt zu schön, um wahr zu sein? Zweifeln Sie nicht, die Wissenschaft kommt mit ihren Forschungen rasant voran – und entdeckt dabei natürlich auch neue Wundermittel. Selbst wenn sich nach drei Wochen herausstellt, dass die getestete Diät nicht die erwünschten Ergebnisse bringt – Experimentieren lohnt sich. Es könnte ja auch funktionieren. Aber das erfahren Sie nur, wenn Sie es probieren.

Medienberichte preisen permanent neue Diäten und Produkte mit Erfolgsgarantie an. Teilweise wird sogar der Kaufpreis zurückerstattet, wenn man nicht zufrieden ist. Ohne eine wissenschaftliche Absicherung würden die jeweiligen Anbieter doch wohl kaum solche Versprechungen abgeben, oder?

✦ Das Fünkchen Wahrheit

Viele Menschen suchen nach einer Wunderwaffe gegen ihr Übergewicht. Hat sich ein Ansatz oder ein Konzept als unbrauchbar erwiesen, geht es mit der nächsten Mode-Diät weiter. Selbst wenn eine Methode mehr oder weniger funktioniert hat, bleiben die wenigsten ihr treu. Verschiedene Untersuchungen belegen, dass fast jeder, der abnehmen will, schon eine Vielzahl von Diäten ausprobiert hat. Eine renommierte Studie machte Kaloriensparen in Kombination mit Bewegung als häufigstes Konzept aus. Beliebt sind auch folgende Varianten: verschiedene Nahrungsergänzungsmittel und Appetitzügler einnehmen, Mahlzeiten durch Flüssignahrung oder Diät-Getränke ersetzen und an einem kommerziellen Diätprogramm teilnehmen. Besonders jüngere Frauen lassen oft ganze Mahlzeiten aus, um abzunehmen.

Die Wissenschaft beschäftigt sich erst seit rund 50 Jahren mit dem Thema Abnehmen. Es ist also ein sehr junges Forschungsgebiet. Seit Beginn der 60er Jahre, als Heilfasten noch die bewährteste Abnehmmethode war, wurden bedeutende Fortschritte erzielt. In den 70er und 80er Jahren folgten auf den Trend des Fastens kalorienarme Diäten, bei denen bestimmte Lebensmittel nur eingeschränkt verzehrt werden durften, sowie eiweißmodifizierte Diäten. »Normale« Lebensmittel wurden dabei kaum berücksichtigt. Je nachdem, wie alt Sie sind, erinnern Sie sich eventuell noch an die eine oder andere »Wunder«-Diät. Vielleicht können Sie sogar aus eigener Erfahrung bestätigen, dass diese nur selten zu einem dauerhaften Erfolg führten.

Der Ernährungsexperte Dr. Albert Stunkard urteilte schon vor mehr als 50 Jahren, dass sage und schreibe 95 Prozent aller Diäten zum Scheitern verurteilt seien (siehe auch Seite 18).

Heute revidiert der Wissenschaftler seine Aussage von damals und hält inzwischen Vorträge über die Fortschritte der Wissenschaft im Bereich der Gewichtskontrolle. Das »American Journal of Medicine« veröffentlichte kürzlich einen Artikel von Dr. Stunkard, in dem er betont, dass ein ganzheitliches Abnehmprogramm eine Vielzahl von Faktoren berücksichtigen muss. Und dass eine Diät keineswegs schon dann beendet ist, wenn man sein angestrebtes Gewicht erreicht hat. Wer sein Gewicht halten will, müsse Schritt für Schritt seinen Lebensstil ändern.

! Die ganze Wahrheit

Das richtige Abnehmkonzept finden

Eine Wunderwaffe gegen überflüssige Kilo gibt es nicht. Wichtiger Bestandteil eines funktionierenden Konzeptes sind sinnvolle Ernährungsrichtlinien, einfache Bewegungsempfehlungen, praktische Verhaltensstrategien und motivierende Unterstützung.

So finden Sie in drei Schritten das »richtige« Ernährungskonzept:

1. Kann ich mit dem gewählten Konzept Kalorien einsparen?
2. Ist die Methode gesund?
3. Passt der Ernährungsstil zu meinem Alltag?

Das Wichtigste an einer Diät ist, dass sie Ihre Kalorienzufuhr reduziert. Denn nur, wenn Sie weniger Kalorien aufnehmen, als Sie verbrauchen, können Sie an Gewicht verlieren. Entscheiden Sie sich aber nicht für eine beliebige Diät, die diese Bedingung erfüllt. Analysieren Sie im Vorfeld, ob die in Betracht gezogene Methode alle drei oben genannten Punkte erfüllt.

1. Kann ich mit dem gewählten Konzept Kalorien einsparen?

Um 500 Gramm Körperfett abzunehmen, müssen Sie ein Kaloriendefizit von 3500 Kalorien erreichen – das bedeutet, dass Sie 3500 Kalorien mehr verbrauchen oder einsparen müssen. Das können Sie erreichen, indem Sie weniger essen oder sich mehr bewegen. Am effektivsten und einfachsten ist es natürlich, wenn Sie beides miteinander kombinieren.

2. Ist die Methode gesund?

Handelt es sich um eine ausgewogene Ernährung? Fördert die Methode ein gesundes Essverhalten? Eine Diät ist dann gesund, wenn sie einen Ernährungsplan vorsieht, der Sie mit allen lebenswichtigen Nährstoffen versorgt und bei dem sich die Mahlzeiten aus Produkten aller Lebensmittelgruppen zusammensetzen. Der Ernährungsplan sollte weder einseitig noch zu streng sein. Flexibilität verspricht oft ein gesundes Grundmuster.

3. Passt der Ernährungsstil zu meinem Alltag?
Jeder Mensch hat bestimmte Vorlieben und einen individuellen Lebensstil. Ein sinnvolles Ernährungskonzept berücksichtigt diese Faktoren genauso wie biologische Grundregeln (zum Beispiel, dass Sie ein Kaloriendefizit von 7000 Kalorien erreichen müssen, um 1 Kilogramm Körperfett abzunehmen). Entsprechen die Mahlzeiten und Nahrungsmittelempfehlungen Ihren Vorlieben? Dürfen Sie auch mal naschen, um das Risiko von unkontrollierten Heißhungerattacken zu verringern? Fördert das Konzept ein gesundes Essverhalten, das Sie langfristig durchhalten können?

Individuelle Umsetzung – unendlich viele Möglichkeiten

Das Grundprinzip ist für alle gleich: Wer abnehmen will, muss ein Kaloriendefizit erzeugen. Nur wie das geschieht, kann ganz unterschiedlich sein. Die Wissenschaft gibt Empfehlungen, wie man dieses Defizit auf gesunde und zugleich effektive Weise erreichen kann. Dann sind Sie am Zug: Sie müssen überlegen, wie Sie diese Ratschläge am besten umsetzen können. Ein Schema, in das sich jeder pressen lässt, gibt es nicht. Genauso wenig wie eine universelle Zauberformel für ein schlankes und zufriedenes Leben.

TIPPS & STRATEGIEN

Wissenschaftliche Erkenntnisse praktisch umsetzen

Zahlreiche Studien belegen, dass sich tägliche 30 bis 60 Minuten moderate Bewegung positiv auf das Abnehmen auswirken. Wie man sich diese Bewegung verschafft, hängt ganz von den individuellen Vorlieben und dem jeweiligen Lebensstil ab. Hier ein paar konkrete Vorschläge:

- täglich 40 Minuten Schwimmen oder
- täglich 30 Minuten Walking oder
- 3-mal pro Woche 60 Minuten Radfahren
  und 4-mal pro Woche 20 Minuten spazieren gehen oder
- 7-mal pro Woche eine halbe Stunde Gymnastik.

Ihre Möglichkeiten sind fast unbegrenzt. Weder wird Ihnen beispielsweise bei der Bewegung eine bestimmte Sportart vorgeschrieben – die Ihnen vielleicht gar keinen Spaß macht. Noch gibt es die Vorgabe, dass Sie am Stück oder in Intervallen über den Tag verteilt aktiv sein sollten. Sie haben absolute Gestaltungsfreiheit und können die Aktivität an Ihre Vorlieben anpassen.
Ein ganzheitliches Diätkonzept besteht aus vier Komponenten: einer sinnvollen Lebensmittelauswahl, Bewegung, der positiven Verhaltensänderung und einem unterstützenden Umfeld. Multiplizieren Sie diese Faktoren mit der Anzahl der zur Verfügung stehenden Ansätze. Das Ergebnis? Die möglichen Kombinationen für Ihre individuelle Umsetzung sind schier endlos. Das Konzept, das Sie schlussendlich für sich auswählen, ist im Gegensatz zu einer Wunderdiät flexibel und passt sich Ihrer individuellen Lebenssituation an.

Wunder von kurzer Dauer

Mit großer Wahrscheinlichkeit lässt sich vorhersagen, dass in diesem Jahr mindestens eine Wunderdiät den Markt erobern wird. Auch das nächste und das darauffolgende Jahr werden wohl eine Diät der Marke »Wunder« hervorbringen. Das ist in dieser Branche nun mal so üblich.
Eine Suche, die wir kürzlich auf der Webseite des Internet-Buchhändlers Amazon (www.amazon.de) unter dem Suchbegriff »Diät« durchführten, ergab 1854 Treffer! Mit dem Anteil der Übergewichtigen an der Gesamtbevölkerung nimmt auch die Anzahl der Diätbücher stetig zu. Jedes Jahr erscheint eine neue Wunderdiät, die sich im Glanze der Medienaufmerksamkeit sonnt und revolutionäre Versprechungen macht. Immer finden sich scheinbar glaubwürdige Wissenschaftler, die den Verkauf mit Schlagworten wie »optimal«, »einzigartig« oder »ultimativ« ankurbeln.
Wenn das Versprechen vom dauerhaften Schlanksein von der Realität eingeholt wird – und sich herausstellt, dass die Methode eben doch nur zum kurzfristigen Gewichtsverlust verhilft –, verschwinden diese Methoden ganz schnell wieder in der Versenkung. Eine Untersuchung der Columbia University, USA, belegt, dass viele Diätbücher die Bestsellerlisten genauso schnell verlassen, wie sie hineingekommen sind. Heute ist eine bestimmte Wun-

derdiät das Topthema Nr. 1 und in allen Buchläden zu haben, ein paar Jahre später ist sie längst vergessen. Wunderdiäten sind abhängig vom herrschenden Trend – und der ändert sich schnell.
Da hilft es auch nicht, dass manche Diäten mit Frauen oder – seltener – Männern werben, die die beworbene Diät erfolgreich ausprobiert haben. Solche Berichte sind motivierend und interessant – keine Frage. Bleiben Sie aber trotzdem kritisch. Schlagzeilen wie »10 Kilo in 2 Wochen« sollten Sie hellhörig stimmen. Eine reißerische Geschichte ohne glaubwürdige Grundlage liest sich vielleicht unterhaltsam, wird Ihnen aber nicht wirklich weiterhelfen. Erfahrungsberichte sollten Ihnen die praktischen Aspekte einer Diät näher bringen, nützliche Tipps geben, Ideen für richtige Ansätze liefern und Sie natürlich motivieren. Die Fallgeschichten in diesem Buch erfüllen diese Kriterien und entsprechen natürlich hundertprozentig der Wahrheit.

Lügen entlarven

Selbst wenn sie sich gut verkaufen, entbehren viele Diätansätze jeglicher wissenschaftlicher Grundlage. Mit ein paar Tricks können Sie zunächst plausibel klingende Versprechen entlarven. Oft werden die Methoden mit klingenden Adjektiven wie »revolutionär« oder »neuartig« angepriesen. Im Untertitel heißt es gern »basiert auf neuesten wissenschaftlichen Erkenntnissen« oder auch »das einzige Programm, das zum Erfolg führt«. Gängige Versprechen sind: »Verlieren Sie Ihr Übergewicht für immer«, »nie mehr hungrig« oder »schnell und mühelos abnehmen«.
Sie finden, das alles hört sich zu gut an, um wahr zu sein? Stimmt genau. Oft handelt es sich schlicht um leere Werbebotschaften. Die Verbraucherzentralen, Stiftung Warentest und Ökotest (Adressen siehe Seite 257) bieten Informationsmaterialien, die Ihnen bei der Einschätzung helfen.
In den USA hat die American Heart Association (AHA) den Mode-Diäten den Krieg erklärt. Die renommierte Vereinigung hat eine Liste verschiedener Diätprogramme zusammengestellt, von denen sie abrät. Dazu gehören:

- Diäten, die nicht über Diabetes, hohen Blutdruck oder chronische gesundheitliche Probleme aufklären
- Methoden und Diäten, die kein zusätzliches Bewegungsprogramm empfehlen

- Diäten, die eine strenge und einseitige Nahrungsmittelkombination propagieren
- Konzepte, die Milchprodukte ausschließen
- Diäten, die nur aus flüssiger Nahrung bestehen
- Programme, die den Kauf von abgepackten Mahlzeiten erfordern
- Methoden mit extrem hohem Eiweißanteil
- Fasten mit Säften
- Heilfasten
- Diäten, bei denen man sehr große Mengen eines einzigen Gerichts essen soll, zum Beispiel Suppe
- Wundermittel, die angeblich Fett verbrennen
- strenge Essenspläne, die nur aus wenigen Lebensmitteln bestehen
- Diäten mit einem Gewichtsverlust von mehr als 1 Kilogramm pro Woche

Eine Diät ist dann sinnvoll, wenn sie gesunde Verhaltensmuster fördert, die Ihnen nicht nur helfen, abzunehmen, sondern das erreichte Gewicht auch auf lange Sicht – am besten sogar ein Leben lang – zu halten. Das Ernährungskonzept sollte verständlich erklären, welche Rolle Kalorien und das Kaloriendefizit spielen. Zusätzlich sollte es keine »Zaubereien« wie beispielsweise eine Beschleunigung des Stoffwechsels versprechen.

TIPPS & STRATEGIEN

Die richtige Diät für mich

Klären Sie bei der Wahl einer Abnehmmethode folgende Fragen. Wenn Sie alle mit Ja beantworten können, haben Sie ein sinnvolles Ernährungsprogramm gefunden, das Sie an Ihre Bedürfnisse anpassen können.

- Fördert das Konzept eine verantwortungsvolle und ausgewogene Ernährungsweise?
- Umfasst die Methode Nahrungsmittel aus allen Lebensmittelgruppen?
- Wird mein Nährstoffbedarf gedeckt?
- Beinhaltet das Programm Informationen über die Prinzipien einer gesunden Ernährung?

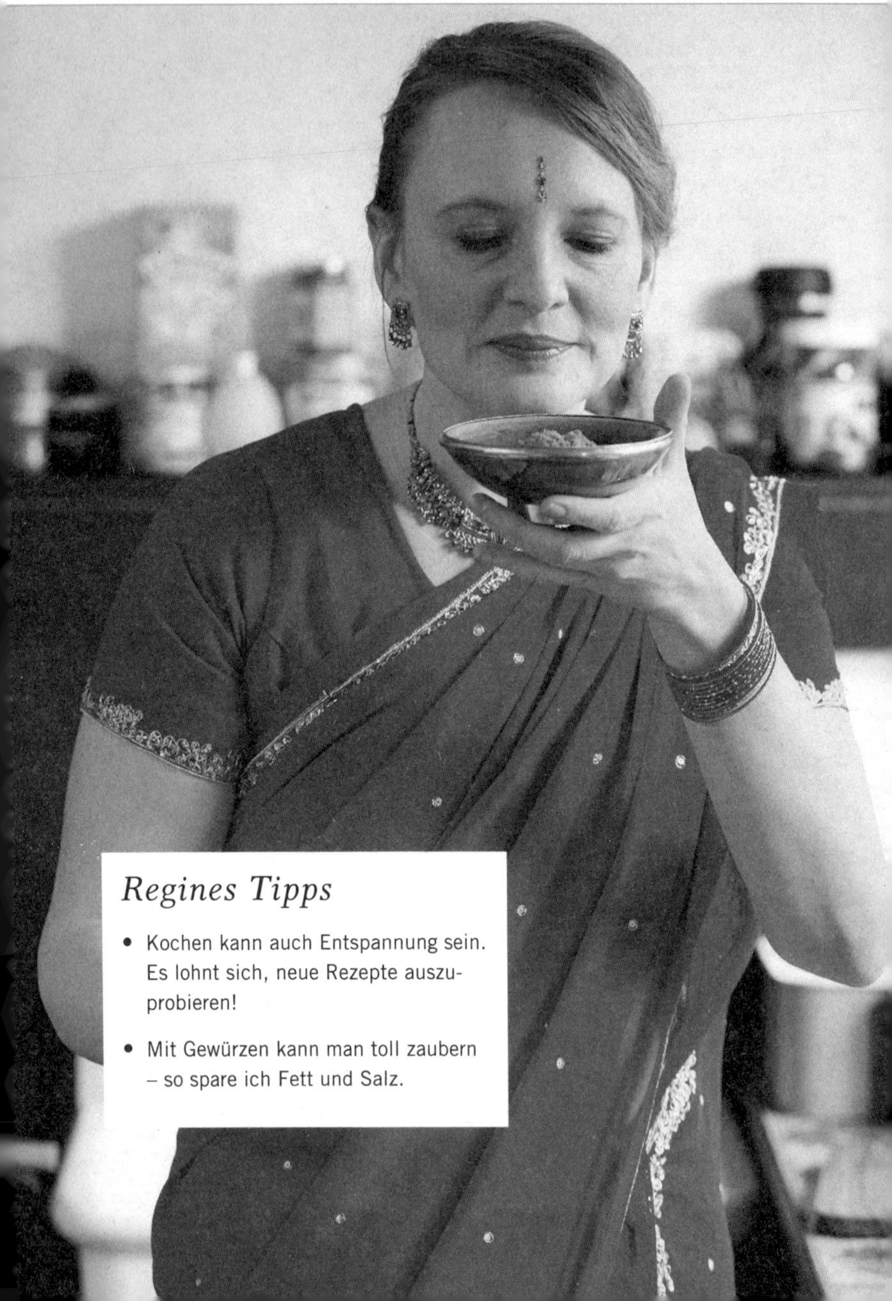

Regines Tipps

- Kochen kann auch Entspannung sein. Es lohnt sich, neue Rezepte auszuprobieren!
- Mit Gewürzen kann man toll zaubern – so spare ich Fett und Salz.

»Einfach lecker«

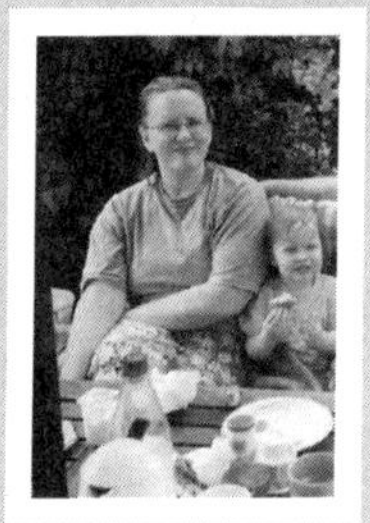

Regine

40 Jahre

20 kg leichter

»Eine Diät mit starren Vorgaben wäre nichts für mich.« Regine braucht die kulinarische Freiheit beim Essen. »Eigentlich macht mir Kochen gar keinen Spaß und war bisher nur ein notwendiges Übel«, gesteht sie. »Doch seit ich begonnen habe abzunehmen, entwickle ich eine wahre Experimentierfreude. Sämtliche Gewürze, die ich nicht kenne, werden ausprobiert. Ich habe festgestellt, dass nicht nur Fett zum guten Geschmack beiträgt, sondern es ganz viele verschiedene Möglichkeiten gibt, Essen aromatisch zuzubereiten.« Trotzdem muss das Kochen in dem Vier-Personen-Haushalt fast immer schnell gehen, denn täglich warten auf die zweifache Mutter der Haushalt, die Zwillinge und ihr Job als Juristin. Mit ihrem neuen Ernährungsprogramm für die ganze Familie hat Regine innerhalb eines Jahres ganze 20 Kilo abgenommen.

Vor der Ernährungsumstellung nahm Regine schleichend immer mehr zu. Ihre persönlichen Bedürfnisse gingen in den täglichen Aufgaben unter. Die Folge: Sie funktionierte nur noch, ihre Kleidung wurde unmodern und lustlos im Katalog bestellt. Beim Spielen mit den Kindern ging ihr die Puste aus. Gegessen wurde, was einfach und schnell zuzubereiten war, ohne groß auf Kalorien zu achten. »Das ging so nicht weiter: Ich wollte wieder richtig am Leben teilnehmen!«

Kochen ist zwar immer noch nicht das größte Hobby von Regine, doch sie hat erkannt, dass es schnell, einfach *und* gesund gehen kann. »Der Nachtisch ist mit einem Pfund Quark und frischem Obst genauso schnell gemacht wie früher ein Schokoladenpudding aus der Tüte. Es gibt so viele Alternativen, man muss nur seine eigene Flexibilität entdecken.«

Abnehmen mit Genuss

Der Speiseplan einer Diät sollte zu Ihrem Geschmack und Ihrem Leben passen. Wissenschaftler betonen immer wieder, wie wichtig Flexibilität bei der Lebensmittelauswahl ist. Auch die Anzahl der täglichen Mahlzeiten und Snacks sollte variabel sein. Von extremen Methoden wie dem Auslassen ganzer Mahlzeiten wird ebenso abgeraten wie von Ernährungskonzepten, bei denen man sich stark einschränken muss.
Essen ist schließlich Genuss und sollte auch während und besonders nach einer Diät Freude bereiten. Es gibt zwar keinen Ernährungsstil, der diese Zufriedenheit garantiert – bestimmte Faktoren können aber das Sättigungsgefühl steigern und damit das Abnehmen erleichtern.

SCHON MAL GEHÖRT

»Wenn Sie abnehmen möchten, müssen Sie frühstücken.«

Ob Sie ein ausgiebiges Frühstück genießen oder lieber ganz darauf verzichten, das allein entscheidet nicht über Erfolg oder Misserfolg einer Diät. Dass die erste Mahlzeit Ihre gesamte Kalorienaufnahme im Laufe des Tages beeinflusst, ist dagegen ziemlich wahrscheinlich. Die Forschungsergebnisse zum Thema Frühstück sind relativ eindeutig: Wer nur ein »leichtes« Frühstück zu sich nimmt, zum Beispiel Getreideflocken und Früchte, wiegt in der Regel weniger als Menschen, die das Frühstück weglassen oder auch ein besonders »reichhaltiges« Frühstück genießen, zum Beispiel Rühreier mit Speck.

Satt = zufrieden = erfolgreich

Wenn Sie im Verlauf einer Diät ständig hungrig sind, wird es Ihnen kaum gelingen, diese Methode länger durchzuhalten, tatsächlich abzunehmen und Ihr Gewicht auch noch längerfristig zu halten. Die Körperfunktionen, die unseren Appetit regulieren, werden von vielen Hormonen und biologischen Prozessen gesteuert. So haben zum Beispiel der Geschmack und die Ener-

giedichte von Lebensmitteln einen Einfluss darauf, ob wir uns satt fühlen. Auch die Zusammenstellung der Mahlzeiten beeinflusst das Sättigungsgefühl. Generell scheinen eiweißreiche Speisen besser zu sättigen als kohlenhydratreiche. Letztere machen dagegen schneller satt als sehr fetthaltige Mahlzeiten. Der Nebeneffekt von Alkohol: Bier oder Wein regen den Appetit an, und wir neigen dann dazu, mehr zu essen als nötig.
Es gibt Tausende von Lebensmitteln, die Kohlenhydrate enthalten, von Äpfeln und Brot über Müsli bis hin zum Zucker. Für ein besseres Sättigungsgefühl empfehlen wissenschaftliche Studien Vollkorngetreide. Die darin enthaltenen Ballaststoffe reduzieren den Appetit und lassen uns schneller satt werden. Greifen Sie also bevorzugt zu ballaststoffreichen Lebensmitteln wie Obst, Gemüse oder Vollkornprodukten – sie können Ihre Diät sinnvoll unterstützen und Ihnen beim Abnehmen helfen.

Auf die Energiedichte kommt es an

Ein weiterer wichtiger Faktor ist die Energiedichte von Lebensmitteln. Unabhängig vom Kaloriengehalt einer Mahlzeit werden Kinder oft dazu erzogen, eine bestimmte Menge zu essen. Den verhängnisvollen Satz »Iss deinen Teller leer!« bekommen immer noch viele Kinder zu hören. Als Erwachsener neigt man dann dazu, an diesem Prinzip festzuhalten. Die meisten Menschen füllen beispielsweise einen Suppenteller immer gleich voll, egal was für eine Suppe sie essen, ob eine kalorienreiche Cremesuppe mit Sahne oder eine leichte Brühe. Wenn Sie stets Speisen mit einer geringen Energiedichte auswählen, ist dies ein geschickter Ansatz, um Ihre Kalorienzufuhr zu reduzieren. Von diesen Lebensmitteln können Sie nämlich bei gleicher Kalorienzahl eine größere Menge verzehren.
Nehmen wir zum Beispiel Weintrauben: 125 Gramm frische Weintrauben haben einen Brennwert von ungefähr 90 Kalorien, 125 Gramm Rosinen, also getrocknete Weintrauben, liefern rund 360 Kalorien. Das enthaltene Wasser macht Weintrauben zu einem Lebensmittel mit geringer Energiedichte, durch das Trocknen der Trauben entstehen Rosinen, die sich durch eine hohe Energiedichte auszeichnen.
Nahrungsmittel mit relativ geringer Energiedichte machen trotz ihres niedrigen Kaloriengehalts besser satt, weil sie normalerweise einen höheren Was-

seranteil haben, wie Weintrauben oder Suppe. Oder weil sie ein größeres Volumen haben, wie beispielsweise Popcorn. Viele Obst- und Gemüsesorten haben von Natur aus eine niedrige Energiedichte und gehören damit in jedes sinnvolle Ernährungskonzept.

Außerdem bestechen solche Lebensmittel dadurch, dass sie weniger Fett enthalten und/oder über mehr Ballaststoffe verfügen. Die guten Resultate einer Ernährung mit moderatem Fettgehalt und hohem Ballaststoffanteil wurden durch eine sechsmonatige Diätstudie belegt.

Was verleitet uns dazu, mehr oder weniger zu essen: die Portionsgröße oder der Kaloriengehalt? Verschiedene Wissenschaftler machten Experimente mit Mahlzeiten, deren Portionsgröße und Kaloriengehalt sie gezielt änderten, um darauf eine Antwort zu finden. Die Ergebnisse der unterschiedlichen Studien sind identisch: Das Volumen einer Mahlzeit entscheidet, wann wir satt sind – die Zahl der aufgenommenen Kalorien hat dagegen keinen Einfluss auf das Sättigungsgefühl. Und satt ist – wie jeder aus eigener Erfahrung weiß – oft genug gleichbedeutend mit zufrieden.

Auf sich selbst schauen

Finden Sie also eine Ernährungsmethode, die Sie satt und glücklich macht. Ihre Zufriedenheit ist ausschlaggebend für Ihren Diäterfolg. Durchhalten und Dranbleiben werden nur unter dieser Voraussetzung gelingen.

Ganz wichtig für Ihren Erfolg ist auch die Selbstbeobachtung. Ohne Kontrolle kann man leicht vom »schlanken« Pfad abkommen und schnell in »dicke« Verhaltensmuster zurückfallen. In zahlreichen Studien wurde ermittelt, dass die Selbstbeobachtung ein elementarer Faktor ist, um erfolgreich abzunehmen. In einer wissenschaftlichen Untersuchung konnte dieser Faktor genau beziffert werden: Er machte 25 Prozent des Erfolges aus. Menschen, die sich selbst genau beobachten und genau hinschauen, haben demnach die besten Aussichten, ihr Wunschgewicht zu erreichen. Nutzen Sie die verschiedenen Möglichkeiten zur Selbstbeobachtung bei der Kontrolle von Nahrungsaufnahme und Körpergewicht.

Was habe ich gegessen? Wann bin ich satt?

Es gibt unterschiedliche Systeme, um zu bewerten, was man isst. Sie können beispielsweise Kalorien oder ***POINTS***® Werte* zählen und zusätzlich die Mahlzeiten- oder Portionsgröße aufschreiben. Vielleicht möchten Sie noch weitere Details wie Tageszeit oder Stimmung notieren. Diese Informationen können Sie auf losen Blättern, Karteikarten oder in einem Notizbuch vermerken, was auch immer am praktischsten für Sie ist. Über einen längeren Zeitraum genau zu dokumentieren, was Sie essen, führt erwiesenermaßen zu mehr Erfolg beim Abnehmen.

Aber nicht jeder empfindet es als hilfreich, über alle Mahlzeiten und Snacks Buch zu führen. Als Alternative können Sie Ihre Aufmerksamkeit auch auf Ihr Sättigungsgefühl richten. Dazu sollten Sie Ihren Körper genau einschätzen können. Viele übergewichtige Menschen haben verlernt, Signalreize wie Hunger oder Sättigung wahrzunehmen. Wenn Sie diese Methode bevorzugen, geht es darum, mit dem Essen aufzuhören, sobald Sie sich satt fühlen. Gerade anfangs ist es sinnvoll, beim Essen öfter mal eine Pause einzulegen und sich zu fragen: »Bin ich vielleicht schon satt?« – Egal, wie viel zu diesem Zeitpunkt noch auf Ihrem Teller liegt.

* Informationen zu ***POINTS***® und dem Weight Watchers System finden Sie ab Seite 247.

Habe ich abgenommen?

Beobachten Sie Ihren Körper, um Ihre Fortschritte beim Abnehmen zu verfolgen. Sie können entweder Ihr Körpergewicht oder Ihren Körperumfang im Auge behalten, um zu sehen, wie viel Sie auf dem Weg zum Wunschgewicht beziehungsweise zur Wunschfigur bereits geschafft haben.

Das Körpergewicht ist am einfachsten zu kontrollieren. Eine exakte Waage visualisiert Erfolg oder Misserfolg präzise und zuverlässig. Zusätzlich können Sie mit ihrer Hilfe feststellen, wie schnell Sie abnehmen. Mehr als 500 bis 1000 Gramm pro Woche sollten es nicht sein.

Die Gewichtskontrolle ist übrigens zuverlässiger, wenn Sie sich nur einmal wöchentlich wiegen und nicht jeden Tag. Durch verschiedene Faktoren wie den weiblichen Zyklus oder die Menge Salz, die Sie zu sich nehmen, kann das Gewicht von einem Tag zum anderen größeren Schwankungen unterliegen. Ein besserer Indikator für den tatsächlichen Fortschritt und seine Tendenzen ist daher die wöchentliche Gewichtskontrolle.

Eine sinnvolle Alternative oder Ergänzung zum Wiegen ist es, den Körperumfang zu messen. Notieren Sie dazu Ihre Maße von Brust, Taille und Hüften. Da sich die Körpermaße langsamer verändern als das Körpergewicht, sollten Sie diese nur einmal monatlich ermitteln – sonst könnten die Ergebnisse schnell frustrierend sein.

Eine weitere beliebte Methode der Selbstbeobachtung ist der »Kleidertest«. Überprüfen Sie einfach, wie gut die Lieblingshose oder das Lieblingshemd aktuell passen. Um das Ergebnis nicht zu verfälschen, sollte das Kleidungsstück besser nicht aus elastischem Material bestehen. Bei Männern ist der »Gürteltest« besonders effektiv.

Wenn Sie ein wenig unsicher sind und Ihre Fortschritte nicht selbst überwachen möchten, dann bitten Sie doch jemanden um Unterstützung. Manche Menschen finden es hilfreich, von anderen gewogen oder gemessen zu werden – dann besteht auch nicht die Gefahr, sich selbst zu beschwindeln. Das Messen oder Wiegen kann beispielsweise der Ehe- oder Lebenspartner, eine Freundin oder eine Diätberaterin übernehmen.

SCHON MAL GEHÖRT

»Ich wiege mich grundsätzlich nicht. Erstens interessiert es mich nicht, zweites ist es mir peinlich, und drittens bringt das sowieso nichts.«

Wer sich im Rahmen eines Abnehmprogramms regelmäßig wiegt und den Gewichtsverlust dokumentiert, hat bessere Chancen, seine Wunschfigur langfristig zu behalten. In der aktuellen Adipositas-Leitlinie der Deutschen Gesellschaft für Ernährung wird ein regelmäßiges Gewichtsmonitoring (einmal pro Woche) zur Verbesserung der Langzeitergebnisse empfohlen.

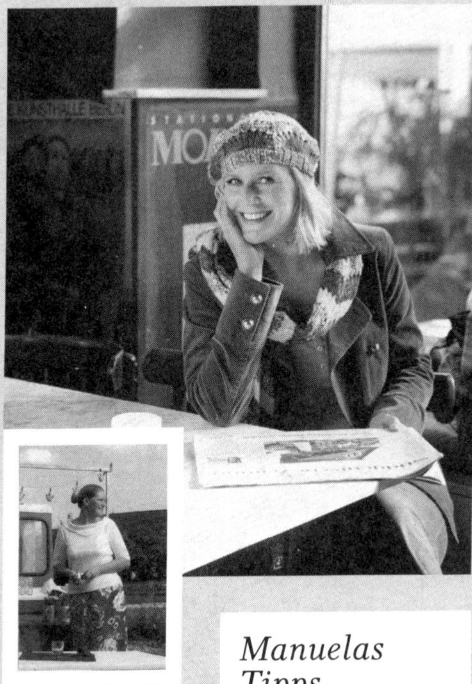

Manuela

31 Jahre

15 kg leichter

»Passt wie angegossen«

Manuela ist stolz auf sich. Denn die Zeiten, in denen sich die 31-Jährige dreimal am Tag umzog, weil sie sich in ihrer Garderobe nicht wohl fühlte, sind endgültig vorbei. Manuela suchte ein vernünftiges Ernährungsprogramm, mit einseitigen Diäten hatte sie schon genügend schlechte Erfahrungen gemacht. Manuela entschied sich daher für einen flexiblen Ansatz: »Viel Obst und Gemüse, manchmal auch Fastfood – diese Mischung und die Freiheit beim Essen funktionieren für mich ganz hervorragend.«

Der Ansporn für Manuela, das neu erreichte Wunschgewicht zu halten: nie wieder größere Kleider kaufen müssen!

Manuelas Tipps

- Regelmäßig die Treffen besuchen und sich wiegen lassen. Wenn man zwischendurch mal das Ziel aus den Augen verloren hat, helfen die Erfahrungen der anderen Teilnehmer ungemein.
- Über alles, was man isst, Buch führen. Das sichert den Erfolg.

Die Quintessenz

Nicht jede Diät funktioniert bei jedem, und es gibt kein Patentrezept zum Abnehmen. Das notwendige Kaloriendefizit lässt sich durch eine Vielzahl von Ansätzen erzeugen. Ein guter Ernährungsplan sollte gesund sein, Ihre Vorlieben berücksichtigen und zu Ihrem Lebensstil passen. Jeder Mensch hat bestimmte Gewohnheiten und ist einzigartig, deshalb funktioniert ein und dieselbe Methode bei manchen Menschen ganz vorzüglich, bei anderen hingegen überhaupt nicht.

Lassen Sie sich nicht durch falsche Werbeversprechen verunsichern, es gibt keine Wunderdiät, die bei jedem Erfolge bringt.

Wenn also mal wieder von der »ultimativen« oder »optimalen« Diät die Rede ist, prüfen Sie kritisch, was Sie darüber in Erfahrung bringen können. Lassen Sie besser die Finger davon, wenn sich alles nur sagenhaft anhört und große Versprechungen gemacht werden. Denken Sie daran, dass reißerische Erlebnisberichte nicht immer die ganze Wahrheit erzählen. Schon gar nicht, was die langfristigen Erfolge solcher Wunderdiäten angeht. Wenn Sie sich von den Geschichten angesprochen fühlen, finden Sie heraus, ob die darin propagierte Methode auch zu Ihnen passt. Bedenken Sie bei Ihrer Wahl, dass vieles gar nicht oder nur von Einzelpersonen getestet wurde. Auf ihren dauerhaften Erfolg hin werden nur die wenigsten Konzepte getestet. Nehmen Sie diese Programme genau unter die Lupe, und suchen Sie nach Belegen für Gesundheitsverträglichkeit und Alltagstauglichkeit.

Beobachten Sie beim Abnehmen, was und wie viel Sie essen. Schätzen und erinnern sind ungenaue Messmethoden. Auch wenn das Notieren am Anfang schwerfällt und zeitaufwändig ist – es lohnt sich erwiesenermaßen. Kontrollieren Sie Ihr Gewicht, und führen Sie über Ihre Fortschritte Buch. Diese Selbstkontrolle hilft Ihnen, Fortschritte zu verfolgen. Die Kontrolle Ihres Gewichtes gibt Ihnen auch die Möglichkeit, Ihren wöchentlichen Gewichtsverlust ganz bewusst zu steuern – er sollte bei etwa 500 Gramm liegen. Wenn Sie sich erst einmal an die regelmäßigen Notizen über all Ihre Mahlzeiten gewöhnt haben, können Sie schon bei einem leichten Gewichtsanstieg schnell und problemlos eingreifen und Ihre Ernährungsgewohnheiten entsprechend ändern.

Ihre Erfolgsstrategien

Nachdem Sie dieses Kapitel gelesen haben, können Sie die meisten Abnehmprogramme, die der Markt im Moment zu bieten hat, relativ rasch und ohne großen Aufwand einschätzen. Was Sie für gut befinden, lohnt vielleicht einen Versuch. Stellt sich ein Element als nicht praktikabel für Sie heraus, probieren Sie einen anderen Ansatz aus. Entscheidungshilfe zu bestimmten Diäten bieten verlässliche Quellen wie die Verbraucherzentralen oder Stiftung Warentest (siehe auch Seite 257).

- Passen Sie den gewählten Ernährungs- und Bewegungsplan Ihrem Lebensstil an. – Sollte das nicht vorgesehen sein, sehen Sie am besten gleich von dieser Methode ab.
- Berücksichtigen Sie auf Ihrem Speiseplan vor allem Lebensmittel, die Ihnen schmecken und die Ihnen ein Gefühl der Zufriedenheit geben. Erlaubt das Ihr Ernährungsplan?
- Testen Sie alle Möglichkeiten zur Selbstbeobachtung: ein Ernährungstagebuch, ein Maßband, eine hochwertige Badezimmerwaage oder ein Lieblingskleidungsstück.
- Wiegen Sie sich immer unter den gleichen Umständen: am gleichen Wochentag, zur gleichen Uhrzeit und mit der gleichen Kleidung.
- Nutzen Sie die Ergebnisse Ihrer Selbstkontrolle, um Ihr Abnehmprogramm wenn nötig abzuwandeln. Sollten Sie mehr als zwei Pfund pro Woche abnehmen, essen Sie etwas mehr. Liegt der Gewichtsverlust unter einem Pfund pro Woche, reduzieren Sie Ihre Kalorienzufuhr ein wenig. Konzentrieren Sie sich dann vermehrt auf Speisen mit niedriger Energiedichte wie Gemüse, Vollkornprodukte, mageres Fleisch, mageren Fisch, und/oder steigern Sie Ihr Bewegungsprogramm, um mehr Kalorien zu verbrennen.

10

Geht es beim Abnehmen nur um mich?

Viele Menschen halten ihr Gewicht für absolute Privatsache und nehmen »heimlich« ab. Sie registrieren gar nicht, wie ihr Umfeld zu ihrer Diät steht und ob sie vielleicht auf die Unterstützung von Familie, Freunden und Bekannten zählen könnten. Dabei ist die Herausforderung einer Abnahme in der Regel viel leichter zu meistern, wenn Sie Ihr Umfeld einbeziehen. Wie das am besten funktioniert? In diesem Kapitel erfahren Sie alles Nötige darüber:

- *Das Verhalten Ihres Partners wirkt sich auf Ihr Gewicht aus. Umgekehrt beeinflusst Ihr Gewicht aber auch Ihren Partner.*
- *Kinder werden durch das Ernährungsverhalten und das Gewicht der Eltern positiv oder negativ geprägt.*
- *Freunde, Familie und Kollegen können Sie beim Abnehmen ungemein unterstützen.*

DIÄT-MYTHOS 10

»Mein Gewicht geht niemanden etwas an.«

Ob ich abnehme, zunehme oder mein Gewicht halte, ist doch ganz allein meine Sache. Mein Körper gehört mir, und das sollten meine Mitmenschen respektieren. Ich muss die Entscheidung für oder gegen eine Diät allein treffen und trage dann auch die Verantwortung dafür, dass ich die guten Vorsätze umsetze. Was sollen sich andere Leute mit meinem Gewicht beschäftigen? Jeder ist selbst seines Glückes Schmied. Wer möchte schon über seine Erfolge oder – noch schlimmer – Misserfolge beim Abnehmen reden? Ehepartner, Kinder und Freunde bleiben bei einer Diät bitte außen vor – was sie tun oder lassen, wird weder helfen noch schaden. Auch als Mutter oder Vater muss man sich über das Gewicht der Kinder keine Gedanken machen. Ob sie einmal übergewichtig oder schlank sein werden, ist sowieso genetisch bedingt und lässt sich nicht beeinflussen. Während einer Diät sollte man sich auf sich selbst konzentrieren und sich nicht mit überflüssigen sozialen Kontakten beschäftigen. Auch der Austausch mit anderen Diätwilligen bringt nichts, die Menschen sind einfach zu verschieden. Man kann weder die Probleme noch die Erfolge vergleichen. Da helfen keine Tipps, Ideen oder gut gemeinten Ratschläge. Jeder muss seinen Weg aus dem Dilemma selbst finden und ihn auch allein gehen. Wenn das Wunschgewicht erreicht ist, kann man ja wieder fröhlich am öffentlichen Leben teilnehmen. Mit dem Übergewicht wird auch die schlechte Stimmung verschwinden: »Schlank und glücklich« heißt das Ziel!

✦ Das Fünkchen Wahrheit

Das eigene Gewicht ist tatsächlich eine sehr private Angelegenheit. Ob Partner, Freundin oder Arzt, die beschämende oder überraschende Zahlenkombination der Digitalanzeige an der Waage behält man am liebsten für sich. So ist auch der gute Vorsatz abzunehmen eine individuelle Entscheidung, die einzig und allein bei Ihnen liegt.

Am Anfang einer Diät müssen Sie viel persönliches Engagement investieren. Sie müssen die Verantwortung für Ihr Vorhaben und die damit verbundenen Veränderungen übernehmen. Diese Entscheidung kann Ihnen wirklich niemand abnehmen.

Viele Menschen möchten nicht nur die Entscheidung für eine Diät allein treffen, sondern auch den Weg zum Wunschgewicht ohne fremde Unterstützung gehen. Natürlich ist das möglich, aber es ist auch unnötig beschwerlich.

»Heimlich abnehmen« ist weit verbreitet. Diätbücher und Rezeptkarten werden gerne in der hintersten Schublade aufbewahrt. Auf den Kaffeeklatsch mit Freunden wird verzichtet und Einladungen zum Essen ausgeschlagen – es könnte ja auffallen, dass man »auf Diät« ist. Mit einem sinnvollen Konzept geht es auch anders: mit viel Unterstützung und noch mehr Motivation.

SCHON MAL GEHÖRT

»Ich brauche keine Unterstützung beim Abnehmen, ich schaffe das alles allein.«

Selbstverständlich können Sie auch ohne Feedback von Familie, Freunden und Bekannten abnehmen. Studien bestätigen jedoch immer wieder, dass persönliche Kontakte und der Austausch mit Gleichgesinnten einen bei einer Diät weiterbringen und zum Durchhalten motivieren. In der aktuellen Adipositas-Leitlinie wird die Unterstützung durch Familienangehörige oder andere Vertrauenspersonen ausdrücklich empfohlen: »Ein unterstützendes Umfeld wirkt sich positiv auf die Gewichtsstabilisierung aus und beugt Rückfällen vor.«

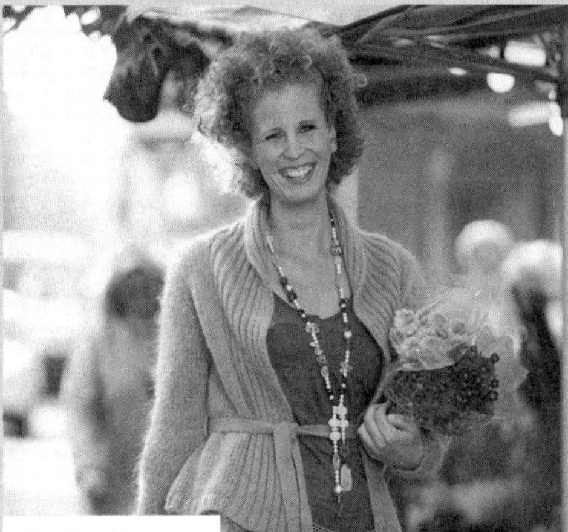

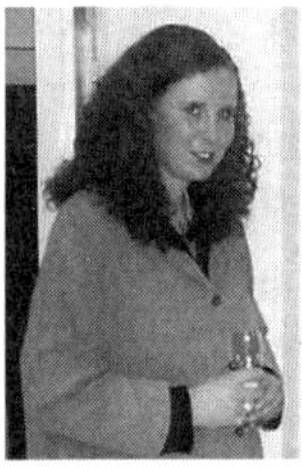

Jilka

36 Jahre

25 kg leichter

»Mit anderen reden«

»Mein ganzes Leben lang habe ich mich und meine Bedürfnisse hintangestellt. Ich hätte niemals öffentlich zugegeben, ›auf Diät‹ zu sein, lieber habe ich meine Diät-Versuche heimlich gestartet – oft ohne Erfolg.« Mit Weight Watchers wurde dann alles anders. Jilka hätte anfangs so viel Unterstützung gar nicht für möglich gehalten. »Ich habe gelernt, über meine Bedürfnisse zu sprechen. Jetzt wissen meine Mitmenschen, wie sie mir helfen und mich unterstützen können.« Jilka ist froh, ihr Wunschgewicht erreicht zu haben. »Alleine hätte ich das wohl nicht so toll geschafft.«

Jilkas Tipps

- Sprechen Sie mit anderen Menschen darüber, dass Sie abnehmen wollen. Das motiviert ungemein.
- Genießen Sie Komplimente! Nichts gibt mehr Auftrieb als der sichtbare Erfolg.

! Die ganze Wahrheit

Die Bedeutung Ihres Gewichts

Ob Sie wollen oder nicht, Ihr Gewicht hat unweigerlich Einfluss darauf, wie Sie von Ihren Mitmenschen wahrgenommen werden. Ob von Ihrem Partner, von Kindern, anderen Familienmitgliedern, Freunden, Bekannten, Nachbarn und Kollegen, ja sogar von Wildfremden. Dieser Eindruck kann positiv, negativ oder neutral sein, aber er lässt sich nicht wegdiskutieren. Ihr Gewicht ist eben Teil Ihrer Persönlichkeit.

Ihre Figur hat auch Einfluss auf Ihre Lebensqualität. Was genau damit gemeint ist? Wissenschaftler benutzen diesen Ausdruck, um zu bewerten, wie zufrieden eine Person mit ihrem alltäglichen Leben ist. Genauso wie es Standardtests gibt, mit denen die Funktion der Schilddrüse überprüft wird, oder Tests, die feststellen, ob Ihr Cholesterinspiegel zu hoch ist, so gibt es auch Untersuchungen, die Aufschluss über Ihre Lebensqualität geben. Ein bekannter Test zur Einschätzung der Lebensqualität trägt die Bezeichnung SF-36. Eine solche Untersuchung besteht aus vielen unterschiedlichen Komponenten, und einige der untersuchten Faktoren können durch das Körpergewicht beeinflusst werden. Dazu gehören u. a.: physische und psychische Gesundheit, Schmerzen, Müdigkeit und Vitalität.

Übergewichtig = unglücklich?

Übergewichtige Menschen werden oft pauschal als depressiv, traurig und unglücklich eingeschätzt. Wer kennt nicht die Geschichten von schlecht gelaunten Menschen mit Übergewicht. Solche Aussagen sind erwiesenermaßen nichts als Vorurteile. Die Lebensqualität von Übergewichtigen wurde schon in vielen Studien untersucht. So kam eine italienische Forschungsreihe zu dem Schluss, dass überhöhtes Gewicht meist mit einer Einschränkung der körperlichen Funktionen und mit Müdigkeit einhergeht. Das ist leicht nachvollziehbar, schließlich belasten Übergewicht und Bewegungsmangel den Körper und seine Funktionen.

Was den Zusammenhang zwischen Übergewicht und seelischer Gesundheit angeht, kommt dieselbe Studie jedoch zu einem überraschenden Ergebnis: Das zusätzliche Körpergewicht hat nur minimalen Einfluss auf die Psyche. Die meisten Experten stimmen darin überein, dass sich das psychologische Profil eines typischen Übergewichtigen kaum von dem eines schlankeren Mitmenschen unterscheidet. Viele Leute, die objektiv zu schwer sind, fühlen sich trotzdem glücklich und haben ihr Leben wunderbar im Griff – nur eben ihr Körpergewicht nicht so ganz.

Wenn professionelle Hilfe nötig ist

Woher kommt dann der Mythos von den stets unglücklichen Übergewichtigen? Höchstwahrscheinlich handelt es sich um eine Fehlinterpretation der medizinischen Literatur. Menschen mit diagnostizierten Essstörungen wie Bulimie können übergewichtig sein. Die Ursache einer Essstörung ist psychischer Natur. In diesem Fall hilft es nicht, Lebensmittel sinnvoll auszuwählen oder sich mehr zu bewegen, um das Gewicht zu kontrollieren. Eine einfache Diät bietet hier nicht die richtigen Ansätze und kann die Krankheit weder heilen noch lindern. Bei Essstörungen ist auf jeden Fall professionelle Hilfe von Ärzten und Psychologen notwendig.

FAKTEN & INFOS

Übergewicht ist nicht gleich Übergewicht

Neben Menschen mit Essstörungen gibt es unter den Übergewichtigen auch solche, die unter einer schwerwiegenden krankhaften Adipositas leiden. Hier kann das übermäßige Gewicht ebenfalls zu psychischen Problemen führen. Diese besondere Gruppe wurde und wird gern zu Studienzwecken herangezogen. In den Medien werden diese Teilnehmer dann gerne als »typisch übergewichtig« dargestellt, was allerdings nicht zutrifft, da es sich erstens nur um einen geringen Prozentsatz der Übergewichtigen handelt und zweitens nicht um ganz normale Leute mit ein paar Kilo zu viel. Auch diese Menschen benötigen in jedem Fall eine intensive medizinische Betreuung.

Mit Extra-Kilo extra-glücklich?

Wenn Menschen mit ein paar oder auch deutlich mehr Pfunden zu viel also nicht per se unglücklich sind, trifft dann vielleicht sogar das Gegenteil zu? Sprich: Machen die Extra-Kilo eventuell extra-glücklich – gemäß der allgemein bekannten Erfahrung, dass Essen an sich glücklich machen kann? In einer Studie aus dem amerikanischen Houston wurden acht Kriterien ausgewählt, um das psychische Wohlbefinden der Probanden zu bewerten:

- Glück
- geistige Fitness
- Lebenszufriedenheit
- positive Einflüsse
- negative Einflüsse
- Optimismus
- sich geliebt und umsorgt fühlen
- Depressionen

Die Ergebnisse zeigten, dass das Gewicht keine Rolle spielt, wenn es um unsere Psyche geht. Keiner der genannten Faktoren wurde durch eventuelles Übergewicht in die eine oder andere Richtung beeinflusst. Zusammengefasst heißt das: Übergewicht hat zwar einen negativen Einfluss auf das körperliche Wohlbefinden, aber es scheint nur geringe bis gar keine Auswirkungen auf die seelische Verfassung zu haben.

Einige Forscher haben zu ermitteln versucht, ob sich entsprechende Testergebnisse mit oder nach einer Gewichtsreduktion verändern. Fast jede Studie zeigte, dass sich verschiedene Aspekte der Lebensqualität verbessern, wenn man Übergewicht abbaut.

In einer 12-wöchigen Studie des renommierten Rippe Lifestyle Institutes wurden Weight Watchers Teilnehmer beobachtet und untersucht. Nachdem die Teilnehmer ihr Wohlfühlgewicht erreicht hatten, zeigte sich eine signifikante Verbesserung bei verschiedenen Indikatoren ihrer Lebensqualität: bei der körperlichen Fitness, bei der Vitalität und beim psychischen Wohlbefinden. Die Teilnehmer fühlten sich durchweg beweglicher, enthusiastischer und waren weniger müde.

Die Methode macht den Unterschied

Nicht nur das Abnehmen allein hat Einfluss auf Ihre Lebensqualität, auch die Methode ist entscheidend. Wenn Sie ein Diät-Programm umsetzen, das positive Veränderungen Ihres Lebensstils, Unterstützung aus Ihrem Umfeld und Veränderungen Ihres Ernährungs- und Bewegungsverhaltens mit sich bringt, werden sich Ihre Lebensqualität und Ihr Wohlbefinden vermutlich spürbar verbessern. Zu diesem Ergebnis kommt jedenfalls eine Studie, die alle oben genannten Komponenten umfasst: Die Teilnehmer nahmen durchschnittlich 9 Kilogramm ab und verbesserten gleichzeitig ihre Testergebnisse in puncto Lebensqualität um 5 bis 19 Prozent.

Abnehmen lohnt sich also in mehrfacher Hinsicht! Eine Diät wirkt sich nicht nur positiv auf Ihr Wohlbefinden aus, zusätzlich fallen Ihnen Bewegungsabläufe leichter. Außerdem hebt ein Gewichtsverlust die Stimmung, was in der Folge das psychische Wohlbefinden verbessert. Diese Veränderungen werden Sie unmittelbar im täglichen Leben spüren.

SCHON MAL GEHÖRT

»Heiraten ist gefährlich! – Mit jedem Ehejahr steigt das Gewicht.«

Das Statistische Bundesamt bestätigt diese Aussage: Zwei Drittel (67 Prozent und 65 Prozent) der verheirateten oder verwitweten Männer sind übergewichtig. Bei den Ledigen bringen nur 39 Prozent zu viel auf die Waage. Bei den Frauen sind Witwen mit 56 Prozent überdurchschnittlich oft von Übergewicht betroffen, gefolgt von den Verheirateten mit 45 Prozent. Wie bei den Männern ist der Anteil der Übergewichtigen unter den ledigen Frauen am geringsten (23 Prozent). Aber möchte tatsächlich irgendjemand aus diesem Grund auf die Liebe seines Lebens verzichten und als Single leben? Wohl kaum. Nehmen Sie lieber die Herausforderung an, die Statistik zu widerlegen: Behalten Sie also Ihr »eheliches« Gewicht – am besten gemeinsam mit Ihrem Partner – scharf im Auge.

Zusammen leben, zusammen zunehmen

Um zu verdeutlichen, wie sehr sich das Gewicht von Partnern angleicht, wurden in einer Untersuchungsreihe Männer und Frauen während ihres ersten Ehejahres begleitet. Alle nahmen im untersuchten Zeitraum zu! Dieser »eheabhängige« Gewichtsanstieg ist gesellschaftlich weit verbreitet, und Sie haben ihn bestimmt auch in Ihrem näheren Umfeld schon mal beobachtet, wenn nicht sogar selbst erlebt.

Gemeinsames Zunehmen beschränkt sich jedoch nicht auf das erste Ehejahr. Der parallele Anstieg des eigenen Gewichts und des Gewichts des Ehepartners scheint so lange anzudauern wie die Beziehung selbst. Männer legen im Lauf einer Ehe im Vergleich zu ihren Ehefrauen übrigens stärker zu. Nach Angaben des Statistischen Bundesamtes sind 67 Prozent der verheirateten Männer übergewichtig, unter den ledigen dagegen nur 39 Prozent.

Die Verbindung zwischen Gewicht und Beziehung ist eigentlich nicht verwunderlich. Lebenspartner verbringen schließlich in der Regel viel Zeit miteinander – Gespräche, gemeinsame Mahlzeiten und Freizeitgestaltung beeinflussen das Gewicht direkt oder indirekt.

Ideal wäre es, wenn Sie Ihren Lebenspartner für die Idee abzunehmen begeistern könnten. Wer sich gemeinsam entschließt, dem Übergewicht den Kampf anzusagen, hat deutlich größere Erfolgschancen als ein »Einzelkämpfer«. Das bewies auch eine Studie, in der der Diät-Verlauf von Paaren mit dem von Einzelpersonen verglichen wurde. Die Paare hatten im Laufe der Diät und sogar noch darüber hinaus wesentlich mehr Gewicht verloren. Sie waren erfolgreicher, weil sie sich gegenseitig motivierten und unterstützten. Gemeinsam ist also – im wahrsten Sinne des Wortes – alles leichter.

Die Vorteile einer gemeinsamen Diät liegen also auf der Hand. Doch selbst wenn sich nur ein Partner bewusst für eine Diät entscheidet, wird indirekt auch der andere positiv beeinflusst. In einer Untersuchung wurden Ehemänner, deren Frauen eine fettreduzierte Diät machten, über einen Zeitraum von drei Jahren beobachtet. Im Gegensatz zu den Männern einer Kontrollgruppe nahmen die Männer der abnehmenden Frauen automatisch mit ab. Sie aßen unbewusst weniger. Je häufiger das Paar seine Mahlzeiten gemeinsam einnahm, desto größer war der Effekt.

Die Mitwirkung des Partners ist jedoch keine Bedingung! In einer anderen Studie zeigte sich, dass selbst Partner, die einen nicht unterstützen, kein Hindernis für eine erfolgreiche Gewichtskontrolle sind.
Lassen Sie sich also bitte nicht von Ihren guten Vorsätzen abbringen, nur weil Ihre bessere Hälfte (noch) nicht mitmachen will!

SCHON MAL GEHÖRT

»Wegen 5 Kilo brauche ich nicht mit einer Diät zu beginnen, das bisschen fällt sowieso niemandem auf.«

Bestimmt wird Ihr Partner eine Gewichtsreduktion von 5 Kilogramm mit Komplimenten belohnen. Und Sie werden die verlorenen Pfunde genießen. Stellen Sie sich einen Gewichtsverlust von 5 Kilo in Butterpäckchen vor: 5 Kilo entsprechen sage und schreibe 20 Päckchen Butter! Und auch eine vermeintlich geringe Abnahme hat große Auswirkungen auf Ihr Wohlbefinden und Ihr Aussehen. Zum Beweis greifen Sie einfach von Zeit zu Zeit in Ihren Kleiderschrank, ziehen eines Ihrer alten Lieblingsstücke an – und freuen sich, wenn es zu groß ist. Nicht nur Ihr Partner wird staunen!

Zusammen wohnen – zusammen wiegen

In Kapitel 6 ist ausführlich von den genetischen Aspekten des Übergewichts die Rede (ab Seite 137). Ist die Mutter oder der Vater – oder sind sogar beide – übergewichtig, steigt die Wahrscheinlichkeit, dass auch der Nachwuchs zu viel Gewicht auf die Waage bringt. Zum einen ist die genetische Veranlagung dafür verantwortlich, eine entscheidende Rolle spielt aber auch das soziale Umfeld. Sogar nicht blutsverwandte Menschen, die zusammen wohnen – Freunde, Ehe- oder Lebenspartner –, teilen oftmals das gleiche Ernährungsmuster und die Neigung zum Gewicht. Kurz gesagt: Ihr Partner beeinflusst Ihr Gewicht, und Ihr Gewicht wirkt sich auf Ihren Partner aus. Daher beschäftigen sich nicht nur Paartherapeuten mit Beziehungsfragen, sondern neuerdings auch Ernährungsexperten.

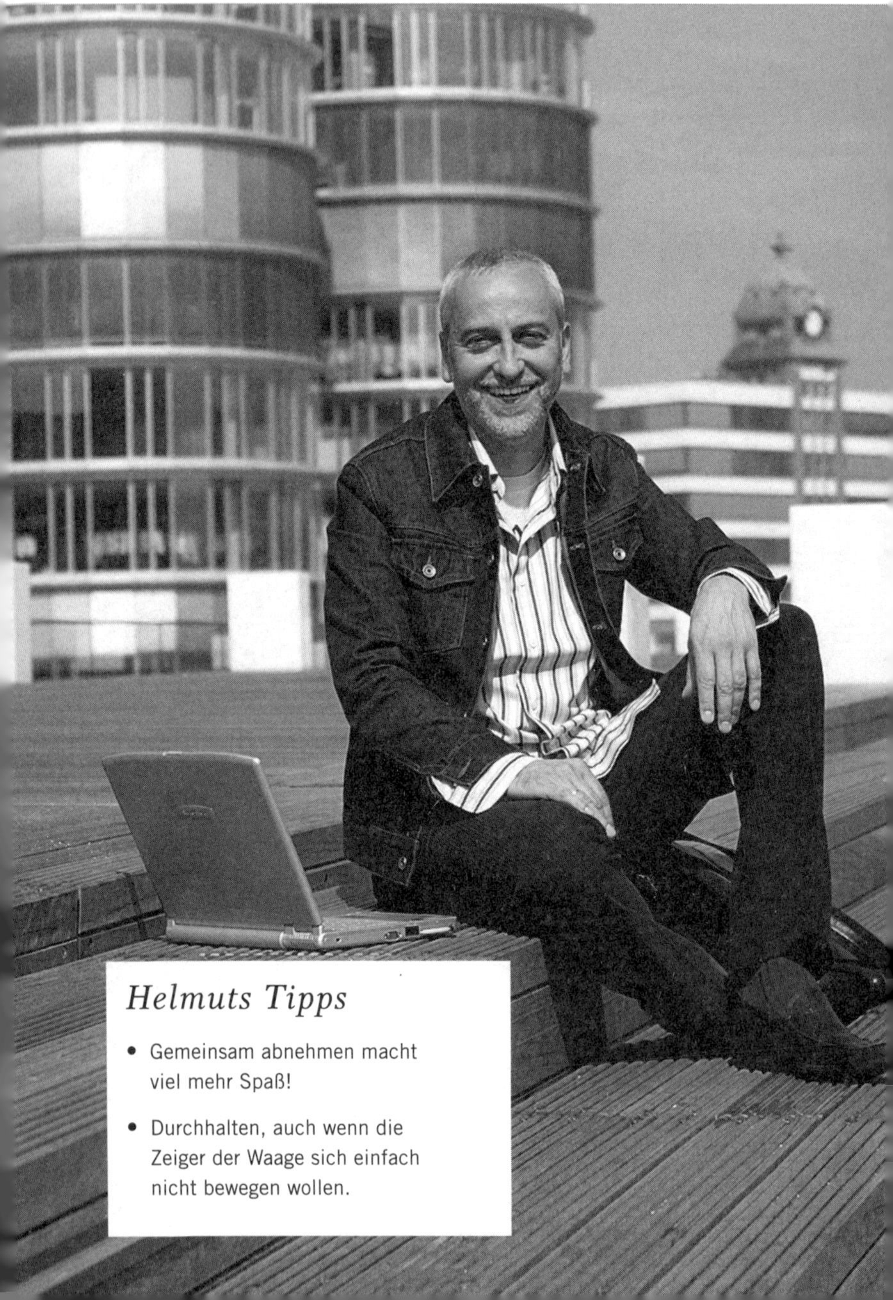

Helmuts Tipps

- Gemeinsam abnehmen macht viel mehr Spaß!
- Durchhalten, auch wenn die Zeiger der Waage sich einfach nicht bewegen wollen.

»Ein gemeinsames Hobby«

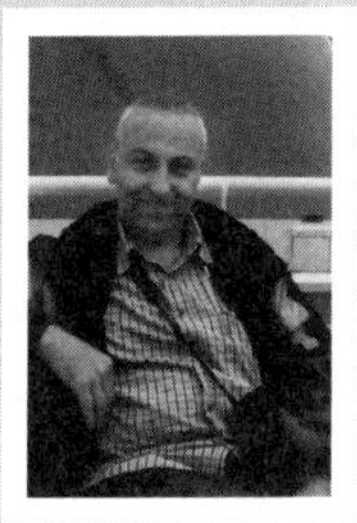

Helmut

46 Jahre

10 kg leichter

Gemeinhin gesteht man einem Mann über 40 ja ein paar Extrapfunde zu, aber Helmut fühlte sich einfach nicht wohl in seiner Haut. Treppensteigen war beschwerlich und an Sport gar nicht zu denken. »Ich wollte alles immer allein schaffen und habe verschiedene Diäten und Fastenkuren diszipliniert auf eigene Faust ausprobiert. Das hat anfangs auch gut funktioniert, ich habe exakt nach Plan abgenommen und war zufrieden, wenn ich mein angestrebtes Gewicht erreicht hatte. Nach dem Ende einer Diät bin ich dann aber leider recht schnell wieder in meine alten Gewohnheiten zurückgefallen – und das alte Gewicht war ruckzuck wieder da.«

Helmut erlebte, wie seine Frau, die Weight Watchers Treffen besuchte, konstant abnahm. Seine Neugier war geweckt. Warum allein gegen die überflüssigen Pfunde kämpfen, wenn man auch als Team zusammenarbeiten kann? »Es war schon ein bisschen komisch, das erste Mal mit zu dem Treffen zu gehen, schließlich erwartet man da ja nur Frauen. Überraschenderweise war ich aber nicht der ›Hahn im Korb‹, es waren einige männliche Mitstreiter da, auch ein paar andere Ehepaare.« Das Abnehmen gestaltete sich zusammen mit seiner Frau wesentlich einfacher und alltagstauglicher als die vorherigen Diät-Versuche. Gemeinsame Mahlzeiten, gemeinschaftliche Radtouren und die gegenseitige Motivation machten das Abnehmteam erfolgreich. »Unsere ausgewogene Ernährung und die aktive Freizeitgestaltung sind zu unserem gemeinsamen Hobby geworden.« Ein sehr erfolgreiches Hobby: Helmut fühlt sich mittlerweile mit 46 fitter als je zuvor in seinem Leben.

Der Einfluss Ihrer Familie

Was für den Zusammenhang zwischen Gewicht und Partnerschaft gilt, trifft natürlich auch auf die engen Bindungen innerhalb einer Familie zu. Neben Ihrem Partner haben auch andere Familienmitglieder, vor allem Kinder, Einfluss auf Ihre Ernährung – und umgekehrt. Die Einstellung der Eltern zur Ernährung und zum Gewicht bestimmt bei Kindern, insbesondere bei Mädchen, wie sie ihre eigene Figur wahrnehmen. Eltern vermitteln ihrem Nachwuchs beispielsweise, welchen Wert eine schlanke Figur darstellt. Dieser ist abhängig vom Gewichtsgefüge der Familie: In tendenziell »schwereren« Familien wird diesem äußeren Merkmal mehr Bedeutung beigemessen als in »schlanken« Haushalten.

Eltern ist oft vielleicht gar nicht klar, dass sie das Fundament für ein positives oder negatives Essverhalten ihrer Sprösslinge legen. Studien belegen, dass Kinder übergewichtiger Eltern lieber zu eher fettreichen Speisen greifen und bei Gemüse und Salat die Nase rümpfen. Sobald Eltern sich bewusster ernähren und Obst und Gemüse häufiger auf den Tisch kommen, werden auch die Kinder ihr Essverhalten ändern.

Eltern als Versorger

Das Essen, das Sie zu Hause auf den Tisch bringen, hat gravierenden Einfluss auf das Essverhalten Ihrer Kinder. Insbesondere die ersten Lebensjahre sind entscheidend, denn in dieser Zeit entwickeln sich bestimmte Vorlieben – und Abneigungen. Wenn bei Ihnen Obst und Gemüse immer reichlich gegessen wird, werden Ihre Kinder auch während der gesamten Schulzeit tendenziell mehr Obst essen. Auf der anderen Seite bevorzugen Ihre Sprösslinge Essen mit hohem Fett- und Zuckeranteil, wenn solche Speisen bei Ihnen täglich auf dem Speiseplan stehen und ganz selbstverständlich von allen Familienmitgliedern gegessen werden. Verbannen Sie aber nicht aus lauter Vorsicht alle »ungesunden« Lebensmittel aus dem Haus. Untersuchungen haben gezeigt, dass Kinder leicht das sinnvolle Maß verlieren, wenn an sich verbotene Lebensmittel wie Schokolade oder Chips dann plötzlich doch verfügbar sind – sei es im eigenen Haushalt, bei der Oma oder bei Freunden.

Eltern als Erzieher

Es kommt nicht nur darauf an, was Sie Ihren Kindern zum Essen anbieten, sondern auch, wie Sie das tun. Mit einigen grundlegenden »Ernährungsregeln« können Sie großen Einfluss auf das Essverhalten Ihres Kindes nehmen. Verschiedene Studien zeigen, dass Kinder oft eine Abneigung gegen ein bestimmtes Lebensmittel oder ein Gericht entwickeln, wenn ihnen dieses häufig aufgezwungen wird. Größere Kinder, die kein Obst oder Gemüse aßen, bekamen als Kleinkinder oft zu hören, dass sie mehr Obst essen sollten, oder sie wurden sogar genötigt, welches zu essen.
Auf der anderen Seite bewirkt das Einschränken von Lebensmitteln bei Kindern, dass sie mehr davon essen. 1989 wurde im »Appetite Magazine« eine Umfrage veröffentlicht, in deren Rahmen 40 Prozent der befragten Eltern angaben, dass ihrer Ansicht nach das Einschränken oder Verbieten von bestimmten Speisen Kinder dazu erziehe, diese nicht zu mögen. Tatsächlich haben aber viele Studien das Gegenteil gezeigt: Gerade verbotene Speisen sind für Kinder interessant und schmackhaft.

Eltern als Vorbilder

Eltern beeinflussen das Ernährungsverhalten ihrer Kinder natürlich auch durch ihr eigenes Essverhalten. Kinder beobachten genau und lernen von ihren Eltern; sie ahmen – je jünger, desto lieber – das elterliche Verhalten nach. Frauen, die regelmäßig strenge Diät halten, ziehen Töchter groß, die das früher oder später wahrscheinlich ebenfalls ausprobieren werden. Mütter und Väter, die über ein extrem gezügeltes Essverhalten verfügen (siehe auch ab Seite 63), haben vermutlich Töchter und Söhne, die es ihnen gleich tun werden. Eltern sind auch Vorbilder, wenn es um den Bewegungsdrang ihres Kindes geht.
Sprechen Sie mit Ihrem Ehepartner und Ihren Kindern darüber, dass Sie abnehmen wollen. Binden Sie alle in Ihre körperlichen Aktivitäten ein, und sorgen Sie für eine positive, optimistische Grundstimmung. Sorgen Sie gemeinsam für ein Zuhause, das ein gesundes Gewicht aller Familienmitglieder unterstützt.

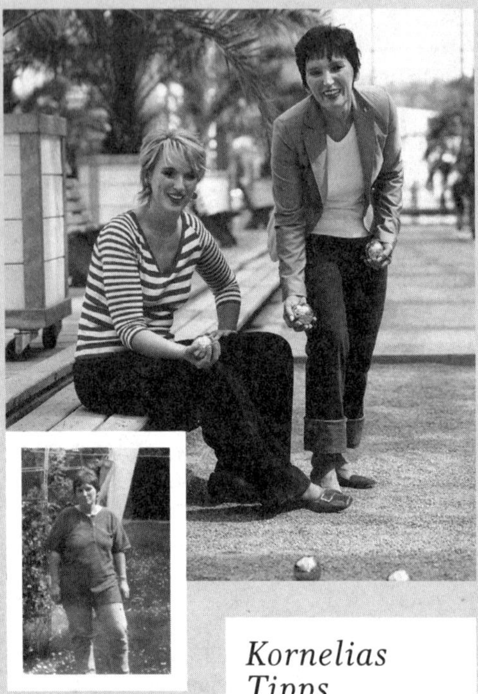

»Zusammen abnehmen«

Kornelia war mit ihrer Figur schon lange nicht mehr zufrieden, aber irgendwie konnte sie sich nicht aufraffen, die überflüssigen Kilo anzugehen. Ihre Tochter hatte ebenfalls ein paar Kilo zu viel und entschied sich für Weight Watchers, sie gab den entscheidenden Auslöser für den Start in Kornelias schlanke Zukunft »Wenn du gehst, dann gehe ich auch.« Gesagt, getan. Mittlerweile ist die ausgewogene Ernährung ein Familienritual, neue Rezepte werden sofort ausprobiert, und alle ziehen an einem Strang. Auch wenn es mal nicht so gut vorangeht, sind die beiden füreinander da – »man kann sich gegenseitig prima motivieren und anspornen«.

Kornelia

51 Jahre

19 kg leichter

Kornelias Tipps

- Selbst wenn man von der Familie unterstützt wird, sind die Treffen mit Gleichgesinnten hilfreich.
- Über neue leckere Rezepte freut sich die ganze Familie.

Der Rest der Welt

Berücksichtigen Sie bei einer Diät nicht nur Ihren engsten Familienkreis, sondern binden Sie auch Ihr soziales Umfeld ein. Nicht nur der Partner kann hilfreich sein, auch Freunde und Kollegen können Sie unterstützen. In Pittsburgh, USA, nahmen Teilnehmer einer Studie, die eine Diät gemeinsam mit Freunden absolvierten, eindeutig besser ab als Personen, die das Programm allein durchzogen.

Für jede Ernährungsumstellung ist es optimal, wenn Sie auf die umfassende Unterstützung Ihres gesamten Umfelds bauen könnten. Leider sieht die Realität oft anders aus. Nicht selten sabotieren Familienmitglieder oder Freunde bewusst oder unbewusst die Abnehmversuche. Ein Freund mag auf Ihren Erfolg neidisch sein. Der Ehepartner oder Lebensgefährte macht sich vielleicht über Ihre Bemühungen lustig. Oder er führt Sie mit Leckereien in Versuchung, weil er zum Beispiel Angst vor Zurückweisung hat, sobald Sie schlank sind. Vielleicht fürchtet er auch Ihr steigendes Selbstbewusstsein bei fallendem Gewicht.

Ein erfolgreiches Abnehmkonzept erkennen Sie daran, dass es Strategien bereithält, wie Sie am besten mit mangelnder Unterstützung von Familie und Freunden umgehen. Sehr hilfreich können auch die Erfahrungen anderer sein, die die gleichen Herausforderungen bereits gemeistert haben.

Die Quintessenz

Gewicht ist Privatsache, persönliches Engagement und Eigenverantwortung sind die Schlüssel zum Erfolg. Trotzdem hat Ihr Gewicht Einfluss auf Ihr gesamtes soziales Umfeld. Dessen Reaktionen – ob positiv oder negativ – bestimmen mit über den Erfolg Ihrer Diät. Freuen Sie sich über positive Rückmeldungen, und lassen Sie sich von negativen Reaktionen nicht entmutigen. Entlarven Sie »Diät-Saboteure«, und nehmen Sie Hilfe und Unterstützung an, wo Sie sie kriegen können – ob vom Partner, von den Kindern, Freunden oder Kollegen. Diese Extra-Motivation kann jedem, der abnehmen will, nur guttun.

↗ Ihre Erfolgsstrategien

Schluss mit der Heimlichtuerei! Eine Diät muss keine Solovorstellung sein. Wenn Sie auf die Unterstützung Ihres Umfeldes zählen können, geht alles leichter – auch eine Diät. Nutzen Sie diesen Vorteil!

- Erzählen Sie Ihrer Familie und Ihren Freunden, dass Sie abnehmen möchten. Erklären Sie möglichst präzise, wie sie helfen können. Bitten Sie Ihre Kollegin zum Beispiel, Sie nicht immer mit Keksen in Versuchung zu bringen, oder fragen Sie bei Familienfeiern nach einem »figurfreundlichen« Salat oder gedämpftem Gemüse.
- Finden Sie Ihr eigenes Abnehm-Team! Verbünden Sie sich mit Menschen, in deren Nähe Sie sich wohl fühlen und bei denen Sie sicher sein können, dass sie Ihre Anstrengungen unterstützen.
- Propagieren Sie auch zu Hause bewusste Ernährung und gesundes Gewicht. Seien Sie Ihrem Partner und Ihren Kindern ein Vorbild. Ihre gesündere Lebensweise beeinflusst das Essverhalten und die Bewegungsgewohnheiten Ihrer ganzen Familie positiv. Das kann zum Beispiel so aussehen, dass Sie gemeinsam Sport treiben – Radfahren, Wandern oder Schwimmen sind ideale Freizeitbeschäftigungen. Schnipseln Sie gemeinsam Obstsalat, oder veranstalten Sie ein »leichtes« Grillfest.
- Feiern Sie Ihre Erfolge gemeinsam mit allen, die Sie auf dem Weg dorthin unterstützt haben. Belohnen Sie sich und Ihr Team mit kleinen nicht-essbaren Geschenken, einer »leichten« Essenseinladung oder einem besonderen Freizeitprogramm.

Auf einen Blick: Mythos und Wahrheit

In diesem Buch finden Sie interessante Informationen, jede Menge Fakten und wissenschaftliche Studien zu den zehn geläufigsten Diät-Mythen. Um erfolgreich abzunehmen, reicht es leider nicht, sich an einem Fünkchen Wahrheit zu orientieren. Sie müssen schon die ganze Wahrheit kennen! Auf den folgenden Seiten haben wir die einzelnen Kapitel noch einmal für Sie zusammengefasst, damit Sie das Wichtigste schnell nachschlagen können.

Diät-Mythos 1
Abnehmen und ein Leben lang schlank bleiben ist unmöglich.

Viele Menschen haben es tatsächlich geschafft und halten ihr Wunschgewicht auf Dauer. Die Faktoren, die dafür sorgen, dass wir erfolgreich abnehmen und unser Gewicht auch langfristig halten, sind bekannt. Der Wissenschaft steht umfangreiches und aussagekräftiges Datenmaterial über Menschen zur Verfügung, die ihr angestrebtes Gewicht erreicht und anschließend nicht wieder zugenommen haben.
Die Schlüsselelemente für eine erfolgreiche Gewichtsreduktion sind realistische Ziele und die Umsetzung eines ganzheitlichen Abnehmprogramms. Folgende Prinzipien gehören zu einem solchen Konzept: Wählen Sie Ihre Lebensmittel sinnvoll aus, seien Sie körperlich aktiv, verändern Sie Ihr Verhalten positiv, und suchen Sie sich ein Umfeld – Familie, Freunde, Kolleginnen –, das Sie unterstützt und motiviert.

Kann ich mein Wunschgewicht dauerhaft halten?
Sie können dauerhaft abnehmen und ein Leben lang schlank bleiben.

Ihr Körper wird Ihre Anstrengungen honorieren, und Sie werden überflüssige Pfunde abbauen. Eine Reihe von Untersuchungen beweist, dass die viel zitierte Setpoint-Theorie physiologische Tatsachen vernachlässigt und deshalb unhaltbar ist. Es gibt kein biologisch festgelegtes Gewicht, das dauerhaftes Abnehmen unmöglich macht.

Diät-Mythos 2
Ein paar Pfunde zu viel sind doch kein Problem.

Der Body Mass Index (BMI) ist ein international anerkannter Standardwert zur Bewertung und Einteilung des Körpergewichts – in Untergewicht, gesundes Gewicht, Übergewicht und Adipositas (krankhaftes Übergewicht).
Der BMI steht in direktem Zusammenhang mit einigen Krankheiten. Steigt der BMI, kann auch das Risiko für bestimmte Erkrankungen steigen. Selbst leichtes Übergewicht kann das Wohlbefinden beeinträchtigen. Glücklicherweise gilt das Gleiche fürs Abnehmen – schon eine geringe Gewichtsreduktion wirkt sich positiv auf Ihr Wohlbefinden aus. Durch einen Gewichtsverlust von 5 bis 10 Prozent können Sie das Risiko für bestimmte Erkrankungen reduzieren: die Wahrscheinlichkeit, einen Diabetes zu entwickeln, die Gefahr von Bluthochdruck und erhöhtem Cholesterinspiegel. Gleichzeitig wächst die Freude an körperlicher Aktivität, und der Bewegungsapparat wird spürbar entlastet und beweglicher.
Ein BMI über 25 sollte Sie aufmerksam machen, meistens kommen die Pfunde schleichend. Greifen Sie schnellstmöglich ein. Am besten siedeln Sie Ihr Wunschgewicht innerhalb der gesunden Gewichtsspanne (BMI 20 bis 25) an. Diese Spanne ist relativ groß und bietet einen Spielraum von 10 bis 20 Kilo. Für die positiven gesundheitlichen Auswirkungen macht es fast keinen Unterschied, ob Ihr Gewicht eher am unteren oder am oberen Ende des gesunden BMI-Bereichs liegt.

Ein bisschen Übergewicht schadet nicht, oder?

Sobald Sie mit Ihrem Gewicht den »gesunden« BMI-Bereich verlassen, erhöht sich das Risiko für bestimmte Krankheiten, die mit Übergewicht zusammenhängen.

Diät-Mythos 3
Ohne eisernen Willen kann man nicht abnehmen.

Mit Willenskraft allein kann man nicht abnehmen. Viele psychische und physische Faktoren spielen dabei zusammen. Um schlank zu werden und vor allem schlank zu bleiben, müssen Sie sinnvolle Verhaltensstrategien erlernen, mit denen Sie die wissenschaftlichen Empfehlungen einfach und unkompliziert umsetzen können. Vielleicht können Sie Ihre Willenskraft nicht steigern, Sie können aber mit bestimmten Techniken eine Diät als weniger mühsam empfinden. Die »flexible Kontrolle« ist Teil eines geänderten Ernährungsverhaltens und hilft Ihnen, Ihr Gewicht langfristig zu halten. Beachten Sie dabei, dass sich die Motivation während einer Diät ändert, Sie brauchen kurz- und langfristige Ziele sowie entsprechende Strategien.

Fehlt mir fürs Abnehmen einfach nur der Wille?

Gewichtsverlust hängt nicht allein von der Willenskraft ab, sie ist nur ein Baustein von vielen.

Diät-Mythos 4
Bewegung ist eine eigenständige Abnehmmethode, mit der man effektiv Gewicht verlieren kann.

Allein durch Bewegung effektiv abzunehmen ist nur mit sehr viel Aufwand möglich. Regelmäßige körperliche Aktivität sollte allerdings Teil eines ganzheitlichen Programms sein, das auch eine clevere Lebensmittelauswahl, Methoden für eine positive Verhaltensänderung und Unterstützung aus dem Umfeld beinhaltet. Mit diesen Prinzipien können Sie erfolgreich abnehmen und Ihr Gewicht auf Dauer halten.

Das zum Abnehmen nötige Kaloriendefizit erreichen Sie am besten, indem Sie sich zum einen mehr bewegen (um mehr Kalorien zu verbrennen) und zum anderen weniger essen (um Kalorien einzusparen). Bewegung hat dabei gleich mehrere Vorteile: die körperliche Aktivität verbraucht Kalorien, verbessert den Stoffwechsel und wirkt sich positiv auf Ihr Wohlbefinden aus.

Kann ich allein durch mehr Bewegung abnehmen?

Eine effektive Gewichtsreduktion durch Bewegung ist nur mit einem extrem hohen Aufwand möglich.

Diät-Mythos 5
Kalorien spielen keine Rolle, nur der Verzicht auf Fett oder Kohlenhydrate macht schlank.

Langfristig ist eine ausgewogene Ernährung und regelmäßige Bewegung die beste Möglichkeit, um Übergewicht zu vermeiden oder abzubauen. Eine gesunde Ernährungsweise umfasst alle Lebensmittelgruppen und liefert die lebensnotwendigen Nährstoffe in optimalen Dosen. Fett- und kohlenhydrathaltige Lebensmittel versorgen Sie mit lebenswichtigen Vitaminen, Mineralien, essenziellen Fettsäuren und sekundären Pflanzenstoffen.
Wenn Sie Ihre Nahrungsmittel sinnvoll auswählen, haben Sie nicht nur Ihr Gewicht unter Kontrolle, sondern sind auch ausreichend mit allen wichtigen Nährstoffen versorgt und können das Risiko für bestimmte Krankheiten reduzieren. Herkömmliche Produkte durch speziell entwickelte fett- oder kohlenhydratreduzierte Varianten zu ersetzen bringt fürs Abnehmen relativ wenig.

Sind Fette, Kohlenhydrate oder Kalorien für mein Übergewicht verantwortlich?

Beim Abnehmen geht es in erster Linie darum, ein Kaloriendefizit zu erreichen. Kohlenhydrate oder Fett spielen da nur eine untergeordnete Rolle.

Diät-Mythos 6
Bei manchen Menschen verhindern die Gene oder der Stoffwechsel das Abnehmen.

Das Gewicht ist kein von biologischen Faktoren bestimmtes, unabwendbares Schicksal. Manches kann den Gewichtsverlust in geringem Umfang beeinflussen, aber nichts ihn verhindern. Einige Menschen besitzen allerdings ein genetisches Profil oder Gewohnheiten, die sie leichter zunehmen lassen. Ihre Lebensführung und Ihre Lebensumstände können den Stoffwechsel zusätzlich beeinflussen. Mit realistischen Zielen und vernünftigen Strategien können Sie aber verhindern, dass Sie weiter zunehmen und auch eventuelles Übergewicht abbauen. Berücksichtigen Sie bei den Erwartungen an Ihr Wunschgewicht Ihre Lebenssituation. Machen Sie sich aber zugleich klar, dass sie kein Hindernis für eine erfolgreiche Gewichtsreduktion ist.

Können mein Stoffwechsel oder meine Gene verhindern, dass ich abnehme?

Der Stoffwechsel und Ihr genetisches Profil beeinflussen Ihr Gewicht zu einem gewissen Grad, doch fast jeder kann dauerhaft abnehmen!

Diät-Mythos 7
Der Stoffwechsel lässt sich durch eine spezielle Diät ankurbeln.

Zwei Faktoren bestimmen unser Körpergewicht: die mit Essen und Trinken aufgenommenen Kalorien und die durch Stoffwechsel, Bewegung und Verdauung verbrannten Kalorien. Wir können unseren Kalorienverbrauch erhöhen, indem wir den Stoffwechsel beschleunigen – besonders gesund und ganz natürlich funktioniert das durch gesteigerte körperliche Aktivität.
Finden Sie eine Ernährungsweise und ein Fitnessprogramm, die sich langfristig in Ihr Leben integrieren lassen. Unterwerfen Sie sich keiner strengen Diät, nur weil diese verspricht, den Stoffwechsel anzukurbeln.
Es sind die langfristigen und nachhaltigen Veränderungen Ihres Lebensstils, die wirklich etwas bewirken. Sie helfen Ihnen, abzunehmen und Ihr

Wunschgewicht zu halten. Es gibt keinen wissenschaftlichen Beweis dafür, dass man den Stoffwechsel durch bestimmte Nähr- oder Wirkstoffe, Speisenkombinationen oder Essenszeiten effektiv beschleunigen kann.

Kann eine spezielle Diät den Stoffwechsel beschleunigen?
Wundermittel gibt's nicht. Der einzige Weg, überflüssige Pfunde loszuwerden, ist mehr Kalorien zu verbrennen, als man zu sich nimmt.

Diät-Mythos 8
Wie man abnimmt ist unwichtig! Und darüber, wie man das Gewicht hält, kann man später nachdenken.

Wie Sie abnehmen, ist nicht nur während der Diät wichtig, sondern auch für Ihren dauerhaften Erfolg. Mit extremen Methoden und Radikalkuren nehmen Sie zwar schnell ab, aber vermutlich auch genauso schnell wieder zu. Die Pfunde schwinden bei fast jeder Diät am Anfang beeindruckend schnell.

Extreme Ernährungsweisen verhindern, dass Sie eine »flexible Kontrolle« erlernen, mit der es viel besser gelingt, ständige Gewichtsschwankungen zu verhindern. Strenge Diäten führen fast zwangsläufig zum Jo-Jo-Effekt, weil niemand sie lange durchhalten kann. Das ist nicht nur schlecht für die Figur, sondern kann sich zusätzlich negativ auf Ihre Gesundheit auswirken. Ein ganzheitliches Abnehmprogramm verspricht den besten Erfolg.

Hauptsache schlank! Ist es eigentlich egal, wie ich abnehme?
Für den langfristigen Erfolg ist die Methode entscheidend.

Diät-Mythos 9
Es gibt eine Wunderdiät, die bei jedem funktioniert.

Eine Wunderdiät, die ausnahmslos bei jedem funktioniert, gibt es nicht. Das zum Abnehmen notwendige Kaloriendefizit lässt sich auf unterschiedlichste Weise erzeugen. Ein guter Ernährungsplan sollte gesund und flexibel sein, Ihre Vorlieben berücksichtigen und zu Ihrem Lebensstil passen. Jeder Mensch hat bestimmte Gewohnheiten und einen einzigartigen Körper, deshalb funktioniert ein und derselbe Ansatz bei manchen Menschen ganz prima, bei anderen hingegen überhaupt nicht. Durch die flexiblen Elemente eines sinnvollen Abnehmprogramms können Sie ein Konzept individuell an Ihre Bedürfnisse anpassen.

Es gibt viele Informationsquellen, um ein adäquates Ernährungskonzept zu finden. Schauen Sie sich die verschiedenen Programme genau an, suchen Sie nach Belegen für Gesundheitsverträglichkeit und Alltagstauglichkeit. Wenn Sie Ihre Diät schließlich gestartet haben, beobachten Sie Ihr Gewicht, und schreiben Sie auf, was Sie essen. So haben Sie Ihre persönlichen Fortschritte immer ganz genau im Blick.

Gibt es eine Wunderdiät, mit der jeder abnehmen kann?
Es gibt nicht die eine »perfekte« Diät, mit der jeder sein Wunschgewicht erreichen kann, nur flexible Konzepte sind erfolgreich.

Diät-Mythos 10
Mein Gewicht geht niemanden etwas an.

Das Gewicht ist eine sehr private Angelegenheit – insbesondere wenn man nicht ganz zufrieden damit ist. Aber nur wer zu Engagement und Verantwortung für den eigenen Körper bereit ist, hat die Chance, erfolgreich abzunehmen – und schlank zu bleiben. Ob es einem gefällt oder nicht – das Gewicht und die Figur sind Teil unserer Persönlichkeit und berühren daher auch unser soziales Umfeld. Umgekehrt haben die Menschen unserer Umgebung Einfluss auf unser Ess- und Bewegungsverhalten. Die Einstellung Ihres Partners kann Ihnen beim Abnehmen helfen. Haben Sie Erfolg, wirkt sich das wiederum auf Ihren Partner aus. Kinder werden durch das Ernährungsverhalten und das Gewicht der Eltern positiv oder negativ beeinflusst. Familie, Freunde und Kollegen können Sie während Ihres Abnehmprogrammes – und auch danach – tatkräftig unterstützen.

Geht es beim Abnehmen nur um mich?

Die Entscheidung abzunehmen ist Privatsache, Ihre Mitmenschen können Sie motivieren, unterstützen und Ihre Erfolgschancen vergrößern.

Nutzen Sie Ihr Wissen!

Wundermittel gibt es nicht. Entlarven Sie die Diät-Mythen, die Sie von Ihrem Weg zum Wunschgewicht abbringen könnten. Mit den Erkenntnissen zahlreicher Studien und dem Wissen aus aktuellen Untersuchungen verfügen Sie über die besten Voraussetzungen, um die richtigen Entscheidungen zu treffen. Wenn man das Fazit dieses Buches in einem einzigen Satz zusammenfassen sollte, müsste es lauten: Dauerhafter Erfolg ist nur mit einem ganzheitlichen und sinnvollen Abnehmprogramm möglich.
Um optimale Ergebnisse zu erzielen, sollte die Methode vier Prinzipien umfassen: eine sinnvolle Lebensmittelauswahl, regelmäßige Bewegung, Techniken zur Verhaltensänderung und Unterstützung von außen. Das Konzept sollte sich flexibel an Ihren Lebensstil anpassen, realistische Ziele anpeilen, gesund und dauerhaft praktikabel sein. Finden Sie Strategien, die Sie erfolgreich machen, und erreichen Sie damit Ihre »Lieblingszahl« auf der Waage. Ausgerüstet mit fundierten Informationen, können Sie selbstbewusst Ihren Weg gehen, ohne in eine der zahlreichen Diät-Fallen zu tappen.

Weight Watchers – das Konzept

Rund um das Thema »Abnehmen« gibt es jeden Tag neue Untersuchungsergebnisse, fast wöchentlich erfahren wir von einem »Durchbruch der Wissenschaft«, einem neuen »Wundermittel« oder der »Lösung aller Gewichtsprobleme«. Doch was steckt wirklich dahinter? Halten die Ergebnisse, was sie versprechen? Diesen Fragen gehen wir bei Weight Watchers nach und nehmen die Fakten genau unter die Lupe.

In unserer Abteilung »Forschung & Entwicklung« ist ein hochqualifiziertes internationales Team mit nichts anderem beschäftigt, als das Weight Watchers Abnehmprogramm permanent weiterzuentwickeln und zu optimieren. Ein unabhängiger Beirat gibt dabei professionelle Hilfestellung: Die renommierten Experten von Forschungsinstituten, Hochschulen, Kliniken und wissenschaftlichen Fachgesellschaften analysieren das Abnehmkonzept von Weight Watchers dahingehend, dass Sie damit wirklich Ihr Wunschgewicht erreichen und halten können. Wann immer nötig, werden kleine Veränderungen vorgenommen, um Sie bestmöglich zu unterstützen.

Neue medizinische Erkenntnisse beziehen wir allerdings erst in unser Konzept ein, wenn sie sich als wissenschaftlich gesichert und sinnvoll erwiesen haben. Wir lesen also kritisch jede Studie zu den Themen Übergewicht und Abnehmen und bewerten deren Ergebnisse. Dabei decken wir Diät-Mythen, echte Lügen und Halbwahrheiten auf, prüfen aber auch erfolgversprechende Ansätze selbst nach. Die langjährige Erfahrung zeigt uns: Viel zu oft werden einzelne Studien herangezogen, allein um die Existenz eines »Wundermittels« zu rechtfertigen. Einzelne Untersuchungen aus dem Gesamtzusammenhang herauszulösen, zeugt allerdings nicht von einer wissenschaftlichen Herangehensweise, sondern ist schlicht unglaubwürdig. Weight Watchers bietet Ihnen im Gegensatz dazu ein ganzheitliches Abnehmprogramm, das immer auf dem neuesten Stand der Forschung ist und auf wirklich wissenschaftlichen Erkenntnissen basiert.

Neben den unabhängigen Untersuchungen, die wir für die Optimierung des Programms heranziehen, gibt es auch von Weight Watchers initiierte Stu-

dien, um die Wirksamkeit und den langfristigen Effekt unseres Konzepts zu überprüfen. Hier sind zum Beispiel die Teilnehmer unserer Treffen selbst gefragt – im wahrsten Sinne des Wortes. Sie können schließlich am besten beurteilen, wie wirksam das Programm ist und welche Veränderungen sie sich wünschen. Die Ergebnisse kann jeder nachlesen – Offenheit und Transparenz sind bei Weight Watchers das A und O.
Da alles Wissen ohne die Praxis nutzlos ist, fügen wir wissenschaftliche Erkenntnisse und Anleitungen für die konkrete Umsetzung zu einer harmonischen Einheit zusammen. Basierend auf fundiertem Fachwissen und aktuellen Forschungsergebnissen, bieten wir ein sinnvolles Programm an, das Menschen auf der ganzen Welt dabei hilft, erfolgreich abzunehmen und ihr Wunschgewicht dann auch zu halten.

Eine Idee macht schlank

Seit Jahrzehnten entwickelt Weight Watchers erfolgreiche Methoden zum Schlankwerden und Schlankbleiben.
Wichtigster Grundsatz: Das Programm muss gesund sein und zum Erfolg führen. Folgende Elemente sind immer Teil des Weight Watchers Programms:

- eine sinnvolle Lebensmittelauswahl, die nicht nur weniger Kalorien umfasst, sondern auch den gegenwärtigen wissenschaftlichen Nährstoffempfehlungen gerecht wird
- ein Bewegungsprogramm mit allen Vorteilen regelmäßiger Fitness
- ein Gewichtsverlust von etwa 500 bis 1000 Gramm pro Woche
- dauerhaftes Gewichthalten durch Stabilisierungsphase und Langzeitbetreuung, schon während der Abnahme wird das langfristige Schlanksein fokussiert

Zusätzlich enthält das Konzept Hintergrundinformationen und grundlegendes Basiswissen, damit Sie für sich selbst kluge Entscheidungen treffen können. Und zwar für alle vier Säulen, die beim Abnehmen wichtig sind: Ernährung, Bewegung, Verhalten und Unterstützung.

Säule 1
Ernährung – flexibel mit viel Obst und Gemüse

Um erfolgreich abzunehmen, brauchen Sie eine Methode, die mit Ihrem Lebensstil und Ihren Vorlieben harmoniert. Mit dem Weight Watchers Ernährungskonzept ist genau das möglich. Wir empfehlen Ihnen eine ausgewogene, fettmodifizierte (siehe unten) und ballaststoffreiche Mischkost, die gleichzeitig den Anforderungen der Deutschen Gesellschaft für Ernährung entspricht. Spezielle Produkte brauchen Sie dafür nicht.

Energiereduziert

Es gibt keine Zaubermittel! Daher gilt die simple Regel: Wer abnehmen will, muss Kalorien einsparen. Mit Weight Watchers reduzieren Sie Ihre Energiezufuhr moderat, damit Sie auch während des Abnehmens ausreichend mit allen wichtigen Nährstoffen versorgt sind.

Fettmodifiziert

Meiden Sie gesättigte Fettsäuren, so gut es geht, und greifen Sie dafür lieber bei ein- und mehrfach ungesättigten Fettsäuren zu (siehe Tabelle Seite 119). Diese lebensnotwendigen Fette gehören zu jeder gesunden Ernährung.

Ballaststoffreich

Pflanzliche Lebensmittel, die reich an komplexen Kohlenhydraten und Ballaststoffen sind, gehören unbedingt auf Ihren Speiseplan. Und das gleich aus mehreren Gründen: Sie sättigen lange, sind in der Regel kalorienarm und liefern viele Vitamine, Mineralstoffe und sekundäre Pflanzenstoffe.

POINTS®

»Flexible Kontrolle« ist im Weight Watchers Konzept ein wichtiger Punkt. Damit Sie diese ganz einfach anwenden können, haben wir jedem Lebensmittel einen ***POINTS®*** Wert zugeordnet. Dieser spiegelt seinen Energie- und Nährstoffgehalt wider. Sie haben täglich eine bestimmte ***POINTS®*** Zahl zur Verfügung, die sich individuell aus Alter, Geschlecht, Ausgangsgewicht, Größe und täglichem Energiebedarf ergibt. Im Rahmen dieser täglich verfügbaren ***POINTS®*** Werte können Sie aus allen Lebensmitteln frei wählen.

Fit-Formeln

Bestandteil des Weight Watchers Konzepts sind die Fit-Formeln. Mit ihnen geben wir Ihnen ein paar ganz konkrete Ernähungstipps an die Hand. Sie sorgen für beste Voraussetzungen, um gesund und erfolgreich abzunehmen:

- **Essen Sie täglich mindestens fünf Portionen Obst und Gemüse**
  Bei Obst und Gemüse können Sie genussvoll zugreifen und gleichzeitig etwas für Ihre Gesundheit tun. Die enthaltenen Vitamine, Mineralstoffe und sekundären Pflanzenstoffe sorgen dafür, dass Sie fit bleiben - besonders während des Abnehmens.
- **Trinken Sie sich fit**
  Wasser ist für unseren Körper lebensnotwendig. Es reguliert die Körpertemperatur, transportiert Nährstoffe und Abbauprodukte und ist an vielen wichtigen Vorgängen beteiligt. Trinken Sie mindestens 1,5 bis 2 Liter täglich. Am besten Wasser oder ungesüßte Kräuter- oder Früchtetees.
- **Treffen Sie beim Fett die richtige Wahl**
  Fett ist lebensnotwendig, denn es schützt unsere Organe vor Verletzungen, sorgt für die Aufnahme der fettlöslichen Vitamine A, D, E und K und ist eine wichtige Energiequelle. Nehmen Sie deshalb zweimal täglich pflanzliches Fett zu sich, zum Beispiel in Form von Sonnenblumenöl oder Nüssen.
- **Kalzium – wichtig für Knochen und Zähne**
  Kalzium ist für den Aufbau und die Festigung von Knochen und Zähnen unentbehrlich und erfüllt wichtige Aufgaben im Stoffwechsel. Mindestens zwei Portionen eines kalziumreichen Lebensmittels decken Ihren Bedarf – zum Beispiel 250 Gramm Magerquark und 250 Gramm Brokkoli.
- **Die Abwechslung macht's**
  Unser Körper ist ein Wunderwerk der Natur. Um optimal zu funktionieren, benötigt er eine bunte Mischung an Nährstoffen. Essen Sie abwechslungsreich, dann sind Sie auch ausreichend mit allen Nährstoffen versorgt. Die Vielfalt auf dem Teller bringt zudem noch gute Laune.

Wahlfreiheit

Bei Weight Watchers können Sie entweder konkreten Tagesplänen folgen, sich Ihre Mahlzeiten selbst zusammenstellen oder auch Fertiggerichte integrieren. Sie haben die Freiheit, die Wahl – und den Erfolg!

Säule 2
Bewegung – keine Höchstleistungen, aber täglich mehr

Unterstützen Sie den Erfolg Ihrer Ernährungsumstellung durch einen Bewegungsplan, und steigern Sie Ihr Pensum nach und nach. Suchen Sie sich Aktivitäten, die Sie individuell an Ihren Alltag und Ihre Vorlieben anpassen können. Besprechen Sie am besten vorab mit Ihrem Arzt, ob aus medizinischer Sicht Einwände gegen Ihr Fitnessprogramm bestehen – insbesondere, wenn Sie längere Zeit nicht aktiv waren.

Wenn Ihr Arzt grünes Licht gibt, greifen Sie zum Beispiel auf die Trainingspläne von Weight Watchers zurück. Sie sind speziell auf die Bedürfnisse von übergewichtigen Menschen abgestimmt und werden durch Entspannungs-, Dehn- und Muskelübungen ergänzt.

Doch Sie müssen nicht immer erst die Sportsachen anziehen und sich extra Zeit nehmen! Nutzen Sie auch Alltagsaktivitäten, um sich fit zu halten: Benutzen Sie die Treppe, toben Sie mit Ihren Kindern, oder legen Sie den Weg zur Arbeit, zum Einkaufen etc. zu Fuß oder mit dem Rad zurück.

Bewegung hat viele Vorteile für Ihre Gesundheit und Ihr Wohlbefinden: Sie kann für mehr Selbstvertrauen und neue Sozialkontakte sorgen, baut Stress ab, erhält und vergrößert Ihre Muskelmasse, fördert die Fettverbrennung und kann das Risiko für zahlreiche chronische Erkrankungen mindern. Und natürlich machen sportliche Aktivitäten auch jede Menge Spaß. Das alles ist so viel wert, dass Ihre sportliche Aktivität mit einem ***POINTS***® Bonus belohnt wird.

FAKTEN & INFOS

Der *POINTS*® Bonus ist von folgenden Faktoren abhängig:

- Intensitätslevel
  Level 1 = niedrig (zum Beispiel Billard, Kegeln oder Yoga)
  Level 2 = moderat (zum Beispiel Gymnastik, Tennis oder Wandern)
  Level 3 = hoch (zum Beispiel Joggen, Crosstrainer oder Inlineskaten)
- Körpergewicht
- Trainingsdauer

Ganz nach Wunsch können Sie

- damit Ihren Gewichtsverlust positiv unterstützen
- den Bonus für eine Extraportion oder einen besonderen Snack verwenden.

Säule 3
Verhalten – Umdenken bringt Sie weiter

Nicht nur unsere Ernährungsgewohnheiten, auch unser sonstiges Verhalten ist häufig ziemlich eingefahren. Wenn Sie erfolgreich abnehmen wollen, müssen Sie schrittweise Strategien entwickeln, um Ihr Verhalten positiv zu verändern. Als ersten Schritt lernen Sie mit unserem Programm, Ihr eigenes Ess-, Trink- und Bewegungsverhalten zu beobachten. Dazu gehören etwa folgende Fragen: Können Sie zwischen Hunger und Appetit unterscheiden? Spüren Sie, wann genau Sie satt sind?

Auf der Grundlage solcher Beobachtungen erfahren Sie, wie Sie Veränderungen in kleinen, realistischen Schritten vornehmen können. Dieser stufenweise Ansatz ist ganz wichtig! – Sie werden feststellen, dass Sie Zeit und eine Menge Geduld brauchen und nicht von heute auf morgen Ihr ganzes Leben umkrempeln können.

Zwischendurch mag es immer wieder Phasen geben, in denen es mit dem Abnehmen nicht so gut läuft. Vielleicht sind Sie dann geneigt, einfach aufzugeben. Damit das nicht passiert, ist das mentale Training ein weiterer wichtiger Bestandteil des Weight Watchers Programms. Hier lernen Sie, mit Rückschlägen fertig zu werden. Wir spielen solche schwierigen Situationen mit Ihnen gedanklich durch, sodass Sie im Fall des Falles adäquate Lösungen und Handlungsalternativen schon parat haben. So sind Sie auch für Durchhänger und Stillstände bestens gewappnet.

Säule 4
Weight Watchers Treffen – Motivation und Unterstützung

Die Weight Watchers Treffen finden regelmäßig einmal wöchentlich statt und sind bundesweit in jedem größeren Ort zu finden. Sie sind standardisiert und haben jede Woche ein anderes Schwerpunktthema. Zudem erhalten Sie bei jedem Termin Broschüren mit Wissenswertem zum Thema Abnehmen und figurfreundliche Rezepte. Sie haben die Wahl, ob und auch wie lange Sie an den Weight Watchers Treffen teilnehmen. Es gibt weder eine feste Mitgliedschaft, noch müssen Sie sich vorher anmelden. Wenn Ihnen diese Treffen aus welchen Gründen auch immer nicht liegen oder Sie zeitlich zu sehr eingespannt sind, können Sie das spezielle Weight Watchers Fernprogramm oder die Onlineversion nutzen. Unter www.weightwatchers.de finden Sie alle dazu nötigen Informationen.

Einfach mal reinschnuppern

Besuchen Sie ganz unverbindlich ein Treffen in Ihrer Nähe. Einen Gutschein finden Sie auf Seite 274. Vielleicht haben Sie ja eine ganz falsche Vorstellung von diesen Treffen. Sie bieten nämlich neben thematisch strukturierten Hintergrundinformationen zu den einzelnen Prinzipien unseres Abnehmprogramms auch die einmalige Chance zum Erfahrungsaustausch. Ob mit anderen Teilnehmern oder den Leiterinnen der Treffen. Lassen Sie sich einfach doppelt motivieren: von Menschen, die gerade beginnen abzunehmen, und von solchen, die bereits abgenommen oder sogar schon ihr Wunschgewicht erreicht haben und sich nun in der Stabilisierungsphase befinden.

Viele Leiterinnen haben selbst erfolgreich mit Weight Watchers abgenommen. Sie können also nicht nur theoretische Informationen, sondern eigene Erfahrungen an Sie weitergeben. Die Leiterinnen werden von Weight Watchers ausgebildet und regelmäßig weitergebildet. Sie haben das nötige Know-how, um Ihnen das Weight Watchers Konzept zu vermitteln.

Der Besuch eines Weight Watchers Treffens ist spannend und unterstützt Sie bewiesenermaßen beim Erreichen des Wunschgewichtes.

Die Quintessenz

Das Weight Watchers Konzept lässt Raum für Ihre individuellen Vorlieben, ist flexibel und in allen Situationen des Alltags anwendbar. Weder das Ernährungs- noch das Bewegungsprogramm geben Ihnen starre Pläne vor. Stattdessen lernen Sie, Ihr Ernährungs- und Bewegungsverhalten an Ihre Lebensumstände anzupassen und dabei Ihre eigenen Vorlieben sowie Ihren individuellen Nährstoff- und Energiebedarf zu berücksichtigen.

Wenn Sie unsere Empfehlungen beherzigen und sich für eine ausgewogene, fettmodifizierte und ballaststoffreiche Mischkost mit viel Obst und Gemüse entscheiden, sind Sie ausreichend mit allen wichtigen Nährstoffen versorgt. Diese Ernährungsweise entspricht auch den Empfehlungen der Deutschen Gesellschaft für Ernährung – Sie liegen damit also goldrichtig.

So flexibel wie unsere Ernährungsempfehlungen ist auch unser gesamtes Konzept. Wir halten nicht starr an einem Programm fest. Vielmehr sind wir ständig auf der Suche nach Optimierungsmöglichkeiten. Dabei werden wir von einem hochkarätigen internationalen Beirat unterstützt. Außerdem lassen wir unser Konzept regelmäßig im Rahmen seriöser Untersuchungen evaluieren. Und schließlich checken wir selbst ständig internationale wissenschaftliche Studien, um zu aktuellen Forschungsergebnissen umgehend Stellung beziehen zu können. Neue wissenschaftliche Erkenntnisse übernehmen wir in das Weight Watchers Konzept, sobald sie als gesichert gelten. Es ist unser Anliegen, Ihnen ein langfristig wirksames Konzept zu bieten. Von Ernährungstrends und Mode-Diäten möchten wir uns ausdrücklich abgrenzen. Das lässt sich unter anderem daran ablesen, dass unser Konzept die Empfehlungen der »evidenzbasierten Leitlinie Prävention und Therapie der Adipositas« für Gewichtsreduktionsprogramme umsetzt.

Das beste Programm bringt allerdings nichts, wenn es in der Praxis nicht funktioniert oder die nötige Unterstützung fehlt. Damit Sie Ihr Wunschgewicht erreichen und dauerhaft halten, bieten wir Ihnen daher eine langfristige Betreuung, die bei den meisten anderen Programmen zur Gewichtsreduktion fehlt. Wir begleiten Sie – sofern Sie das wünschen. Ob Sie die persönliche Betreuung im Rahmen der Treffen in Anspruch nehmen, liegt an Ihnen. Und Sie entscheiden auch völlig frei, wie lange Sie die Treffen

besuchen, um Ihr verändertes Ernährungs- und Bewegungsverhalten dauerhaft zu stabilisieren.
Als kleinen Anreiz machen wir Ihnen ein Angebot: Haben Sie Ihr Wunschgewicht – im medizinisch definierten Normalgewichtsbereich – erreicht und nach sechs Wochen nicht mehr als 2 Kilo zugenommen, können Sie ein Jahr lang kostenlos an unseren Treffen teilnehmen. Einmal jährlich wird Ihr Gewicht überprüft, und solange Sie Ihr Wunschgewicht nicht um mehr als 2 Kilo überschreiten, verlängert sich diese kostenlose »Gold-Mitgliedschaft« jeweils um ein weiteres Jahr.

FAKTEN & INFOS

Klartext – Aufräumen mit Vorurteilen

- Kein Wiegen vor der Gruppe – die Privatsphäre jedes einzelnen Teilnehmers bleibt gewahrt
- Kein Gruppendruck – die Treffen sind offen, es gibt keine feste Mitgliedschaft, Vertragsbindung oder Teilnahmepflicht. Jeder bestimmt selbst, was er den anderen mitteilt und wie lange er an den Treffen teilnehmen möchte.
- Kein übertriebenes Schlankheitsideal – Weight Watchers orientiert sich an dem von Ernährungswissenschaftlern und Medizinern empfohlenen BMI im Normalgewichtsbereich.
- Keine Crash-Diät – Weight Watchers empfiehlt eine ausgewogene Ernährung nach den Leitlinien der Deutschen Gesellschaft für Ernährung, die im Alltag ein Leben lang beibehalten werden kann.
- Keine Extrakosten – für die Teilnahme am Weight Watchers Programm sind keine speziellen Produkte erforderlich, für Weight Watchers Treffen gibt es auch keine Vertragsbindung.

In drei Etappen dauerhaft zum Wunschgewicht

Wenn Sie Ihr persönliches Zielgewicht definiert haben, geht es daran, dieses auch zu erreichen. Während des Abnehmens durchleben Sie verschiedene Phasen, die wichtig für den dauerhaften Erfolg sind.

1. Phase

Gewicht abbauen: Verändern Sie Ihr Verhalten, und erreichen Sie Ihr individuelles Wunschgewicht.

2. Phase

Gewicht halten: Stabilisieren Sie das erreichte Gewicht, und halten Sie an den Verhaltensänderungen fest.

3. Phase

Zeitlich unbegrenzte Nachbetreuung: Integrieren Sie Ihre Verhaltensänderungen dauerhaft in den Alltag, damit Übergewicht bei Ihnen keine Chance mehr hat.

Sie möchten das erfolgreiche Weight Watchers Programm kennen lernen? Dann besuchen Sie doch unverbindlich ein Weight Watchers Treffen in Ihrer Nähe. Und nutzen Sie dafür den Gutschein auf Seite 274.

Hinweis

Das Weight Watchers Ernährungskonzept ist unter der Aufsicht und der Beratung von Ärzten und Ernährungsexperten entwickelt worden. Trotzdem sind weder Weight Watchers noch der Verlag medizinische Organisationen, und wir können Ihnen keine medizinischen Ratschläge geben. Sie sollten unter keinen Umständen mit dem Ernährungskonzept beginnen, wenn Ihr Gewicht nicht mindestens 3 Kilo über dem unteren Wert der Weight Watchers Gewichtsspannen liegt. Weight Watchers rät Ihnen, regelmäßig ärztliche Kontrolluntersuchungen wahrzunehmen, insbesondere dann, wenn Sie irgendwelche Bedenken hinsichtlich Ihrer Gesundheit haben, Sie sich an eine spezielle Diät zur Behandlung von Krankheiten halten müssen oder Sie von Ihrem Arzt verordnete Medikamente einnehmen. Beispiele für solche Fälle sind: Diabetes, hoher Blutdruck (Hypertonie), Herzkrankheiten, Magengeschwüre, Gallensteine, Nierensteine sowie Darmkrankheiten. Diese Aufzählung ist nicht vollständig.
Kinder, Schwangere und Personen mit Essstörungen (Magersucht oder Bulimie) oder mit krankhaftem Übergewicht können nicht an einem Weight Watchers Treffen teilnehmen. (Bitte lesen Sie hierzu auch den »Wichtigen Hinweis« auf Seite 7!)

NÜTZLICHE ADRESSEN

Weight Watchers (Deutschland) GmbH
Postfach 10 53 44
40044 Düsseldorf
Telefon 02 11/9 68 60
Fax 02 11/9 68 62 60
www.weightwatchers.de

Weight Watchers (Switzerland) SA
Postfach 1432
1260 Nyon 1
Telefon 08 48/188 188
www.weightwatchers.ch

Deutsche Gesellschaft für Ernährung e. V.
Godesberger Allee 18
53175 Bonn
Telefon 02 28/3 77 66 00
Fax 02 28/3 77 68 00
www.dge.de

Deutsche Adipositas Gesellschaft e.V.
Hochschule für angewandte
Wissenschaften Hamburg
Fachbereich Ökotrophologie
Lohbrügger Kirchstr. 65
21033 Hamburg
Telefon 0 40/4 28 75 61 24
Fax 0 40/4 28 75 61 29
www.adipositas-gesellschaft.de

aid infodienst
Verbraucherschutz, Ernährung,
Landwirtschaft e.V.
Heilsbachstraße 16
53123 Bonn
Telefon 02 28/8 49 90
Fax 02 28/8 49 91 77
www.aid.de

Verbraucherzentrale Bundesverband e.V.
Markgrafenstraße 66
10969 Berlin
Telefon 030/25 80 00
Fax 030/2 58 002 18
www.vzbv.de

ÖKO-TEST Verlag GmbH
Kasseler Straße 1a
60486 Frankfurt am Main
Telefon 0 69/97 77 70
Fax 0 69/9 77 771 39
www.oekotest.de

Stiftung Warentest
Lützowplatz 11–13
10785 Berlin
Telefon 0 30/2 63 10
Fax 0 30/26 31 27 27
www.test.de

Quellen und Literaturhinweise

10 Kilo weniger in 10 Tagen?

Campbell, J. Die Kraft der Mythen. Bilder der Seele des Menschen. Artemis-Verlag, Zürich 1994.

Statistisches Bundesamt Mikrozensus 2005. http://www.destatis.de/presse/deutsch/pm2006/p2270095.htm (Stand Juni 2006).

Kann ich mein Wunschgewicht dauerhaft halten?

Brownell KD. The central role of lifestyle change in long-term weight management. Clinical Cornerstone. 1999; 2: 43–51.

Brownell KD, Rodin J. The dieting maelstrom. Is it possible and advisable to lose weight? The American Psychologist. 1994; 49: 781–791.

Deutsche Gesellschaft für Ernährung (DGE). Referenzwerte für die Nährstoffzufuhr. Umschau/Braus, Frankfurt/Main 2000.

Foster GD, Wadden TA, Phelan S, Sarwer DB, Sanderson RS. If obese patients' perceptions of treatment outcomes and the factors that influence them. Archives of Internal Medicine. 2001; 161: 2133–2139.

Hauner, H., Buchholz, G., Hamann, A., Husemann, B., Koletzko, B., Liebermeister, H., Wabitsch, M., Westenhöfer, J., Wirth, A., Wolfram, G. Evidenzbasierte Leitlinie Prävention und Therapie der Adipositas. Deutsche Adipositas-Gesellschaft, Deutsche Diabetes-Gesellschaft, Deutsche Gesellschaft für Ernährung, Deutsche Gesellschaft für Ernährungsmedizin. 2005.

Heshka S, Anderson JW, Atkinson RL, Greenway FL, Hill JO, Phinney SD, Kolotkin RL, Miller-Kovach K, Pi-Sunyer FX. Weight loss with self-help compared with a structured commercial program: a randomized trial. Journal of the American Medical Association. 2003; 289: 1792–1798.

Institute of Medicine. Weighing the Options. Criteria for Evaluating Weight-Management Programs.

National Academy Press, Washington, D.C. 1995.
Lowe MR, Thaw J, Miller-Kovach K. Longterm follow-up assessment of successful dieters in a commercial weight-loss program. International Journal of Obesity and Related Metabolic Disorders. 2004; 28 (Suppl 1): 29.
McGuire MT, Wing RR, Hill JO. The prevalence of weight loss maintenance among American adults. International Journal of Obesity and Related Metabolic Disorders. 1999; 23: 1314–1319.
Methods for voluntary weight loss and control. Technol Assess Conf Statement; 1992 Mar 30-Apr 1. Bethesda (MD): National Institutes of Health, Office of Medical Applications of Research; 1992.
National Heart, Lung, and Blood Institute. Clinical Guidelines on the Identification, Evaluation, and Treatment of Overweight and Obesity in Adults. NIH Publication No. 98–4083, September 1998, National Institutes of Health.
National Heart, Lung, and Blood Institute. The Practical Guide. Identification, Evaluation, and Treatment of Overweight and Obesity in Adults. NIH Publication No. 00–4084, October 2000, National Institutes of Health.
Weinsier RL, Nagy TR, Hunter GR, Darnell BE, Hensrud DD, Weiss HL. Do adaptive changes in metabolic rate favor weight regain in weight-reduced individuals? An examination of the set-point theory. American Journal of Clinical Nutrition. 2000; 72: 1088–1094.
Wing RR, Hill JO. Successful weight loss maintenance. Annual Review of Nutrition. 2001; 21: 323–341.

Ein bisschen Übergewicht schadet nicht, oder?

American College of Sports Medicine www.acsm.org/pdf/bonemscl.pdf (Stand Juni 2006).
American Heart Association. Heart Disease and Stroke Statistics – 2004 Update. http://www.ncbi.nlm.nih.gov/entrez/query.fcgi?cmd=retrieve&db=pubmed&list_uids=16407573&dopt=Abstract (Stand Juni 2006).
American Obesity Society www.obesity.org (Stand Juni 2006).
Ballard-Barbash R. Anthropometry and breast cancer. Body size – a

moving target. Cancer 1994; 74 (Suppl 3): 1090–1100.
Calle EE, Thun MJ, Petrelli JM, Rodriguez C, Heath CW. Body mass index and mortality in a prospective cohort of U. S. adults. New England Journal of Medicine. 1999; 341:1097–1105.
Chan JM, Rimm EB, Colditz GA, et al. Obesity, fat distribution, and weight gain as risk factors for clinical diabetes in men. Diabetes Care 1994; 17: 961–969.
Colditz GA, Willett WC, Rotnitzky A, Manson JE. Weight gain as a risk factor for clinical diabetes mellitus in women. Annals of Internal Medicine. 1995; 122: 481–486.
Colditz GA, Willett WC, Stampfer MJ et al. Weight as a risk factor for clinical diabetes in women. American Journal of Epidemiology. 1990; 132: 501–513.
Deutsche Gesellschaft für Ernährung (DGE). Referenzwerte für die Nährstoffzufuhr. Umschau/Braus., Frankfurt/Main 2000.
Deutsche Gesellschaft zur Bekämpfung von Fettstoffwechselstörungen und ihren Folgeerkrankungen e. V. Diagnostik und Therapie von Fettstoffwechselstörungen in der hausärztlichen Praxis. http://www.lipid-liga.de/inhalt/empfehlungen.htm#index1 (Stand Juni 2006).
Dobs MS. Effects of testosterone on body composition of thc aging male. Mechanismus of Aging and Development. 2004; 125: 297–304.
Feigelson, H. Cancer Epidemiology, Biomarkers & Prevention, News Release, American Cancer Society, February 2004; 220–224.
Ford ES, Williamson DF, Liu S. Weight change and diabetes incidence: findings from a national cohort of US adults. American Journal of Epidemiology. 1997;146: 214–222.
Grundy SM, Cleenmann JI, Daniels SR, Donato KA, Eckel RH, Franklin BA, Gordon DJ, Krauss RM, Savage PJ, Smith SC Jr, Spertus JA, Costa F. Diagnosis and Management of the Metabolic Syndrome. An American Heart Association/National Heart, Lung and Blood Institute scientific statement. Circulation 2005, 112: 2735–2752.
Hauner, H., Buchholz, G., Hamann, A., Husemann, B., Koletzko, B., Liebermeister, H., Wabitsch, M., Westenhöfer, J., Wirth, A., Wolfram, G. Evidenzbasierte

Leitlinie Prävention und Therapie der Adipositas. Deutsche Adipositas-Gesellschaft, Deutsche Diabetes-Gesellschaft, Deutsche Gesellschaft für Ernährung, Deutsche Gesellschaft für Ernährungsmedizin. 2005.

Jenkins KR. Body-weight change and physical functioning among young and old adults. Journal of Aging and Health. 2004; 16: 248–266.

Kyle UG, Morabia A, Schutz Y, Pichard C. Sedentarism affects body fat mass index and fat-free mass index in adults aged 18 to 98 years. Nutrition 2004; 20: 255–260.

Milewicz A, Tworowska U, Demissie M. Menopausal obesity – myth or fact? Climacteric 2001; 4: 273–283.

Mizuno T, Shu IW, Makimura H, Mobbs C. Obesity over the life course. Science of Aging Knowledge Environment. 2004.

Molitch ME, Fujimoto W, Hamman RF, Knowler WC; Diabetes Prevention Program Research Group. The diabetes prevention program and its global implications. Journal of the American Society of Nephrology. 2003; 147 (Suppl 2): 103–107.

National Institutes of Health and National Heart, Lung, and Blood Institute. Clinical Guidelines on the Identification, Evaluation, and Treatment of Overweight and Obesity in Adults. NIH Publication No. 98–4083; September 1998.

Pasanisi F, Contaldo F, de Simone G, Mancini M. Benefits of sustained moderate weight loss in obesity. Nutrition, Metabolism and Cardiovascular Diseases. 2001; 11: 401–406.

Robert-Koch-Institut. Gesundheitsberichterstattung des Bundes. http://www.rki.de/cln_011/nn_226040/DE/Content/GBE/Gesundheitsberichterstattung/GBEDownloadsT/Tabellen/uebergewicht_daten,templateId=raw,property=publicationFile.pdf/uebergewicht_daten (Stand Juni 2006).

Robert-Koch-Institut. Krebs in Deutschland. Häufigkeiten und Trends. http://www.rki.de/cln_011/nn_226978/DE/Content/GBE/DachdokKrebs/Broschuere/kid2006,templateId=raw,property=publicationFile.pdf/kid2006 (Stand Juni 2006).

Statistisches Bundesamt Mikrozensus 2005. http://www.destatis.de/presse/deutsch/pm2006/p2270095.htm (Stand Juni 2006).

Statistisches Bundesamt. Körpermaße der Bevölkerung nach Altersgruppen. http://www.destatis.de/basis/d/gesu/gesutab8.php (Stand Juni 2006).
Statistisches Bundesamt. Sterbefälle nach den 10 häufigsten Todesursachen insgesamt und nach Geschlecht 2004. http://www.destatis.de/basis/d/gesu/gesutab20.php (Stand Juni 2006).
Trentham-Dietz A, Newcomb PA, Egan KM, Titus-Ernstoff L, Baron JA, Storer BE, Stampfer M, Willett WC. Weight change and risk of postmenopausal breast cancer (United States). Cancer Causes Control. 2000; 11: 533–542.
U. S. Department of Health and Human Services. The Surgeon General's Call to Action to Prevent and Decrease Overweight and Obesity. Rockville, MD: U. S. Department of Health and Human Services, Public Health Service, Office of the Surgeon General; 2001.
Weltgesundheitsorganisation. Regionalbüro für Europa. Ernährung und Versorgungssicherheit. http://www.euro.who.int/nutrition/20030507_1?language=German (Stand Juni 2006).

Fehlt mir fürs Abnehmen einfach nur der Wille?

DelParigi A, Chen K, Salbe AD, Hill JO, Wing RR, Reiman EM, Tataranni PA. Persistence of abnormal neural responses to a meal in postobese individuals. International Journal of Obesity and Related Metabolic Disorders. 2004; 28: 370–377.
Heshka S, Anderson JW, Atkinson RL, Greenway FL, Hill JO, Phinney SD, Kolotkin RL, Miller-Kovach K, Pi-Sunyer FX. Weight loss with self-help compared with a structured commercial program: a randomized trial. Journal of the American Medical Association. 2003; 289: 1792–1798.
Institute of Medicine. Weighing the Options. Criteria for Evaluating Weight-Management Programs. Washington, D. C.: National Academy Press, 1995.
Lowe MR. Dietary Restraint and Overeating. Chapter 16. http://www.psychology.drexel.edu/papers/dietaryrestraint.doc (Stand Juni 2006).
Provencher V, Drapeau V, Tremblay A, Despres JP, Bouchard C, Lemieux S; Quebec Family Study. Eating behaviours, dietary profile and body composition according

to dieting history in men and women of the Quebec Family Study. The British Journal of Nutrition. 2004; 91: 997–1004.

Prochaska JO, Norcross JC, Fowler JL, Follick MJ, Abrams DB. Attendance and outcome in a work site weight control program: processes and stages of change as process and predictor variables. Addictive Behaviors. 1992; 17: 35–45.

Smith CF, Williamson DA, Bray GA, Ryan DH. Flexible vs. rigid dieting strategies: relationship with adverse behavioral outcomes. Appetite. 1999; 32: 295–305.

Wing RR, Hill JO. Successful weight loss maintenance. Annual Review of Nutrition. 2001; 21: 323–341.

Worcester MU, Stojcevski Z, Murphy B, Goble AJ. Long-term behavioral outcomes after attendance at a secondary prevention clinic for cardiac patients. Journal of Cardiopulmonary Rehabilitation. 2003; 23: 423–425.

Kann ich allein durch mehr Bewegung abnehmen?

Andersen RE, Wadden TA, Bartlett SJ, Zemel B, Verde TJ, Franckowiak SC. Effects of lifestyle activity vs. structured aerobic exercise in obese women: a randomized trial. Journal of the American Medical Association. 1999; 27; 281: 335–340.

Centers for Disease Control and Prevention (CDC). Trends in intake of energy and macronutrients – United States, 1971–2000. MMWR: Morbidity and Mortality Weekly Report. 2004; 53: 80–82.

Egger GJ, Vogels N, Westerterp KR. Estimating historical changes in physical activity levels. The Medical Journal of Australia. 2001; 175: 635–636.

Enns CW, Goldman JD, Cook A. Trends in food consumption and nutrient intakes by adults: NFCS 1977–78, CSFII 1989–91, and CSFII 1994–95. Family Economics and Nutrition Review http://www.barc.usda.gov/bhnrc/foodsurvey/pdf/Trends.pdf.

Fogelholm M, Kukkonen-Harjula K. Does physical activity prevent weight gain – a systematic review. Obesity Reviews. 2000; 1: 95–111.

Hauner, H., Buchholz, G., Hamann, A., Husemann, B., Koletzko, B., Liebermeister, H., Wabitsch, M., Westenhöfer, J., Wirth, A., Wolfram, G. Evidenzbasierte Leitlinie Prävention und Therapie der Adipositas. Deutsche Adipositas-Gesellschaft, Deutsche Diabetes-Gesellschaft, Deutsche Gesellschaft für Ernährung, Deutsche Gesellschaft für Ernährungsmedizin. 2005.

Jakicic JM, Polley BA, Wing RR. Accuracy of self-reported exercise and the relationship with weight loss in overweight women. Medicine and Science in Sports and Exercise. 1998; 30: 634–638.

Jakicic JM et al. American College of Sports Medicine Position Stand. Appropriate intervention strategies for weight loss and prevention of weight regain in adults. Medicine and Science in Sports and Exercise. 2001; 33: 2145–2156.

Kalorien mundgerecht, 12. überarbeitete Auflage, Umschau Verlag, Neustadt 2004.

Klem ML, Wing RR, McGuire MT, Seagle HM, Hill, JO. A descriptive study of individuals successful at long-term maintenance of substantial weight loss. American Journal of Clinical Nutrition. 1997; 66: 239–246.

Lissner L. Measuring food intake in studies of obesity. Public Health Nutrition. 2002; 5: 889–892.

Marks B, Ward A, Castellani J, Fortlage L, Morris D, Puleo E, Webber L, Ahlquist L, Rippe J. The effect of a weight loss program on body composition changes in moderately obese women. Medicine and Science in Sports and Exercise. 1991; 23: 107.

Marks BL, Ward A, Morris DH, Castellani J, Rippe JM. Fat-free mass is maintained in women following a moderate diet and exercise program. Medicine and Science in Sports and Exercise. 1995; 27: 1243–1251.

National Heart, Lung, and Blood Institute. Clinical Guidelines on the Identification, Evaluation, and Treatment of Overweight and Obesity in Adults. The Evidence Report. NIH Publication No. 98–4083. National Institutes of Health, Washington, D.C. 1998.

Rippe JM, Price JM, Hess SA, Kline G, DeMers KA, Damitz S, Kreidieh I, Freedson P. Improved psychological well-being, quality of life, and health practices in moderately overweight women participating in a 12-week struc-

tured weight loss program. Obesity Research. 1998; 6: 208–218.
Robert-Koch-Institut. Aktivitätsverhalten in Deutschland. http://www.rki.de/nn_254472/DE/Content/GBE/Auswertungsergebnisse/Gesundheitsverhalten/Bewegung/Aktivitaetsverhalten/aktivitaets-verhalten_node.html_nnn=true (Stand Juni 2006).
Saris WH. Fit, fat and fat free: the metabolic aspects of weight control. International Journal of Obesity and Related Metabolic Disorders. 1998; 2: 15–21.
Schoeller DA et al. How much physical activity is needed to minimize weight gain in previously obese women? American Journal of Clinical Nutrition. 1997; 66: 551–556.
William D. McArdle, Frank I. Katch, Victor L. Katch. Sports & Exercise Nutrition. Lippincott Williams & Wilkins. 1999; 589–601.
U. S. Surgeon General. The Surgeon General's Call to Action to Prevent and Decrease Overweight and Obesity. www.surgeongeneral.gov/topics/obesity/calltoaction/fact_whatcanyoudo.htm (Stand Juni 2006).
U. S. Surgeon General. The Surgeon General's Report on Physical Activity and Health. www.cdc.gov/nccdphp/sgr/sgr.htm (Stand Juni 2006).
US Department of Health and Human Services. Healthy People 2010, 2nd ed. Understanding and Improving Health Objectives for Improving Health. Government Printing Office, Washington, D. C. 2000.

Sind Fette, Kohlenhydrate oder Kalorien für mein Übergewicht verantwortlich?

aid infodienst Verbraucherschutz, Ernährung, Landwirtschaft e. V. Nährstoffempfehlungen. http://www.aid.de/ernaehrung/naehrstoffempfehlungen.php (Stand Juni 2006).
American Diabetes Association. Nutrition Principles and Recommendations in Diabetes. Diabetes Care. 2004; 27: 36.
Bravata DM et al. Efficacy and safety of low-carbohydrate diets. Journal of the American Medical Association. 2003; 289: 1837–1850.
Bray GA. Low-carbohydrate diets and realities of weight loss.

Journal of the American Medical Association. 2003; 289: 1853–1855.
de Lorgeril M, Salen P, Martin JL, Monjaud I, Boucher P, Mamelle N. Mediterranean dietary pattern in a randomized trial: prolonged survival and possible reduced cancer rate. Archives of Internal Medicine. 1998; 158: 1181–1187.
de Lorgeril M, Salen P, Martin JL, Monjaud I, Delaye J, Mamelle N. Mediterranean diet, traditional risk factors, and the rate of cardiovascular complications after myocardial infarction: final report of the Lyon Diet Heart Study. Circulation. 1999; 99: 779–785.
Deutsche Gesellschaft für Ernährung. Ernährungsbericht 2004. http://www.dge.de/modules.php?name=News&file=article&sid=471 (Stand Juni 2006).
Deutsche Gesellschaft für Ernährung. Macht Fett wirklich fett? http://www.dge.de/modules.php?name=News&file=article&sid=71 (Stand Juni 2006).
Deutsches Diabetes-Zentrum DDZ Düsseldorf. http://www.diabetes.uni-duesseldorf.de/ernaehrung/texte/ (Stand Juni 2006).
Drewnowski A. Intense sweeteners and the control of appetite Nutrition Reviews. 1995 53: 1–7.
Enns CW, Goldman JD, Cook A. Trends in food and nutrient intakes by adults: NFCS 1977–78, CSFII 1989–91, and CSFII 1994–95. Family Economics and Nutrition Review. 1997; 10: 2–15. www.barc.usda.gov/bhnrc/foodsurvey/pdf/Trends.pdf (Stand Juni 2006).
Foster GD et al. A randomized trial of a low-carbohydrate diet for obesity. New England Journal of Medicine. 2003; 348: 2074–2081.
Freedman MR, King J, Kennedy E. Popular diets: A scientific review. Obesity Research. 2001; (Suppl 1): 1–40.
Golay A et al. Similar weight loss with low- or high-carbohydrate diets. American Journal of Clinical Nutrition. 1996; 63: 174–178.
Hill JO. Lessons from Successful Losers: The National Weight Control Registry. Presentation, July 22, 2003.
Institute of Food Technologists. What, When and Where Americans Eat in 2003. www.ift.org (Stand Juni 2006).
Institute of Medicine. Dietary Reference Intakes for Energy, Carbohydrate, Fiber, Fat, Fatty

Acids, Cholesterol, Protein, and Amino Acids. National Academy Press, Washington, D. C. 2002.

Institute of Medicine. Dietary Reference Intakes for Vitamin C, Vitamin E, Selenium, and Carotenoids. National Academy Press, Washington, D. C. 2000.

Kappagoda CT, Hyson DA, Amsterdam E A. Low-carbohydrate-high-protein diets. Journal of the American College of Cardiology. 2004; 43: 725–730.

Lowe ML, Thaw J, Miller-Kovach K. Long-Term Follow-Up Assessment of Successful Dieters in a Commercial Weight-Loss Program. International Journal of Obesity and Related Metabolic Disorders. 2004; 28 (Suppl 1): 29.

Mattes R. Effects of aspartame and sucrose on hunger and energy intake in humans. Physiology & Behavior. 1990; 47(6): 1037–1044.

McManus K, Antinoro L, Sacks F. A randomized controlled trial of a moderate-fat, low-energy diet compared with a low-fat, low-energy diet for weight loss in overweight adults. International Journal of Obesity and Related Metabolic Disorders. 2001; 25: 1503–1511.

Samaha FF et al. A low-carbohydrate as compared with a low-fat diet in severe obesity. New England Journal of Medicine. 2003; 2074–2081.

St. Jeor ST et al. AHA Science Advisory. Dietary protein and weight reduction. Circulation. 2001; 104: 1869.

Stein K. High-protein, low-carbohydrate diets: Do they work? JADA. 2000; 100: 760–761.

Weinberg SL. The diet-heart hypothesis: A critique. Journal of the American College of Cardiology. 2004; 43: 731–733.

Westman EC et al. Effect of 6-month adherence to a very low carbohydrate diet program. American Journal of Medicine. 2002; 113: 30–36.

Willett WC. Reduced-carbohydrate diets: No roll in weight management? Ann Int Med. 2004; 140: 837–837.

Können mein Stoffwechsel oder meine Gene verhindern, dass ich abnehme?

Asbeck I, Mast M, Bierwag A, Westenhofer J, Acheson KJ, Muller MJ. Severe underreporting of energy intake in normal weight subjects: use of an appro-

priate standard and relation to restrained eating. Public Health Nutrition. 2002; 5: 683–690.
Buhl KM, Gallagher D, Hoy K, Matthews DE, Heymsfield SB. Unexplained disturbance in body weight regulation: diagnostic outcome assessed by doubly labeled water and body composition analyses in obese patients reporting low energy intakes. Journal of the American Dietetic Association. 1995; 95: 1393–1400.
Bulik CM, Sullivan PF, Kendler KS. Genetic and environmental contributions to obesity and binge eating. International Journal of Eating Disorders. 2003; 33: 293–298.
Caan B, Coates A, Schaefer C, Finkler L, Sternfeld B, Corbett K. Women gain weight 1 year after smoking cessation while dietary intake temporarily increases. Journal of the American Dietetic Association. 1996; 96: 1150–1155.
Damcott CM, Sack P, Shuldiner AR. The genetics of obesity. Endocrinology and Metabolism Clinics of North America. 2003; 32: 761–786.
Filozof C, Fernandez Pinilla MC, Fernandez-Cruz A. Smoking cessation and weight gain. Obesity Reviews. 2004; 5: 95–103.
Flegel KM, Carroll MD, Kuczmarski RJ, Johnson CL. Overweight and obesity in the United States: prevalence and trends, 1960–1994. International Journal of Obesity and Related Metabolic Disorders. 1998; 22: 39–47.
Gavaler JS, Rosenblum E. Predictors of postmenopausal body mass index and waist hip ratio in the Oklahoma Postmenopausal Health Disparities Study. Journal of the American College of Nutrition. 2003; 22: 269–276.
Hainer V, Stunkard A, Kunesova M, Parizkova J, Stich V, Allison DB. A twin study of weight loss and metabolic efficiency. International Journal of Obesity and Related Metabolic Disorders. 2001; 25: 533–537.
Hauner, H., Buchholz, G., Hamann, A., Husemann, B., Koletzko, B., Liebermeister, H., Wabitsch, M., Westenhöfer, J., Wirth, A., Wolfram, G. Evidenzbasierte Leitlinie Prävention und Therapie der Adipositas. Deutsche Adipositas-Gesellschaft, Deutsche Diabetes-Gesellschaft, Deutsche Gesellschaft für Ernährung, Deutsche Gesellschaft für Ernährungsmedizin. 2005.

Horner NK, Patterson RE, Neuhouser ML, Lampe JW, Beresford SA, Prentice RL. Participant characteristics associated with errors in self-reported energy intake from the Women's Health Initiative food-frequency questionnaire. American Journal of Clinical Nutrition. 2002; 76: 766–773.

John Hancock Center for Physical Activity and Nutrition. Burning calories is not an exact science. http://nutrition.tufts.edu/research/jhcpan/consumers/burning_calories.html (Stand Juni 2006).

Jones A Jr, Shen W, St-Onge MP, Gallagher D, Heshka S, Wang Z, Heymsfield SB. Body-composition differences between African American and white women: relation to resting energy requirements. American Journal of Clinical Nutrition. 2004; 79: 780–786.

Kawachi I, Troisi RJ, Rotnitzky AG, Coakley EH, Colditz GA. Can physical activity minimize weight gain in women after smoking cessation? American Journal of Public Health. 1996; 86: 925–926.

Keller KL, Pietrobelli A, Must S, Faith MS. Genetics of eating and its relation to obesity. Current Atherosclerosis Reports. 2002; 4: 176–182.

Lafay L, Mennen L, Basdevant A, Charles MA, Borys JM, Eschwege E, Romon M. Does energy intake underreporting involve all kinds of food or only specific food items? Results from the Fleurbaix Laventie Ville Sante (FLVS) study. International Journal of Obesity and Related Metabolic Disorders. 2000; 24: 1500–1506.

National Heart, Lung, and Blood Institute. Clinical Guidelines on the Identification, Evaluation, and Treatment of Overweight and Obesity in Adults. The Evidence Report. NIH Publication No. 98–4083. National Institutes of Health, Washington, D. C. 1998.

Novotny JA, Rumpler WV, Riddick H, Hebert JR, Rhodes D, Judd JT, Baer DJ, McDowell M, Briefel R. Personality characteristics as predictors of underreporting of energy intake on 24-hour dietary recall interviews. Journal of the American Dietetic Association. 2003; 103: 1146–1151.

O'Toole ML, Sawicki MA, Artal R. Structured diet and physical activity prevent postpartum weight retention. Journal of Women's Health. 2003; 12: 991–998.

Rooney BL, Schauberger CW. Excess pregnancy weight gain and long-term obesity: One decade later. Obst Gyn 2002; 100: 245–252.
Simkin-Silverman LR, Wing RR, Boraz MA, Kuller LH. Lifestyle intervention can prevent weight gain during menopause: results from a 5-year randomized clinical trial. Annals of Behavioral Medicine. 2003; 26: 212–220.
Snijder MB, Kuyf BE, Deurenberg P. Effect of body build on the validity of predicted body fat from body mass index and bioelectrical impedance. Annals of Nutrition & Metabolism. 1999; 43: 277–285.
Statistisches Bundesamt. Mikrozensus 2005. http://www.destatis.de/presse/deutsch/pm2006/p2270095.htm (Stand Juni 2006)
van den Brule F, Gaspard U. Body mass changes at menopause: impact of therapeutic strategies. Revue Medicale de Liege. 2003; 58: 734–740.
Walsh MC, Hunter GR, Sirikul B, Gower BA. Comparison of self-reported with objectively assessed energy expenditure in black and white women before and after weight loss. American Journal of Clinical Nutrition. 2004; 79: 1013–1019.
Weinsier RL, Hunter GR, Zuckerman PA, Darnell BE. Low resting and sleeping energy expenditure and fat use do not contribute to obesity in women. Obesity Research. 2003; 11: 937–944.
Zhu S, Heshka S, Wang Z, Shen W, Allison DB, Ross R, Heymsfield SB. Combination of BMI and waist circumference for identifying cardiovascular risk factors in whites. Obesity Research. 2004; 12: 633–645.

Kann eine spezielle Diät den Stoffwechsel beschleunigen?

Buchholz AC, Schoeller DA. Is a calorie a calorie? American Journal of Clinical Nutrition. 2004; 79: 899–906.
Demling RH, DeSanti L. Effect of a hypocaloric diet, increased protein intake and resistance training on lean mass gains and fat mass loss in overweight police officers. Annals of Nutrition & Metabolism. 2000; 44: 21–29.
Farshchi HR, Taylor MA, Macdonald IA. Decreased thermic effect of food after an irregular compared with a regular meal pattern in healthy lean women. International Journal of Obesity

and Related Metabolic Disorders. 2004; 28: 653–660.

Golay A, Allaz AF, Ybarra J, Bianchi P, Saraiva S, Mensi N, Gomis R, de Tonnac N. Similar weight loss with low-energy food combining or balanced diets. International Journal of Obesity and Related Metabolic Disorders. 2000; 24: 492–496.

Gore SA, Foster JA, DiLillo VG, Kirk K, Smith West D. Television viewing and snacking. Eating Behaviors. 2003; 4: 399–405.

Kovacs EM, Lejeune MP, Nijs I, Westerterp-Plantenga MS. Effects of green tea on weight maintenance after body-weight loss. The British Journal of Nutrition. 2004; 91: 431–437.

Kruger J, Galuska DA, Serdula MK, Jones DA. Attempting to lose weight: specific practices among U.S. adults. Am J Prev Med. 2004; 26: 402–406.

Laforgia J, Withers RT, Shipp NJ, Gore CJ. Comparison of energy expenditure elevations after submaximal and supramaximal running. J Appl Physiol. 1997; 82: 661–666.

Lejeune MP, Kovacs EM, Westerterp-Plantenga MS. Effect of capsaicin on substrate oxidation and weight maintenance after modest body-weight loss in human subjects. The British Journal of Nutrition. 2003; 90: 651–659.

Luscombe ND, Clifton PM, Noakes M, Farnsworth E, Wittert G. Effect of a high-protein, energy-restricted diet on weight loss and energy expenditure after weight stabilization in hyperinsulinemic subjects. International Journal of Obesity and Related Metabolic Disorders. 2003; 27: 582–590.

Makris AP, Rush CR, Frederich RC, Kelly TH. Wake-promoting agents with different mechanisms of action: comparison of effects of modafinil and amphetamine on food intake and cardiovascular activity. Appetite. 2004; 42: 185–195.

Mazzoni R, Mannucci E, Rizzello SM, Ricca V, Rotella CM. Failure of acupuncture in the treatment of obesity: a pilot study. Eating and Weight Disorders. 1999; 4: 198–202.

Merikle PM, Skanes HE. Subliminal self-help audiotapes: a search for placebo effects. Journal of Applied Psychology. 1992; 77: 772–776.

Nordenberg T. »The Healing Power of Placebos.« FDA Consumer. January–February 2000; 34.

Sensi S, Capani F. Chronobiological aspects of weight loss in obesity: effects of different meal timing regimens. Chronobiology International. 1987; 4: 251–261.
Speakman JR, Selman C. Physical activity and resting metabolic rate. The Proceedings of Nutrition Society. 2003; 62: 621–634.
Tai MM, Castillo P, Pi-Sunyer FX. Meal size and frequency: effect on the thermic effect of food. American Journal of Clinical Nutrition. 1991; 54: 783–787.
Taylor E, Missik E, Hurley R, Hudak S, Logue E. Obesity treatment: broadening our perspective. American Journal of Health Behavior. 2004; 28: 242–249.
Weight-control Information Network. Weight-loss and Nutrition Myths. How Much Do You Really Know? NIH Publication No. 04–4561. March 2004. http://win.niddk.nih.gov/publications/myths.htm (Stand Juni 2006).

Hauptsache schlank! Ist es eigentlich egal, wie ich abnehme?

Atkinson RL, Fuchs A, Pastors JG, Saunders JT. Combination of very-low-calorie diet and behavior modification in the treatment of obesity. American Journal of Clinical Nutrition. 1992; 56 (Suppl 1): 199–202.
Blair SN, LaMonte MJ, Nichaman MZ. The evolution of physical activity recommendations: how much is enough? American Journal of Clinical Nutrition. 2004; 79: 913–920.
Centers for Disease Control. National Center for Chronic Disease Prevention and Health Promotion. Physical Activity. www.cdc.gov/nccdphp/dnpa/physical/ (Stand Juni 2006).
Gornall J, Villani RG. Short-term changes in body composition and metabolism with severe dieting and resistance exercise. International Journal of Sports Nutrition. 1996; 6: 285–294.
Hauner, H., Buchholz, G., Hamann, A., Husemann, B., Koletzko, B., Liebermeister, H., Wabitsch, M., Westenhöfer, J., Wirth, A., Wolfram, G. Evidenzbasierte Leitlinie Prävention und Therapie der Adipositas. Deutsche Adipositas-Gesellschaft, Deutsche Diabetes-Gesellschaft, Deutsche Gesellschaft für Ernährung, Deutsche Gesellschaft für Ernährungsmedizin. 2005.

Institute of Medicine. Dietary Reference for Intakes of Water, Potassium, Sodium, Chloride, and Sulfate. National Academy Press, Washington, D. C. 2004.

Institute of Medicine. Weighing the Options. Criteria for Evaluating Weight-Management Programs. National Academy Press, Washington, D. C. 1995.

Kamrath RO, Plummer LJ, Sadur CN, Adler MA, Strader WJ, Young RL, Weinstein RL. Cholelithiasis in patients treated with a very-low-calorie diet. American Journal of Clinical Nutrition. 1992; 56 (Suppl 1): 255–257.

Kreitzman SN, Coxon AY, Szaz KF. Glycogen storage: illusions of easy weight loss, excessive weight regain, and distortions in estimates of body composition. American Journal of Clinical Nutrition. 1992; 56 (Suppl1): 292–293.

Phelan S, Hill JO, Lang W, Dibello JR, Wing RR. Recovery from relapse among successful weight maintainers. American Journal of Clinical Nutrition. 2003; 78: 1079–1084.

Plodkowski RA, St Jeor ST. Medical nutrition therapy for the treatment of obesity. Endocrinology and Metabolism Clinics of North America. 2003; 32: 935–965.

Shibata M, Nakamuta H, Abe S, Kume K, Yoshikawa I, Murata I, Otsuki M. Ischemic colitis caused by strict dieting in an 18-year-old female: report of a case. Diseases of Colon and Rectum. 2002; 45: 425–428.

St Jeor ST, Brunner RL, Harrington ME, Scott BJ, Daugherty SA, Cutter GR, Brownell KD, Dyer AR, Foreyt JP. A classification system to evaluate weight maintainers, gainers, and losers. Journal of the American Dietetic Association. 1997; 97: 481–488.

Thwaites BC, Bose M. Very low calorie diets and pre-fasting prolonged QT interval. A hidden potential danger. The West Indian Medical Journal. 1992; 41: 169–171.

Wadden TA. Treatment of obesity by moderate and severe caloric restriction. Results of clinical research trials. Annals of Internal Medicine. 1993; 119: 688–693.

Westenhoefer J, Stunkard AJ, Pudel V. Validation of the flexible and rigid control dimensions of dietary restraint. International Journal of Eating Disorders. 1999; 26: 53–64.

Gibt es eine Wunderdiät, mit der jeder abnehmen kann?

American Heart Association. www.americanheart.org (Stand Juni 2006).

Baker RC, Kirschenbaum DS. Weight control during the holidays: highly consistent self-monitoring as a potentially useful coping mechanism. Health Psychology. 1998; 17: 367–370.

Boutelle KN, Kirschenbaum DS. Further support for consistent selfmonitoring as a vital component of successful weight control. Obesity Research. 1998; 6: 219–224.

Buchholz AC, Schoeller DA. Is a calorie a calorie? American Journal of Clinical Nutrition. 2004; 79: 899–906.

Canetti L, Bachar E, Berry EM. Food and emotion. Behavioural Processes. 2002; 60: 157–164.

Cho S, Dietrich M, Brown CJ, Clark CA, Block G. The effect of breakfast type on total daily energy intake and body mass index: results from the Third National Health and Nutrition Examination Survey (NHANES III). Journal of the American College of Nutrition. 2003; 22: 296–302.

Daniel ES. House Calls – obesity treatment. Senior World Online. http://seniorworld.com/articles/a19991209135525.html (Stand Juni 2006).

Devitt AA, Mattes RD. Effects of food unit size and energy density on intake in humans. Appetite 2004; 42: 213–220.

Drewnowski A, Specter SE. Poverty and obesity: the role of energy density and energy costs. American Journal of Clinical Nutrition. 2004; 79: 6–16.

Fedoroff I, Polivy J, Herman CP. The specificity of restrained versus unrestrained eaters' responses to food cues: general desire to eat, or craving for the cued food? Appetite 2003; 41: 7–13.

Gerstein DE, Woodward-Lopez G, Evans AE, Kelsey K, Drewnowski A. Clarifying concepts about macronutrients' effects on satiation and satiety. Journal of the American Dietetic Association. 2004; 104: 1151–1153.

Hauner, H., Buchholz, G., Hamann, A., Husemann, B., Koletzko, B., Liebermeister, H., Wabitsch, M., Westenhöfer, J., Wirth, A., Wolfram, G. Evidenzbasierte Leitlinie Prävention und Therapie der Adipositas. Deutsche Adipositas-Gesellschaft, Deutsche

Diabetes-Gesellschaft, Deutsche Gesellschaft für Ernährung, Deutsche Gesellschaft für Ernährungsmedizin. 2005.

Howarth NC, Saltzman E, Roberts SB. Dietary fiber and weight regulation. Nutrition Reviews. 2001; 59: 129–39.

Institute of Medicine. Weighing the Options. Criteria for Evaluating Weight-Management Programs. Washington, D. C.: National Academy Press, 1995.

Koh-Banerjee P, Rimm EB. Whole grain consumption and weight gain: a review of the epidemiological evidence, potential mechanisms and opportunities for future research. The Proceedings of Nutrition Society. 2003; 62: 25–29.

Latner JD, Stunkard AJ, Wilson GT, Jackson ML, Zelitch DS, Labouvie E. Effective long-term treatment of obesity: a continuing care model. International Journal of Obesity and Related Metabolic Disorders. 2000; 24: 893–898.

Mattfeldt-Beman MK, Corrigan SA, Stevens VJ, Sugars CP, Dalcin AT, Givi MJ, Copeland KC. Participants' evaluation of a weight-loss program. Journal of the American Dietetic Association. 1999; 99: 66–71.

Methods for voluntary weight loss and control. Technol Assess Conf Statement; 1992 Mar 30-Apr 1. Bethesda (MD): National Institutes of Health, Office of Medical Applications of Research. 1992.

National Arts Journalism Program at Columbia University. Best and Worst of Times: Best Books vs. Bestsellers in a Changing Business. www.najp.org/conferences/books/summary.html (Stand Juni 2006).

National Institutes of Health Weight Control Information Network. www.niddk.nih.gov/health/nutrit/pubs/choose.htm (Stand Juni 2006).

O'Neil PM. Assessing dietary intake in the management of obesity. Obesity Research. 2001; (Suppl 9) 5: 361–366; discussion 373–374.

Partnership for Healthy Weight Management. www.ftc.gov/bcp/conline/pubs/health/wgtloss.pdf (Stand Juni 2006).

Plodkowski RA, St Jeor ST. Medical nutrition therapy for the treatment of obesity. Endocrinology and Metabolism Clinics of North America. 2003; 32: 935–965.

Rolls BJ, Ello-Martin JA, Tohill BC. What can intervention studies

tell us about the relationship between fruit and vegetable consumption and weight management? Nutrition Reviews. 2004; 62: 1–17.
Stubbs J, Ferres S, Horgan G. Energy density of foods: effects on energy intake CRC Critical Reviews in Food Science and Nutrition. 2000; 40: 481–515.
Stunkard AJ. Current views on obesity. American Journal of Medicine. 1996; 100: 230–6.
Wing RR, Hill JO. Successful weight loss maintenance. Annual Review of Nutrition. 2001; 21: 323–341.
Wyatt HR, Grunwald GK, Mosca CL, Klem ML, Wing RR, Hill JO. Long-term weight loss and breakfast in subjects in the National Weight Control Registry. Obesity Research. 2002; 10: 78–82.
Yao M, Roberts SB. Dietary energy density and weight regulation. Nutrition Reviews 2001; 59: 247–258.

Geht es beim Abnehmen nur um mich?

Andrews G. Intimate saboteurs. Obesity Surgery. 1997; 7: 445–448.
Benton D. Role of parents in the determination of the food preferences of children and the development of obesity. International Journal of Obesity and Related Metabolic Disorders. 2004; 28: 858–869.
Birch LL, Fisher JO. Development of eating behaviors among children and adolescents. Pediatrics. 1998; 101: 539–549.
Black DR. Weight changes in a couples program: negative association of marital adjustment. Journal of Behavior Therapy and Experimental Psychiatry. 1988; 19: 103–111.
Black DR, Gleser LJ, Kooyers KJ. A meta-analytic evaluation of couples weight-loss programs. Health Psychology. 1990; 9: 330–347.
Bloch KV, Klein CH, de Souza e Silva NA, Nogueira Ada R, Salis LH. Socio-economic aspects of spousal concordance for hypertension, obesity, and smoking in a community of Rio de Janeiro, Brazil. Arquivos Brasileiros de Cardiologia. 2003; 80: 171–8, 179–86.
Burke V, Mori TA, Giangiulio N, Gillam HF, Beilin LJ, Houghton S, Cutt HE, Mansour J, Wilson A. An innovative program for changing health behaviours. Asia-Pacific Journal of Clinical

Nutrition. 2002; 11 (Suppl 3): 586–597.
Casey R, Rozin P. Changing children's food preferences: parent opinions. Appetite. 1989; 12: 171–182.
Centers for Disease Control. Obesity Costs States Billions in Medical Expenses. Press Release, January 21, 2004. www.cdc.gov/od/oc/media/pressrel/r040121.htm (Stand Juni 2006).
Epstein LH. Exercise in the treatment of childhood obesity. International Journal of Obesity and Related Metabolic Disorders. 1995; 19 (Suppl 4): 117–121.
Finkelstein EA, Fiebelkorn IC, Wang G. National medical spending attributable to overweight and obesity: How much, and who's paying? Health Affairs, Web exclusive, May 14, 2003.
Foreyt JP, Ramirez AG, Cousins JH. Cuidando El Corazon – a weight-reduction intervention for Mexican Americans. American Journal of Clinical Nutrition. 1991; 53 (6 Suppl): 1639–1641.
Forster JL, Jeffery RW. Gender differences related to weight history, eating patterns, efficacy expectations, self-esteem, and weight loss among participants in a weight reduction program. Addictive Behaviors. 1986; 11: 141–147.
Hauner, H., Buchholz, G., Hamann, A., Husemann, B., Koletzko, B., Liebermeister, H., Wabitsch, M., Westenhöfer, J., Wirth, A., Wolfram, G. Evidenzbasierte Leitlinie Prävention und Therapie der Adipositas. Deutsche Adipositas-Gesellschaft, Deutsche Diabetes-Gesellschaft, Deutsche Gesellschaft für Ernährung, Deutsche Gesellschaft für Ernährungsmedizin. 2005.
Heshka S, Anderson JW, Atkinson RL, Greenway FL, Hill JO, Phinney SD, Kolotkin RL, Miller-Kovach K, Pi-Sunyer FX. Weight loss with self-help compared with a structured commercial program: a randomized trial. Journal of the American Medical Association. 2003; 289: 1792–1798.
Jeffery RW, Rick AM. Cross-sectional and longitudinal associations between body mass index and marriage-related factors. Obesity Research. 2002; 10: 809–815.
Kahn HS, Williamson DF. The contributions of income, education and changing marital status to weight change among US men.

International Journal of Obesity and Related Metabolic Disorders. 1990; 14: 1057–1068.
Karlsson J, Taft C, Sjostrom L, Torgerson JS, Sullivan M. Psychosocial functioning in the obese before and after weight reduction: construct validity and responsiveness of the obesity-related problems scale. International Journal of Obesity and Related Metabolic Disorders. 2003; 27: 617–630.
Kratt P, Reynolds K, Shewchuk R. The role of availability as a moderator of family fruit and vegetable consumption. Health Education & Behavior. 2000; 27: 471–482.
Marchesini G, Solaroli E, Baraldi L, Natale S, Migliorini S, Visani F, Forlani G, Melchionda N. Health-related quality of life in obesity: the role of eating behaviour. Diabetes, Nutrition & Metabolism. 2000; 13: 156–164.
Marchesini G, Natale S, Chierici S, Manini R, Besteghi L, Di Domizio S, Sartini A, Pasqui F, Baraldi L, Forlani G, Melchionda N. Effects of cognitive-behavioural therapy on health-related quality of life in obese subjects with and without binge eating disorder. International Journal of Obesity and Related Metabolic Disorders. 2002; 26: 1261–1267.
Rippe JM, Price JM, Hess SA, Kline G, DeMers KA, Damitz S, Kreidieh I, Freedson P. Improved psychological well-being, quality of life, and health practices in moderately overweight women participating in a 12-week structured weight loss program. Obesity Research. 1998; 6: 208–218.
Roberts RE, Strawbridge WJ, Deleger S, Kaplan GA. Are the fat more jolly? Annals of Behavioral Medicine. 2002; 24: 169–180.
Sobal J, Rauschenbach B, Frongillo EA. Marital status changes and body weight changes: a US longitudinal analysis. Social Science & Medicine. 2003; 56: 1543–1555.
Statistisches Bundesamt. Mikrozensus 2005. http://www.destatis.de/presse/deutsch/pm2006/p2270095.htm (Stand Juni 2006).
Wade TD, Lowes J. Variables associated with disturbed eating habits and overvalued ideas about the personal implications of body shape and weight in a female adolescent population. International Journal of Eating Disorders. 2002; 32: 39–45.

Wardle J, Guthrie C, Sanderson S, Birch L, Plomin R. Food and activity preferences in children of lean and obese parents. International Journal of Obesity and Related Metabolic Disorders. 2001; 25: 971–977.

White E, Hurlich M, Thompson RS, Woods MN, Henderson MM, Urban N, Kristal A. Dietary changes among husbands of participants in a low-fat dietary intervention. Am J Prev Med. 1991; 7: 319–325.

Wing RR, Jeffery RW. Benefits of recruiting participants with friends and increasing social support for weight loss and maintenance. Journal of Consulting and Clinical Psychology. 1999; 67: 132–138.

Wolfe WA. A review: maximizing social support – a neglected strategy for improving weight management with African-American women. Ethnicity & Disease. 2004; 14: 212–218.

Sachregister